# Sa première cuite

## Manuel de prévention positive autour de l'alcool

De la même autrice

*Les Ados et l'alcool. Comprendre et agir*. Presses de l'École des hautes études en santé publique, 2019.

*Les Jeunes et l'alcool*. Dunod, 2013.



**Design graphique & illustrations :** G. Benech & Mai-liên Nguyen Duy
**Édition :** Benech G. (EI)
Et dis donc Éditions ≈ ABACom
90 bis rue de Fougères 35700 Rennes

**Couverture :**
Conception : Brut de pomme.
Photographie : Mélanie Janin.
Illustration : Mai-liên Nguyen Duy

**Corrections & mise en page :** Maxime Taffin (Le Ciseleur de Prose)

www.sapremierecuite.fr
communication@sapremierecuite.fr

Guylaine Benech

# Sa première cuite

## Manuel de prévention positive autour de l'alcool

# PRÉFACE

L'ouvrage de Guylaine Benech, que vous tenez entre vos mains, est certainement l'un des plus originaux et des plus utiles du genre. Chaque parent peut le consulter pour comprendre, faire face et réagir le mieux possible dans différentes situations du quotidien. Il aide notamment à appréhender ce qui se joue derrière le comportement de transgression d'un ado qui, un jour, consomme de l'alcool jusqu'à l'ivresse alors que jusque-là, enfant, il écoutait les conseils de prudence des adultes.

La rencontre de l'ado, fille ou garçon, avec l'alcool est celle d'une personnalité qui se construit, qui se cherche, parfois dans la douleur, avec un produit, une drogue, hautement disponible et trop souvent banalisé, voire valorisé. Les parents s'inquiètent, à juste titre, soucieux de protéger leur enfant qui prend des risques, une prise de risques tout à fait normale à cet âge, puisque l'ado apprend de ses erreurs. Mais leur inquiétude ravive aussi souvent le souvenir de ce qu'ils ont vécu au même âge. Ce regard en arrière leur fait parfois prendre conscience des risques qu'ils ont pris eux-mêmes et qu'ils ne souhaiteraient pas que leur ado reproduise.

Si la cuite n'est plus le rite initiatique d'antan, le passage obligé de l'adolescence à l'âge adulte, elle n'en est pas moins fréquente et trouve généralement les parents démunis, peu préparés. Elle n'est souvent qu'un symptôme, un révélateur de ce qui se joue pour l'adulte en devenir et ses futures relations, à jamais différentes, entre lui et ses parents.

Guylaine Benech, dans une approche qu'on pourrait qualifier de panoramique, apporte des réponses à *toutes* (n'hésitons pas à le dire) les questions que les parents se posent dans ces circonstances. Elle le fait avec ses compétences professionnelles en formation et en prévention, mais aussi avec son expérience personnelle de maman. Elle illustre une approche rigoureusement construite, et solidement référencée sur le plan scientifique, avec des expériences, des anecdotes, des situations concrètes, dans lesquelles chaque parent se reconnaîtra. Mais surtout, elle ne nous laisse pas démunis : ses conseils concrets et étayés, ses analyses des comportements nous guident sur ce qu'il est préférable de faire ou pas dans ces situations. Quels conseils donner à votre ado et avec quelle tonalité, comment informer de manière entendable sur les risques, comment gérer la première demande d'organisation d'une soirée par votre ado, que peut-on/doit-on négocier et comment, quelle attitude avoir en cas de transgression ? Autant de situations fréquentes et concrètes auxquelles tout parent sera confronté et pour lesquelles il trouvera des conseils judicieux.

*In fine*, Guylaine Benech valorise le rôle des parents, alors qu'ils peuvent se sentir impuissants face à l'éclosion de la personnalité de leur ado et à la pression sociale. Car si cet ouvrage a pour thème central « la première cuite », il va bien au-delà. Guylaine Benech nous propose ici un véritable vade-mecum pour les parents souvent désemparés, qui sera utile en bien d'autres circonstances que la prévention des risques liés à l'alcool. Mais l'intérêt indéniable de cet ouvrage est aussi majoré par le style vif, et toujours empathique pour les parents, de l'autrice, par une bonne dose de vécu, par l'autodérision parfois, par le souci de ne rien négliger, et par la complicité qui s'instaure entre l'autrice et son lecteur.

Bref, commencez à lire, et vous ne vous arrêterez pas !

Merci Guylaine Benech.

Dr Bernard Basset
Président de l'Association
Addictions France

Pr Mickael Naassila
Président de la Société
Française d'Alcoologie

# SOMMAIRE

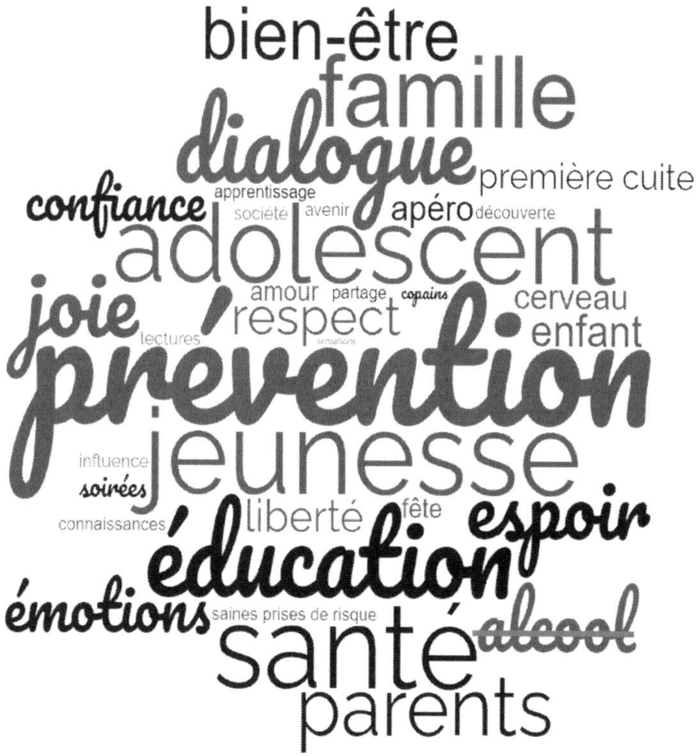
bien-être
famille
dialogue
première cuite
apprentissage
confiance
société
avenir
apéro
découverte
adolescent
amour
partage
copains
cerveau
joie
respect
enfant
lectures
prévention
jeunesse
influence
soirées
liberté
fête
espoir
connaissances
éducation
émotions
saines prises de risque
~~alcool~~
santé
parents

# AVANT-PROPOS

Bravo, mais alors vraiment bravo pour votre choix ! Lorsque vous refermerez ce livre, vous ne verrez plus la prévention de la même façon. La consommation d'alcool par les jeunes n'aura plus aucun secret pour vous. Vous serez équipé(e) pour agir efficacement dans la plupart des situations de la vie courante nécessitant une attitude éducative autour de ce produit ô combien présent dans la vie de nos jeunes.

L'idée de cet ouvrage m'est venue lors d'une soirée. Je venais de faire la connaissance d'un couple, parents de trois enfants tout comme moi. Nous discutions à bâtons rompus. Comme la plupart des gens lorsqu'ils découvrent mon métier, Valérie et Stéphane me posaient question sur question à propos de l'alcool. Lui finit par glisser : « Ce serait bien que tu rencontres notre fils Quentin. Tu pourrais le sensibiliser. Avec lui, on est en plein dans le sujet », avant d'ajouter : « Il vient de fêter ses 16 ans, et pour l'occasion, il a pris *sa première cuite*. C'est un homme, maintenant ! » Son épouse était dubitative : « Je n'ai pas aimé le voir rentrer saoul. Il n'a que 16 ans, c'est encore un gamin. Nous ne savions pas trop comment réagir, alors nous n'avons rien dit. Nous serions mal placés pour lui faire la morale. Il nous voit à l'apéro avec les potes, et côté alcool, Stéphane et moi, on n'est pas les derniers... Enfin, ce qui me rassure, c'est qu'il n'a pas fumé de pétard. C'est déjà ça. » Songeuse, elle ajouta : « Nous faisons confiance à Quentin. Il est raisonnable. Mais avec tout ce que l'on entend, on finit par s'inquiéter. N'importe quoi peut arriver en soirée, une bagarre, un accident. Ça fait peur. On devrait peut-être lui parler. »

Nous avons passé le restant de la soirée à échanger sur ce sujet. Nous avons parlé de l'alcool, ce produit pas comme les autres, si présent dans nos familles, et dont on ne peut s'étonner qu'il séduise nos ados. Ils m'ont, l'un et l'autre, raconté leur première cuite, leur enfance, les fêtes de famille avinées, l'accident de voiture d'un cousin de Valérie, mort sur le coup à

24 ans. Nous avons évoqué les difficultés que nous rencontrions, eux comme moi, dans notre rôle éducatif. Nous, parents, sommes parfois désarmés face au comportement de nos ados. Nous avons besoin de repères, de conseils, d'informations. Ceci est valable dans bien des domaines, et en matière de prévention autour de l'alcool particulièrement. Plus tard, sur le chemin du retour, je repensais aux inquiétudes de Valérie et Stéphane. Ces questions qu'ils m'avaient posées, des centaines de parents me les avaient posées avant eux. Les parents avec lesquels je travaille, ceux que je forme ou que je rencontre au sein d'associations, ceux qui viennent à mes conférences, mes amis, les amis d'amis... Peu importe leur niveau d'études ou leur statut social, ils ont en commun de s'inquiéter à l'idée que leur enfant puisse un jour être tenté par l'alcool et l'ivresse. Leurs interrogations sont nombreuses.

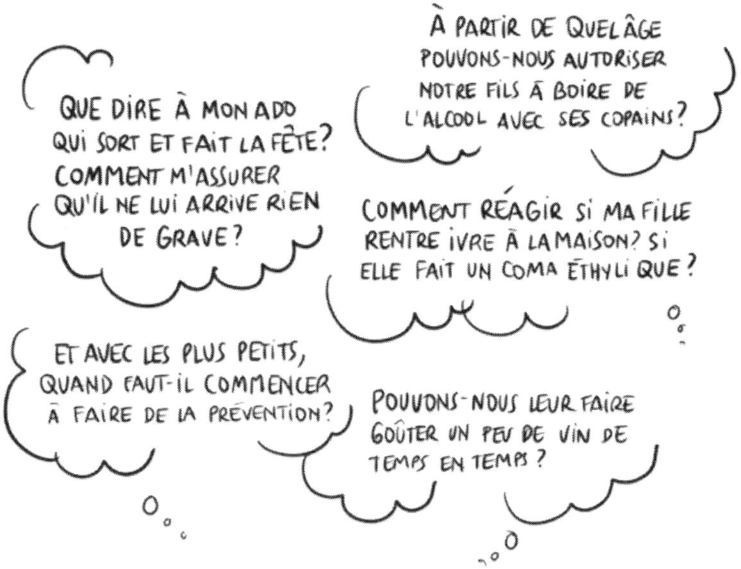
QUE DIRE À MON ADO QUI SORT ET FAIT LA FÊTE ? COMMENT M'ASSURER QU'IL NE LUI ARRIVE RIEN DE GRAVE ?
À PARTIR DE QUEL ÂGE POUVONS-NOUS AUTORISER NOTRE FILS À BOIRE DE L'ALCOOL AVEC SES COPAINS ?
COMMENT RÉAGIR SI MA FILLE RENTRE IVRE À LA MAISON ? SI ELLE FAIT UN COMA ÉTHYLIQUE ?
ET AVEC LES PLUS PETITS, QUAND FAUT-IL COMMENCER À FAIRE DE LA PRÉVENTION ?
POUVONS-NOUS LEUR FAIRE GOÛTER UN PEU DE VIN DE TEMPS EN TEMPS ?

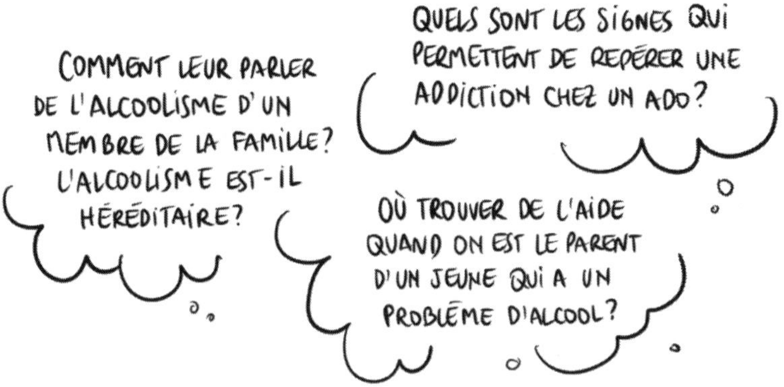
COMMENT LEUR PARLER DE L'ALCOOLISME D'UN MEMBRE DE LA FAMILLE? L'ALCOOLISME EST-IL HÉRÉDITAIRE?
QUELS SONT LES SIGNES QUI PERMETTENT DE REPÉRER UNE ADDICTION CHEZ UN ADO?
OÙ TROUVER DE L'AIDE QUAND ON EST LE PARENT D'UN JEUNE QUI A UN PROBLÈME D'ALCOOL?

Ces questions sont légitimes. Les adolescents français consomment trop d'alcool. À 11 ans, nos enfants sont deux fois plus nombreux que la moyenne des ados européens à avoir déjà bu. Ils prendront leur première cuite, en moyenne, à l'âge de 15 ans. À 17 ans, 44 % d'entre eux s'alcooliseront fortement (5 verres ou plus) au moins une fois par mois. Les alcoolisations adolescentes ne sont jamais anodines. Elles présentent des risques élevés à court, moyen et long termes. Face à cela, les adultes sont démunis. Pourtant, des solutions existent. Nous avons plusieurs décennies de recul. Nous disposons d'un corpus de connaissances scientifiques solides sur lequel nous reposer pour faire de la prévention alcool efficace. Les recherches nous permettent de distinguer ce qui fonctionne de ce qui ne fonctionne pas. Nous connaissons les attitudes et les discours à privilégier avec les jeunes. Nous savons quels sont les écueils à éviter et les discours contre-productifs. Nous connaissons parfaitement les mesures simples, mais efficaces, que l'État pourrait mettre en place pour protéger la jeunesse. Le grand public, malheureusement, n'a pas accès à ces informations, ou alors partiellement. C'est la raison pour laquelle j'ai décidé d'écrire ce livre. Pour partager avec vous ce que nous, professionnels de la prévention, savons.

Plusieurs pays, comme l'Islande, la Suède, la Grande-Bretagne ou encore les États-Unis, ont réussi à faire baisser sensiblement la consommation d'alcool de leurs ados. De grands programmes de prévention y sont déployés pour informer les familles et aider tous les adultes à améliorer leurs attitudes éducatives et préventives. Nous n'avons rien de tel en France. Et nous sentons bien que quelque chose cloche. Une petite voix nous dit qu'il serait bon, individuellement et collectivement, de faire davantage de prévention sur l'alcool. Nous savons qu'il s'agit d'un enjeu majeur de santé publique. 41 000 morts par an, ce n'est pas rien. Le problème, c'est que nous avons de mauvais souvenirs des actions de prévention de notre époque. Les leçons de morale, les messages alarmistes et tout le tintouin, très peu pour nous. Si la prévention consiste à faire peur à notre jeune et à l'infantiliser inutilement, alors pas question. Rassurez-vous. J'ai autre chose à vous proposer : une prévention positive, fun, constructive, parfois amusante, toujours galvanisante. Cette discipline a tant à nous apprendre sur nous-mêmes et sur les autres. Les chercheurs du monde entier font chaque semaine des découvertes inouïes, surprenantes, inattendues, révoltantes et parfois cocasses.

Nous verrons que nous intéresser à la prévention alcool, c'est d'abord s'intéresser à ce qui nous rassemble, nous les êtres humains : nos émotions, nos désirs, nos craintes et notre besoin immense d'aimer et d'être aimé. Car l'alcool agit sur les émotions. On dit de lui qu'il est un « lubrifiant social », qu'il rapproche. Mais nous savons aussi qu'il détruit, brise, sépare. Comme l'alcool agit sur le corps, et notamment sur le cerveau, nous devrons nous intéresser à la biologie et aux neurosciences. C'est même essentiel, car le cerveau des adolescents est beaucoup plus vulnérable que celui d'un adulte. Dans cette tranche d'âge, les effets neurotoxiques de l'alcool sont extrêmement dommageables. Une cuite à 15 ans n'a rien de comparable avec une cuite à 45 ans ! Nous serons amenés à interroger plusieurs aspects de notre société, parmi lesquels notre système économique et nos institutions politiques. Notre rôle d'éducateur consiste aussi, malheureusement, à protéger notre enfant de certaines influences sociétales et marchandes délétères, pour faire de lui un citoyen libre, critique et avisé.

Cette approche de la prévention devrait vous plaire. Personnellement, elle me passionne. Pour écrire ce livre, j'ai mobilisé mon expertise professionnelle, mon cœur de maman et ma conscience citoyenne. Il ne sera question ni de leçon de morale, ni de scénario catastrophe, ni d'appel à la prohibition. Ces choses sont inutiles en prévention. Ce qui fonctionne et protège nos enfants, c'est l'amour et le respect, c'est le lien que nous construisons avec eux, les compétences positives que nous les aidons à acquérir, le cadre sécurisant que nous posons et, bien entendu, les informations rigoureuses et honnêtes que nous leur transmettons.

Vous pouvez lire *Sa première cuite* dans l'ordre, du début à la fin, ou bien aléatoirement, en piochant dedans selon vos préoccupations du moment. Chaque petite idée clé (il y en a 100) peut se lire indépendamment des autres. J'utilise le symbole (→) pour vous signaler que la thématique traitée est développée dans une autre idée. La table des matières détaillée se trouve à la fin du livre. Avec la version ebook du livre vous pourrez accéder, grâce à des hyperliens, à l'ensemble des articles, références et autres ressources.

Pour des raisons de confidentialité, j'ai modifié les contextes dans lesquels se sont déroulés certains des évènements dont je rends compte, ainsi que les prénoms des protagonistes.

Le livre se poursuit sur Internet, à l'adresse sapremierecuite.fr.

Je vous souhaite une agréable lecture.

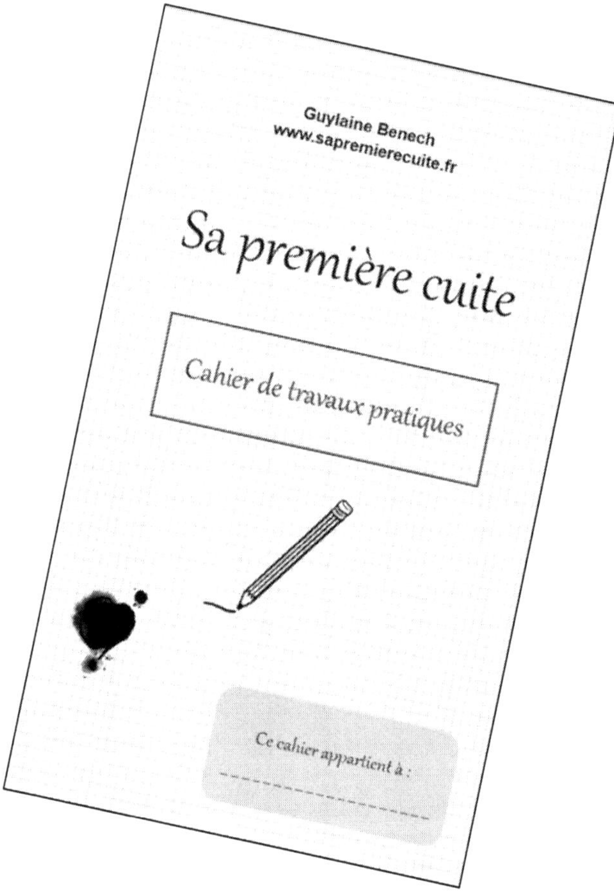


Retrouvez tous les exercices du livre, en version enrichie, dans le *Cahier de travaux pratiques* téléchargeable gratuitement sur sapremierecuite.fr.

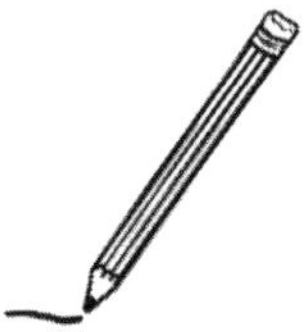

# Avant de commencer

Tout au long de votre lecture, vous serez invité(e) à réaliser de courts exercices. L'idée est de vous aider à aller plus loin dans votre réflexion personnelle par la pratique. Je vous suggère de vous procurer soit un carnet dans lequel vous noterez vos réponses et vos observations, soit le livret *Cahier de travaux pratiques*, disponible sur sapremierecuite.fr.

Vous êtes prêt(e) ? Prenez une feuille et un crayon. Notez la date du jour. La consigne est simple : terminez mes phrases. Ne réfléchissez pas trop. Répondez spontanément.

1. Voici ce qui me vient à l'esprit lorsque je pense à la thématique « les jeunes et l'alcool en France »........................................................

2. À mon époque, les jeunes buvaient de l'alcool pour........................

3. Aujourd'hui, les jeunes boivent de l'alcool pour.............................

4. Ce qui a changé en l'espace d'une génération, c'est.........................

5. La question que je me pose sur les jeunes et l'alcool, c'est..............

6. Si j'imagine mon enfant (ou un jeune de mon entourage) complètement ivre, je me sens...........................................................

7. En prévention, je voudrais savoir comment m'y prendre concrètement pour .......................................................................

8. Ce que je voudrais que mon enfant sache à propos de l'alcool.........

Dessinez l'image qui vous vient à l'esprit suite à l'exercice que vous venez de faire. Si vous ne voulez pas écrire sur le livre, collez des post-it.

# Partie 1

# LA FRANCE, L'ALCOOL ET NOUS

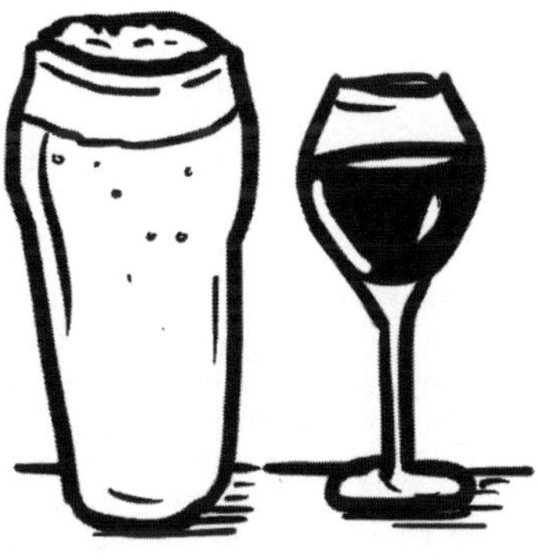

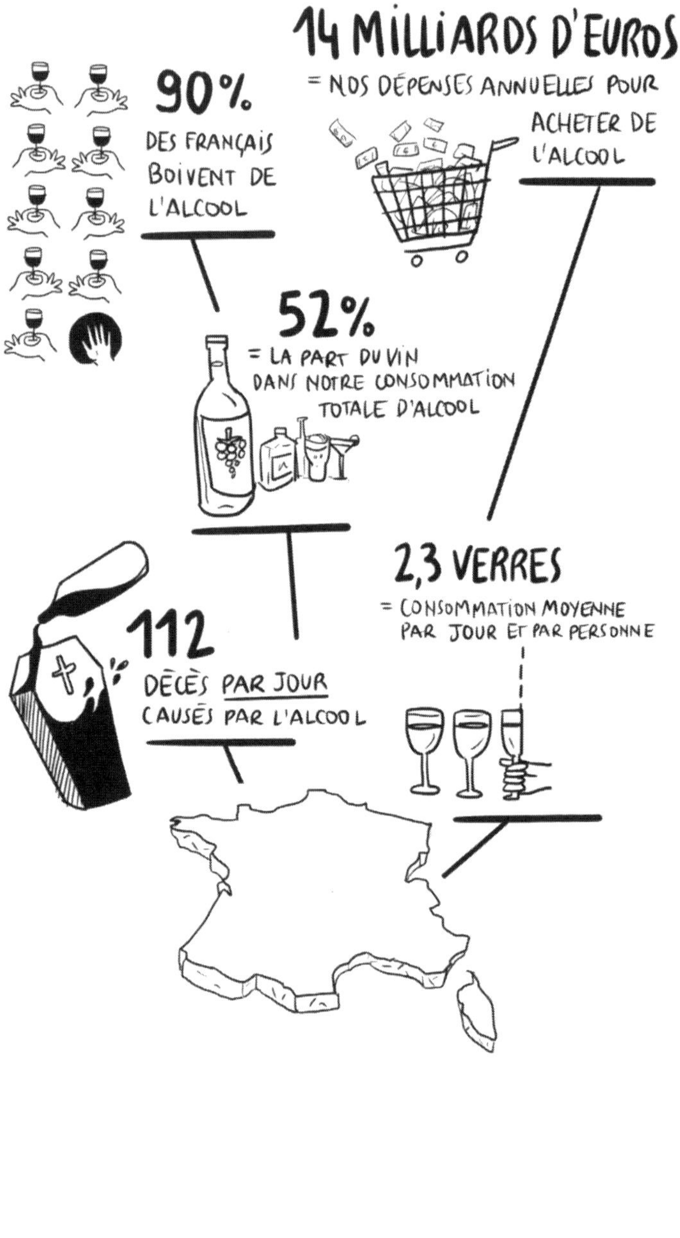
14 MILLIARDS D'EUROS
= NOS DÉPENSES ANNUELLES POUR
ACHETER DE
L'ALCOOL
90%
DES FRANÇAIS
BOIVENT DE
L'ALCOOL
52%
= LA PART DU VIN
DANS NOTRE CONSOMMATION
TOTALE D'ALCOOL
2,3 VERRES
= CONSOMMATION MOYENNE
PAR JOUR ET PAR PERSONNE
112
DÉCÈS PAR JOUR
CAUSÉS PAR L'ALCOOL

# 1. L'apéro est un sport national français

*Je me suis bien intégré en France parce que j'aime bien l'alcool.*
Guillermo Guiz

L'apéritif est un sport national français, nul ne me contredira. Certaines régions seraient plus *sportives* que d'autres. Je préfère ne pas entrer dans la polémique. Une chose est certaine : du nord au sud, d'est en ouest, en montagne comme dans les îles, les visages s'illuminent lorsque sonne l'heure de l'apéro.

L'apéritif est une pratique plébiscitée dans l'hexagone. Seuls 8 % des adultes n'en prennent jamais[1]. Près d'un Français sur deux déclare en prendre au moins une fois par semaine. Le lieu idéal pour prendre l'apéro est à la maison (70 %) ou chez des amis (48 %). Un apéritif sur trois se déroule en famille, réunissant parfois plusieurs générations. Les enfants sont souvent de la fête. En général, ils apprécient ces moments durant lesquels les adultes manifestent le plaisir d'être ensemble. Avez-vous déjà demandé à un enfant d'âge scolaire ce qu'est un apéro ? Faites l'expérience. Demandez-lui ce que font les adultes. Interrogez-le sur les boissons servies. Vous découvrirez sans doute qu'il fait déjà la différence entre les types d'alcools. Il vous expliquera peut-être que les mamans boivent plutôt du rosé, tandis que les papas préfèrent la bière. Certains enfants expliquent que les adultes sont plus joyeux que d'ordinaire lorsqu'ils boivent de l'alcool. D'autres, à l'inverse, diront que l'alcool rend les adultes méchants, voire violents.

Je connais des enfants de 8 ans pour qui la recette du mojito n'a aucun secret. Ils participent à la fête en sirotant le leur, sans alcool bien sûr, et grâce à ce « Virgin mojito » ils s'amusent à imiter les adultes. Jouer à boire de l'alcool pour de faux plaît généralement beaucoup aux enfants.

Jouer à en boire pour de vrai plaît généralement beaucoup aux adultes. Un sondage IFOP révèle que ce qui a le plus manqué aux Français durant le premier confinement de 2020, en deuxième position après les balades de plus d'une heure, c'est

« la possibilité de prendre un apéritif physique avec des amis[2] ». L'apéro nous aurait davantage manqué que les voyages, le cinéma, le théâtre et même les concerts et les matchs de foot.

Une règle implicite veut que l'on boive de l'alcool à l'apéro. Refuser une boisson alcoolisée est parfois mal vu. On vous demandera si vous êtes malade, enceinte, ancien alcoolique ou bien si votre religion vous interdit de boire. La présence de vos enfants ne changera pas grand-chose. Il y aura toujours quelqu'un pour sous-entendre devant eux que ne pas boire d'alcool est *bizarre*. Il faut dire que nous sommes presque tous consommateurs. La petite minorité de Français ne buvant pas (13 %) a de quoi se sentir marginalisée.

Vous le savez, l'apéro n'est pas le seul moment où nous buvons de l'alcool. À vrai dire, nous buvons dès que l'occasion se présente. Et les occasions ne manquent pas. Nous buvons aux pots de départ à la retraite, en discothèque, en festival, lors de rendez-vous galants, à la signature de contrats, aux mariages, aux baptêmes et même aux enterrements. En mangeant, nous buvons du vin. Tout cela mis bout à bout, ça fait beaucoup. Nous dépensons chaque année 14 milliards d'euros pour acheter de l'alcool. C'est plus que le trou de la sécu.

---

À vous de jouer

La prochaine fois que vous prendrez l'apéro ou participerez à une fête de famille, observez la scène avec un regard d'enfant. Mettez-vous dans la peau d'un petit de sept ou huit ans. Que remarquez-vous ?

---

## 2. Nous buvons trop (quel scoop)

*La bière, la bière, qu'est-ce qu'elle a fait de moi la bière ?*
Les Garçons bouchers

On me dit souvent : « Vous faites de la prévention alcool à destination des jeunes ! Eh ben, vous en avez du boulot, vous. » Mes interlocuteurs ajoutent immanquablement : « Il faut reconnaître qu'il n'y a pas que les jeunes qui boivent. » Ces personnes ont raison. L'adulte moyen boit trop. La France est le sixième plus gros consommateur d'alcool au sein de l'Organisation de coopération et de développement économiques (OCDE)[3]. Les Français consomment en moyenne 10,4 litres d'alcool pur par an et par habitant, soit l'équivalent de 2,3 verres standard par jour et par personne. Nous consacrons 10 % de notre budget alimentaire en achat de boissons alcoolisées. S'il vous prenait l'idée saugrenue d'aller au supermarché du coin acheter la consommation annuelle d'un Français, voici ce qu'il vous faudrait inscrire sur votre liste de courses[4] :

74 bouteilles de vin

137 bouteilles de bière

9 bouteilles de whisky

Plus d'un Français sur cinq (soit 10 millions de personnes) dépasse les niveaux de consommation d'alcool considérés comme faiblement risqués (→58). Cette moyenne dissimule des disparités. Pami les personnes qui boivent trop, certaines font des excès une ou deux fois par an seulement, lors d'occasions spéciales, tandis que d'autres s'alcoolisent massivement tous les week-ends. Certaines personnes ne boivent qu'un verre ou deux par jour, mais c'est 365 jours par an. Un Français sur dix boit tous les jours. Cette habitude, rarissime chez les jeunes, augmente avec l'âge. 26 % des 65-75 ans ont une consommation quotidienne d'alcool contre 2,3 % des 18-24 ans[5]. Lorsqu'ils boivent, les jeunes le font plus souvent que nous de manière massive. De là à dire que la cuite est l'apanage de la jeunesse, il y a un pas que je ne franchirai pas : 20 % des 50-64 ans reconnaissent s'être fortement alcoolisés au cours de l'année écoulée. L'Organisation mondiale de la Santé (OMS) indique que la consommation d'alcool est associée à plus de 60 maladies, sans compter tous les autres dommages (accidents, violences, traumatismes). Les boissons alcoolisées tuent trois millions de personnes par an dans le monde. C'est plus que le sida, le paludisme ou la grippe.

En France, nous payons particulièrement cher notre surconsommation. La mortalité française due à l'alcool dépasse celle des autres pays européens L'alcool tue chaque jour 112 personnes dans notre pays (41 000 morts par an). Si mes calculs sont exacts, entre 1973 et aujourd'hui, l'alcool a tué plus de 2 millions de nos compatriotes. Un Français sur deux a subi au cours des 12 derniers mois des dommages en raison de la consommation d'alcool de tiers, comme par exemple le fait d'avoir été réveillé la nuit, de s'être senti en insécurité dans un lieu public ou d'avoir été agressé physiquement. 40 % des phénomènes de violences intrafamiliales seraient attribuables à l'alcool, incluant des violences faites aux enfants. Pour autant, boire beaucoup n'est pas mal vu. Nous disons de quelqu'un qui lève facilement le coude qu'il est un « bon vivant » ou encore un « boute-en-train ». Les personnes abstinentes, à l'inverse, sont vues comme des « rabats-joies ». Certains considèrent qu'elles « ne savent pas vivre ». Si notre rôle d'éducateur est de présenter à nos enfants un discours cohérent sur ce que signifie « être adulte », alors nous voici bien mal emmanchés. OK, Houston, je crois que nous avons un problème ici.

---

À vous de jouer

Demandez aux jeunes adultes de votre entourage ce qu'ils pensent de la consommation d'alcool en France. Interrogez-les sur les différences d'usage entre les générations.

---

# 3. Avec modération, slogan bidon

*C'était un homme si profondément conciliant qu'il ne défendait ses opinions modérées qu'avec une très forte modération.* Milan Kundera

Certaines publicités marquent durablement les esprits : « Avant, j'étais moche », « On se lève tous pour Danette », « Gifi, des idées de génies ». Ces messages nous sont familiers. Les entreprises savent qu'une bonne accroche met en confiance le consommateur. Le meilleur slogan de tous les temps est sans contexte « À consommer avec modération ».

Personnellement, j'ai longtemps cru qu'il s'agissait d'un message de prévention imposé par le gouvernement, que les marques devaient faire figurer sur leurs publicités. Que nenni. Le seul avertissement sanitaire obligatoire (d'après la loi Évin de 1991) est « l'abus d'alcool est dangereux pour la santé ». Si les industriels de l'alcool y ajoutent « à consommer avec modération », c'est par choix, car cela permet d'atténuer la dimension anxiogène du mot « dangereux ». Pour ce qui est du business, c'est une idée de génie. Lorsque nous lisons : « L'abus d'alcool est dangereux pour la santé. À consommer avec modération », le message qui s'ancre, inconsciemment, dans notre cerveau et le rassure, c'est « modération[6] ». Il existe un antidote au danger : la modération. Si nous sommes invités à consommer (qui plus est, pensons-nous, par les autorités de santé), c'est que le produit n'est pas si dangereux que cela. Quant à savoir ce que signifie concrètement la modération, impossible. Charge à chacun d'y mettre ce qu'il veut (Coluche disait : « un alcoolique, c'est quelqu'un que vous n'aimez pas et qui boit autant que vous »). Une étude belge menée auprès de consommateurs d'alcool[7] a montré que ces derniers définissent la modération en fonction de leurs propres habitudes, et non en fonction de critères objectifs. Si nous demandons à une personne qui boit un peu tous les jours ce qu'est la modération, elle vous répondra que c'est le fait de boire un peu tous les jours. Les psychologues ont d'ailleurs donné un nom à ce processus qui consiste à caler ses idées sur ses comportements plutôt que l'inverse : le « biais cognitif ».

Vous le savez maintenant, « À consommer avec modération » est un slogan incitant à l'acte d'achat. Certes, me diriez-vous, mais ce slogan ne préconise pas pour autant de se mettre la tête à l'envers. Je vous l'accorde. Le procédé est néanmoins fallacieux, car il laisse à penser au consommateur que boire de l'alcool en quantité *modérée* est sans danger aucun. Or, c'est faux[8]. La science a largement démontré que toute consommation d'alcool présente un risque pour la santé. Les études en ce sens sont si nombreuses qu'il faudrait tout un livre pour les présenter. Voici quelques exemples :

- Une équipe de l'université de Pennsylvanie, qui a analysé les IRM cérébrales de 36 000 personnes, a démontré que la consommation d'un verre d'alcool par jour réduit le volume global du cerveau et de la matière grise[9].
- Des chercheurs de l'université d'Oxford, ayant examiné les données génétiques de 250 000 personnes, ont conclu que boire plus de cinq verres de vin par semaine entraîne des dommages irréversibles de l'ADN et un vieillissement prématuré[10].
- Une équipe de l'hôpital universitaire Saint-Vincent de Dublin, ayant étudié les dossiers de 744 patients, a montré qu'une consommation *modérée* d'alcool aggrave une vulnérabilité cardiaque préexistante[11].
- Des chercheurs britanniques ont conclu, d'après des données nationales, que boire un verre de vin par jour équivalait, en matière de risques de cancer, à fumer une cigarette par jour[12].

Les experts de santé publique[13] demandent au gouvernement d'interdire le slogan « À consommer avec modération ». J'ignore s'ils seront écoutés un jour. En attendant, lorsque nous parlons avec notre enfant, mieux vaut bannir de notre vocabulaire cette expression. Disons-lui plutôt que l'alcool est dangereux et que si les adultes en consomment, ils doivent le faire *avec précaution*.

---

À vous de jouer

Et pour vous, c'est quoi la modération ? Pouvez-vous en donner une définition précise (nombre de verres, fréquence de consommation ou autre) ? Pensez-vous que ce soit valable pour tout le monde ?

---

# 4. Les marques d'alcool ont des projets pour nos enfants

*Rien n'est plus important que de bâtir un monde dans lequel tous nos enfants auront la possibilité de réaliser pleinement leur potentiel et de grandir en bonne santé, dans la paix et dans la dignité.* Kofi A. Annan

Les Français, en général, et les parents, en particulier, sont très remontés. Ils reconnaissent certes que boire de l'alcool est un choix individuel, néanmoins ils estiment que l'industrie des boissons alcoolisées est en grande partie responsable de l'alcoolisation des adolescents. Ils déplorent l'inaction du gouvernement en matière de prévention.

Un sondage réalisé en 2018 par l'Ipsos révèle que 79 % du grand public et 81 % des parents identifient les producteurs et les distributeurs de boissons alcoolisées comme responsables de l'alcoolisation des jeunes[14]. Une autre enquête, réalisée cette fois par la Ligue contre le cancer[15], montre que les Français jugent que l'État ne fait pas assez de prévention. La majorité (77 %) pense que les producteurs d'alcool exercent une influence sur les pouvoirs publics et presque tous (92 %) souhaitent une meilleure prévention envers les jeunes. Les parents français ont des projets pour leurs enfants. Comme tous les parents de la planète, ils souhaitent que leurs jeunes grandissent en sécurité et deviennent des adultes épanouis, libres et en bonne santé. Mais ils savent que les marques d'alcool ont leur propre projet, lequel consiste à *faire de leurs enfants les consommateurs de demain.*

Mettons-nous un instant dans la peau d'un professionnel dont la prospérité économique et financière dépend de la vente d'alcool. Imaginons que les personnes nées après 1998 décident, collectivement, de ne plus jamais boire une goutte d'alcool. Que se passerait-il pour lui ? La réponse est simple. Il mettrait la clé sous la porte. La France est dépendante économiquement du marché de l'alcool, qui pèse environ 50 milliards d'euros par an et qui contribue à l'équilibre de sa balance commerciale[16]. Si la nouvelle génération cessait de boire, ou même si elle décidait simplement de boire deux fois moins que la nôtre, ce serait une catastrophe nationale. Un tsunami économique. Ce n'est pas près de se produire, je vous l'accorde. Mais les industriels de l'alcool restent sur leur garde. La consommation d'alcool des Français a diminué depuis les années 70. Aujourd'hui, elle ne diminue plus, mais les marques ont tout de même besoin de conquérir de nouvelles parts de marché.

Des travaux révèlent que les nouvelles cibles du marketing des boissons alcoolisées sont les jeunes, les femmes et les personnes alcoolodépendantes[17]. Ce marketing vise même les enfants, jusqu'aux abords de leurs écoles. Nos filles sont doublement concernées, car elles sont *et* jeunes *et* femmes. Investir dans la pub et dans le marketing en général (packaging, réseaux sociaux, prix bas pour faciliter l'accès, etc.) est une stratégie payante pour les marques. Le lien entre l'exposition au marketing et le niveau de consommation des jeunes est en effet démontré[18]. Vous l'aurez compris, nous sommes en présence de deux projets incompatibles. Nos enfants sont au cœur de cette double tension. Il nous faut donc parler d'alcool, très tôt et très régulièrement, avec eux. Si nous ne le faisons pas, d'autres, moins bien intentionnés, le feront à notre place. Nous pouvons les mettre hors d'état de nuire. Je vous dirai comment.

---

À vous de jouer

Je vous invite à une immersion dans l'univers de la marque Desperados. Cette bière aromatisée à la tequila étant très populaire chez les ados, il est utile pour nous de connaître sa philosophie. Rendez-vous sur le site www.desperados.com (ou flashez ce QR code). Saisissez votre date de naissance pour prouver que vous êtes majeur(e). Si vous ne lisez pas l'anglais, cliquez sur l'option « traduire cette page en français » de votre moteur de recherche. Naviguez. Observez. Ressentez. Prenez des notes.

---

# 5. État complice ? Affirmatif

*Dans ce contexte, les acteurs publics sont en position de faiblesse face au secteur des boissons alcoolisées, très présent auprès des institutions européennes et nationales.* Cour des comptes

Le Président est grave. Ce soir, il s'adresse aux Français. « Mes chers compatriotes, dit-il, notre pays fait face à un drame sanitaire qui affecte directement ou indirectement des millions de nos compatriotes. Aujourd'hui encore, l'alcool a tué 110 personnes en France. Il a également blessé, mutilé, traumatisé, des centaines de personnes. Notre jeunesse est en danger. Cela requiert notre mobilisation générale. » Vous l'avez compris, ce discours n'existe que dans mes rêves. Aucun président sous la Ve République n'a décrété que la prévention alcool serait une priorité de son mandat.

Si nous allions faire un tour au 13 rue Cambon, à Paris ? C'est là que siège la Cour des comptes. Cette instance, c'est un peu le gendarme de l'État. Son rôle est de vérifier si nos dirigeants font leur travail. En 2016, les magistrats de la Cour des comptes entreprennent de réaliser un grand audit de l'action publique sur le dossier alcool. Ils analysent la littérature scientifique, rencontrent des experts français et étrangers, tiennent des auditions, puis restituent le fruit de leur travail dans un volumineux rapport. Celui-ci est accablant pour l'État. On y apprend que les gouvernements successifs ont refusé d'adopter les mesures que l'on sait efficaces[19] et qui auraient permis de faire baisser la consommation d'alcool des adolescents. Dans ce rapport, chaque ministère, ou presque, en prend pour son grade. Regardons, par exemple, ce que les magistrats décrivent concernant l'état de la prévention en milieu scolaire. L'école, rappellent-ils, est dotée d'une mission d'éducation à la santé et à la citoyenneté. Elle devrait en toute logique s'emparer de la question de l'alcool et mettre en œuvre des programmes de prévention ambitieux. Or, elle ne le fait pas. Des programmes de prévention scientifiquement validés existent. Les pouvoirs publics connaissent ces programmes et, pourtant, aucun n'est déployé à l'échelle nationale. Lorsque des actions sont menées, dans un collège ou un lycée, par exemple, c'est à l'initiative des équipes qui, le plus souvent, font appel à des prestataires externes. Certaines associations font du bon travail, mais elles manquent de moyens. La prévention en milieu scolaire, nous disent les magistrats, est mal organisée, mal coordonnée et sous-financée. Les interventions menées auprès des jeunes ne sont que rarement évaluées, ce qui est très grave. Des recherches prouvent en effet que certaines interventions, de mauvaise qualité, incitent les jeunes à consommer.

La liste des dysfonctionnements recensés par la Cour des comptes est trop longue pour tout énumérer. Sachez toutefois que l'instance dénonce « le caractère ambigu des messages des pouvoirs publics » sur l'alcool ainsi que la présence, à l'intérieur même des instances de la République, de représentants du secteur des boissons alcoolisées (→72). Face à l'inaction des pouvoirs publics, les magistrats se tournent vers les citoyens, c'est-à-dire vers vous et moi, en nous demandant de réagir. Leur rapport se termine en effet par un appel à « une prise de conscience collective de la part des Français ». Depuis 2016, d'autres rapports sont venus confirmer les constats la Cour des comptes[20]. Les chercheurs et les addictologues publient des tribunes, les associations interpellent les femmes et les hommes politiques. Rien n'y fait. Rien ne bouge. Nous ne pouvons pas compter sur nos dirigeants, dont acte. À nous de nous emparer du dossier. Il s'agit de nos enfants. Nous avons notre mot à dire.

---

À vous de jouer

Je vous propose de visionner la courte vidéo réalisée par la Cour des comptes pour présenter les résultats de son audit. Pour cela, rendez-vous sur la chaîne Dailymotion de la Cour des comptes, ou bien flashez le QR code ci-contre.

---

# 6. Ces campagnes de prévention que vous ne verrez pas

*Le lobby de l'alcool a infiltré tout l'appareil d'État de la présidence jusqu'au ministère de la Santé en passant par le Premier ministre. Il influe sur les décisions et en fait, il s'octroie un droit de veto sur les campagnes. On ne peut faire une campagne d'information libre sur l'alcool en France.*

Dr Bernard Basset[21]

Je n'aimerais pas travailler au ministère de la Santé, à Santé publique France ou à l'Institut national du cancer. Non que l'ambiance y soit mauvaise. Il m'arrive de croiser, en réunion, des professionnels de ces agences. Ils m'ont tous l'air très sympathiques. Mais je les trouve malmenés. Des journalistes d'investigation se sont en effet intéressés à plusieurs campagnes de prévention, conçues par les spécialistes de ces instances, qui ont mystérieusement disparu des radars. Leur diffusion, révèlent les journalistes, aurait été annulée sur ordre de l'Élysée, sous prétexte qu'elles véhiculaient des messages inadéquats. Adieu affiches, dépliants, spots TV et autre jingles radio. Je plains les concepteurs de ces opérations. Voir le fruit de longs mois de travail partir à la poubelle, ça ne doit pas être agréable. Mais je nous plains encore plus, nous, les citoyens, qui aurions dû voir et entendre ces messages, ainsi que nos enfants, qui auraient dû grandir avec. Allez savoir, l'un des slogans censurés aurait pu devenir culte, qui sait ? Voici des informations sur des campagnes annulées. Si vous avez un ado, discuter de cela avec lui peut être une manière intéressante de le sensibiliser à la fois à la santé et à la vie démocratique (→72).

- En 2017, l'Institut national du cancer (INCa) lance une campagne d'information sur le lien entre les boissons alcoolisées et le cancer. Le slogan : « Réduire sa consommation d'alcool diminue le risque de cancers. Franchement, c'est pas la mer à boire. » Les groupes d'intérêt de la filière viticole organisent illico une opération de protestation, intitulée « le tire-bouchon de trop ». Une pétition est lancée. Les signataires dénoncent la présence, sur l'une des affiches, d'un tire-bouchon.

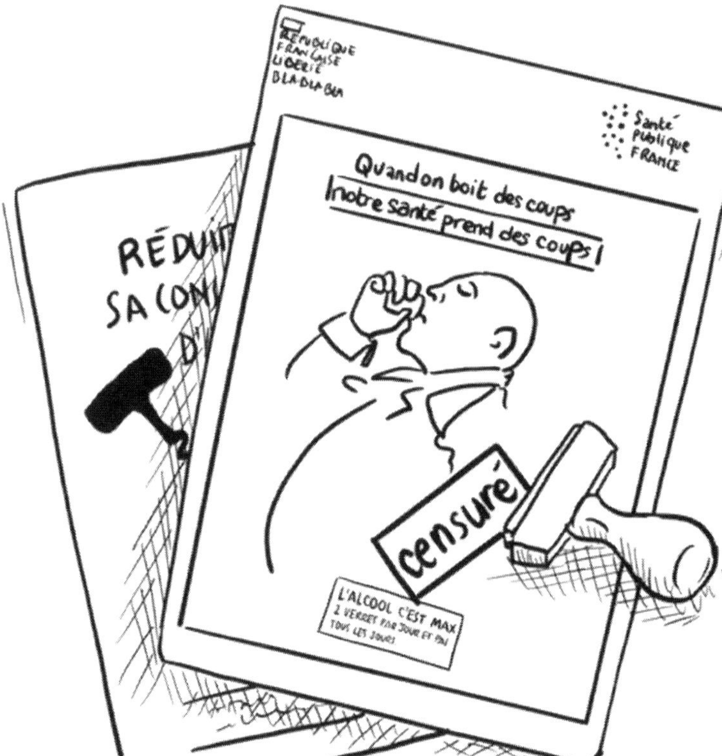

Santé Publique FRANCE
Quand on boit des coups
notre santé prend des coups!
censuré
L'ALCOOL C'EST MAX
2 VERRES PAR JOUR ET PAS TOUS LES JOURS

Ils considèrent que ce visuel « stigmatise le vin ». Ils sont reçus à l'Élysée. La campagne de prévention du cancer disparaît subitement.

> Quand la santé publique prend des coups, c'est la démocratie qui prend des coups.

- En 2018, des domaines viticoles s'attaquent, dans une tribune et dans la presse, au projet du ministère de la Santé de rendre plus visible, sur les bouteilles d'alcool, le pictogramme avertissant du danger de boire durant la grossesse. Les viticulteurs se disent offensés par l'initiative qui attaquerait « le patrimoine exceptionnel dont ils sont les gardiens ». Le ministère renonce à son projet[22]. Il ne donne pas suite, non plus, à un projet de logo « interdit aux moins de 18 ans ».

- Fin 2019, l'agence Santé publique France est sur le point d'annoncer la création d'un « mois de janvier sans alcool », sur le modèle du *Dry January*, qui connaît un grand succès à l'étranger. Tout est prêt quand un article de la presse viticole révèle qu'Emmanuel Macron vient d'informer les producteurs de vin que la campagne n'aura pas lieu. Coup de massue dans la communauté de santé publique[23]. Sans un sou, grâce aux réseaux sociaux un collectif d'associations organise au pied levé, en janvier 2020, un « *dry january* à la française, le défi de janvier ». L'initiative connaît un grand succès, notamment chez les jeunes (et bim !). Elle est renouvelée chaque année depuis. En 2024, plus de 5 millions de personnes y auraient participé. Les pouvoirs publics refusent toujours de soutenir l'opération. Les organisateurs ne touchent aucune subvention.

- En 2020, des viticulteurs obtiennent le retrait de panneaux sur les dangers liés à l'alcool au volant. En cause : la présence sur les affiches d'un verre de vin, qu'ils jugent « stigmatisante[24] ».

- En 2023, à l'occasion de la coupe du monde de rugby, deux campagnes de prévention sont annulées[25]. Je vous laisse juger du caractère excessif des messages : « Quand on boit des coups, la santé prend des coups » et « Ne laissez pas l'alcool vous mettre KO ». La rediffusion d'une campagne d'information sur les risques associés à une consommation *modérée*, mais régulière d'alcool est interdite[26]. La seule opération autorisée est une campagne destinée aux 18-25 ans rappelant des messages fondamentaux comme « boire aussi de l'eau si on consomme de l'alcool, c'est la base[27] ».

Une campagne a miraculeusement franchi la barrière de la censure. J'aime assez son slogan : « C'est pas un peu absurde de se souhaiter une bonne santé avec de l'alcool ? La bonne santé n'a rien à voir avec l'alcool[28]. » De vous à moi : c'est pas un peu absurde de censurer des campagnes de prévention ? Quand la santé publique prend des coups, c'est l'avenir de nos enfants qui prend des coups.

---

À vous de jouer. Je vous lance un défi.

Si l'occasion se présente, au moment de trinquer, lancez, l'air de rien, la phrase suivante : « C'est pas un peu absurde de se souhaiter une bonne santé avec de l'alcool ? La bonne santé n'a rien à voir avec l'alcool. » Observez les réactions et profitez-en, pourquoi pas, pour lancer une conversation sur le rapport des Français à l'alcool.

Nul doute que le débat sera animé.

---

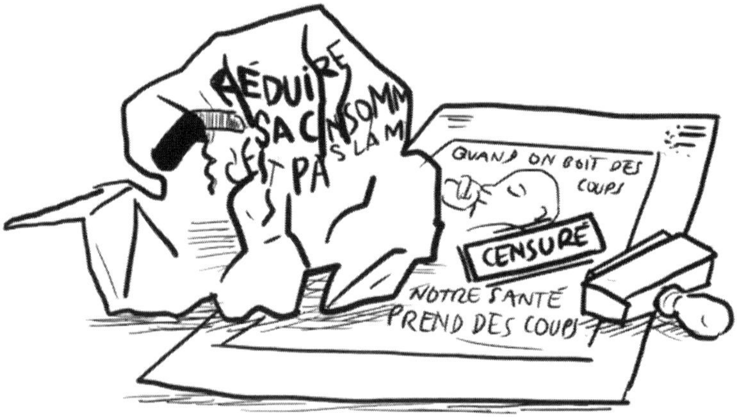
QUAND ON BOIT DES COUPS
CENSURÉ
NOTRE SANTÉ
PREND DES COUPS

# Partie 2

# GRANDIR DANS UNE SOCIÉTÉ QUI VALORISE L'ALCOOL

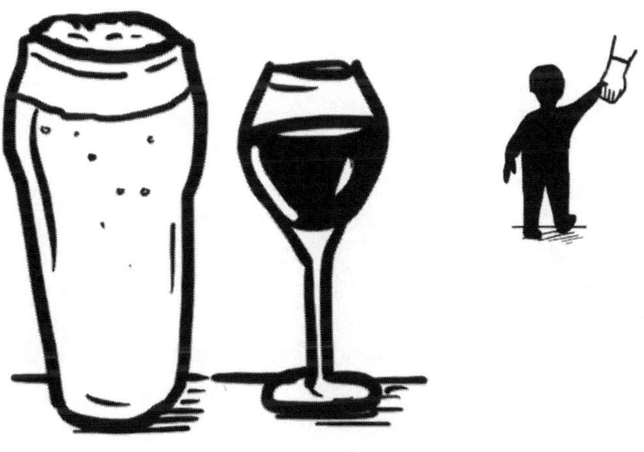

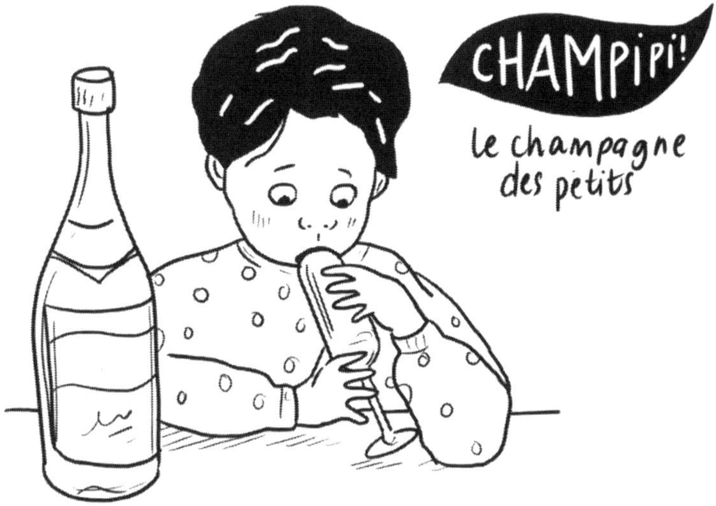


Dans cette partie, nous allons découvrir des choses étonnantes. Vous apprendrez, par exemple, que la Cour de cassation reconnaît officiellement que le célèbre Champomy est un moyen de faire découvrir aux enfants l'univers des vins de Champagne et que ceci profite, à moyen terme, aux viticulteurs de cette région. Dans ces conditions, on pourrait s'attendre à une interdiction de ce qui ressemble fort à une forme de promotion d'une boisson alcoolisée à destination des enfants. Mais non, pensez-vous. La loi française autorise la commercialisation de ce genre de faux alcool pour les petits. Vive la France !

# 7. Le rapport à l'alcool se construit dès l'enfance

*Les enfants commencent à acquérir des connaissances sur l'alcool à l'âge de deux ans.* Carmen Voogt *et al.*

J'étais chez des amis l'autre jour, dans une fête*. Sur une table se trouvaient des coupelles à olives en forme de lettres, posées dans le désordre : A, E, O, P et R. J'observais une fillette qui manipulait ces coupelles. Patiemment, elle tentait de recomposer un mot. Soudain, elle cria victoire en levant les bras : « A-P-E-R-O ! ». Je m'assis à ses côtés : « Regarde, on peut aussi écrire O-P-E-R-A. » Elle me dévisagea, les yeux ronds comme des billes, et me demanda : « Ça veut dire quoi, opéra ? »

Le rapport à l'alcool se construit dès la petite enfance. Une équipe de recherche internationale a procédé à une analyse systématique des travaux publiés dans des revues scientifiques, au niveau mondial, sur ce sujet. Les chercheurs souhaitaient documenter les connaissances des petits sur les boissons alcoolisées et la manière dont les représentations sur l'alcool se construisent dans l'enfance[29]. Les résultats de l'étude sont édifiants. Ils révèlent qu'un enfant commence à acquérir des connaissances sur l'alcool très tôt, vers l'âge de 2 ans. À 4 ans, il est en mesure de décrire les effets de l'alcool et ce à quoi il faut s'attendre lorsqu'une personne en boit. L'enfant se « fabrique » une image de l'alcool à partir de ce qu'il observe autour de lui. La consommation de ses parents et/ou des autres membres de son entourage contribue, bien entendu, à façonner ses représentations. Les chercheurs ne comprennent cependant pas encore parfaitement comment cela fonctionne, d'autant que des influences extérieures à la famille agissent également sur l'enfant.

Le professeur Laurent Bègue, chercheur en psychologie sociale à l'université de Grenoble, m'a confirmé que les enfants

---

* Vous allez penser que je passe mon temps dans des fêtes.

d'âge scolaire savent déjà bien ce qu'est l'alcool. Ils n'ont généralement aucune difficulté à distinguer une boisson qui en contient d'une autre qui n'en contient pas. Ils sont en mesure de décrire les contextes dans lesquels les adultes en consomment, ainsi que les effets de la boisson sur ces derniers. Le psychologue Jean-Pascal Assailly explique pour sa part que les stéréotypes sur l'alcool, c'est-à-dire les représentations qu'un individu se fera de la consommation de ce produit, se construisent très tôt dans l'enfance. Dès l'âge de 7-8 ans, ces stéréotypes sont stables. Plus encore, ils sont prédictifs des consommations à l'âge adulte : « Ces images prototypiques sont construites très précocement dans la vie : les images que les enfants ont des gens qui boivent sont déjà très stables à l'âge de 7 ans, et à partir de 10-11 ans, elles sont prédictives de la consommation d'alcool cinq ans plus tard[30]. »

Le sujet de l'alcool est un angle mort de notre approche éducative. Au quotidien, nous sommes vigilants lorsqu'il s'agit de violence, de sexualité ou encore de gros mots. Nous essayons de filtrer ce que notre enfant voit et entend. Nous plaçons des « contrôles parentaux » autour de lui. Nous le faisons somme toute assez peu autour de l'alcool, au regard de l'enjeu sanitaire et social qu'il représente pourtant. Si vous ne le faites pas déjà, je vous conseille d'aborder régulièrement le sujet avec votre enfant, même s'il est petit. Je vous propose des manières de faire, concrètement, dans la partie 5.

---

À vous de jouer

Quand vous étiez petits, les adultes autour de vous buvaient-ils de l'alcool ? Diriez-vous que ce que vous avez vécu et observé durant votre enfance a joué un rôle dans votre rapport à l'alcool, plus tard ?

---

## 8. La première gorgée, c'est en famille

*Chaque année à Noël c'est la même rengaine. Mes grands-parents m'obligent à boire du champagne. Je déteste ça.* Inès, 14 ans

En France, une tradition veut que l'on fasse goûter un peu d'alcool à nos enfants dans les grandes occasions. Il n'est pas rare, dans les mariages par exemple, de voir un petit de moins de 10 ans siroter un fond de champagne dans sa propre flûte, ou bien goûter un peu de vin dans le verre d'un adulte. Voyons ce que la recherche nous apprend à propos de cette pratique.

Les petits Français présentent un niveau d'expérimentation de boissons alcoolisées à 11 ans deux fois plus élevé que dans le reste de l'Europe (32 % contre 15 %)[31]. À 13 ans, un mineur français sur deux a déjà bu de l'alcool. À 16 ans, presque tous (80 %) l'ont déjà fait[32]. Nos enfants sont initiés à l'alcool en famille très tôt, parfois même entre 5 et 10 ans. Lorsqu'on les interroge sur les souvenirs qu'ils ont de cette première gorgée d'alcool, les adolescents décrivent une expérience désagréable. Ils expliquent s'être sentis obligés de boire pour faire plaisir aux adultes. L'Observatoire français des drogues et des tendances addictives (OFDT) explique que les petits Français subissent une « injonction familiale de "goûter" [...] sous la "pression" des parents, grands-parents, oncles et tantes[33]. » L'alcool est le seul psychotrope auquel les adultes initient les enfants. Aucun proche ne proposerait à un petit de tirer sur une cigarette (cela se faisait autrefois) ou sur un joint pour « l'intégrer à la fête ». Pourquoi faisons-nous, avec l'alcool, ce qui nous choquerait pour d'autres produits ?

Une équipe de pédiatres américains a interrogé des parents qui servent de l'alcool à leurs enfants pour comprendre leurs motivations. Leurs travaux montrent que leur geste s'explique par une croyance selon laquelle servir de l'alcool à un petit réduirait le risque que celui-ci boive en excès à l'adolescence et à l'âge adulte. Les parents pensent qu'en initiant eux-mêmes leur enfant, celui-ci sera plus apte, le jour venu, à résister à l'influence des copains et à contrôler sa consommation. Les chercheurs font le parallèle avec la vaccination : dans l'imaginaire parental, il serait possible de protéger son enfant en lui « inoculant » une dose d'alcool. Certains adultes, persuadés que l'enfant n'aimera pas le goût de l'alcool, espèrent le « dégoûter » et lui ôter l'envie de tester sans eux ce « fruit défendu ». En France, certains parents font goûter un peu de vin à leur enfant dans l'espoir de lui transmettre une « pratique culturelle » qui serait le gage d'une « consommation responsable » plus tard.

Les adultes qui servent de l'alcool à un enfant pensent donc, en général, le protéger. Malheureusement, c'est une erreur. L'alcool, même à faible dose, est extrêmement toxique pour le cerveau et pour tous les autres organes d'un sujet en phase de croissance. En outre il est démontré que plus un enfant goûte tôt à l'alcool, plus il risque de consommer en excès plus tard. Si l'on en croit le National Institute on Alcohol Abuse and Alcoholism, 41 % des jeunes ayant goûté à une boisson alcoolisée avant l'âge de 15 ans développeront un problème d'alcool plus tard, contre 10 % chez ceux qui ont attendu l'âge de 21 ans pour boire[34]. Servir de l'alcool à un mineur n'est jamais anodin. En tant que parent, notre rôle est de retarder au maximum le premier contact avec l'alcool (→65). Chaque année gagnée est une petite victoire. Si vous subissez des pressions, lors de fêtes de famille, de la part de personnes qui insistent pour servir de l'alcool à votre enfant contre votre gré, tenez bon. C'est vous le parent. C'est à vous seul d'en décider.

---

À vous de jouer

Comment ça se passe dans votre famille ? Les adultes font-ils goûter de l'alcool aux enfants, lors des grandes occasions ? Si oui, à partir de quel âge ? Que pensez-vous de cette pratique ? En avez-vous déjà discuté en famille ? Est-ce que tout le monde était d'accord ?

---

# 9. Ce que les enfants disent à propos des boissons alcoolisées

Ils ont entre 7 et 10 ans. Voici ce qu'ils m'ont confié à propos des boissons alcoolisées.

*Les adultes, quand ils en boivent, ça leur donne de la joie.* **Camille**, 7 ans.

*L'alcool, c'est quelque chose qu'on aime bien quand on est grand.* **Tom**, 8 ans.

*Dans ma famille, personne ne boit d'alcool, mais dans les familles de mes copains, les grands boivent de la bière et du vin.* **Zoé, 9 ans.**

*Boire de l'alcool ce n'est pas dangereux. C'est juste qu'il ne faut pas être bourré. Les gens bourrés, parfois, ils tombent par terre et ils se font mal.* **Lilou**, 7 ans.

*Mon père, c'est celui qui tient le stand avec la tireuse à bière à la fête de l'école.* **Thomas**, 9 ans.

*Les bouteilles de vin, ça se collectionne. Mon grand-père, il est collectionneur, il les range dans une armoire spéciale et il note tout dans un carnet. On dirait que pour lui c'est comme un trésor.* **Noé**, 9 ans.

*Ma mère, des fois, elle dit qu'elle est pompette. Elle bouge bizarrement et elle parle fort. Ça me gêne pour elle.* **Suzie**, 10 ans.

*Mon père, quand il boit avec ses copains, on dirait que ça prend toute la place dans le salon. Je ne sais pas comment expliquer. C'est comme s'il n'y avait plus assez d'air. Et aussi j'ai remarqué qu'il est un peu moins beau quand il boit. Il n'a pas le même regard.* **Lucia**, 7 ans.

*Ça ne me dérange pas que les adultes, ils boivent de l'alcool, mais je n'aime pas quand ils m'obligent à en boire. Au mariage de ma tatie, j'ai bu du vin de l'honneur (sic) parce qu'ils insistaient, mais ce n'était pas bon. Après ils ont tous applaudi.* **Naël**, 10 ans.

*Je trouve que ça pue. Surtout la bière.* **Marius**, 10 ans.

*Quand mes cousins viennent, le meilleur moment c'est quand on fait tchin tchin ! tous ensemble. Tout le monde est heureux parce qu'on se voit pas souvent, alors c'est bien.* **Océane**, 7 ans.

*C'est dangereux l'alcool. Si on en boit trop on peut devenir alcoolique. Moi, j'en connais des gens qui sont alcooliques.* **Estéban**, 8 ans.

*Mes parents, ils ont une maladie à cause de l'alcool et ils n'arrivent pas à guérir. C'est pour ça que j'habite dans une famille d'accueil.* **Benjamin**, 10 ans.

*Les curés, ils en boivent à la messe (rires).* **Pierre**, 10 ans.

*Les adultes boivent de l'alcool parce que ça leur fait du bonheur. Moi, je préfère le coca, mais les adultes, quand il y a des copains qui viennent, c'est pas du coca qu'ils boivent. Moi, c'est clair, quand je serai adulte, j'en boirai. C'est certain. Enfin, je vais goûter et si ça me fait du plaisir j'en boirai. Mais si je trouve ça pas bon alors je boirai pas.* **Swan**, 8 ans.

*Les adultes boivent de l'alcool pour le plaisir. Ils boivent surtout quand il y a une fête. C'est pas comme la cigarette. Les gens qui fument c'est pour frimer, je pense, pas parce que c'est agréable.* **Kim**, 9 ans.

*Avec ma cousine, on vide les verres des grands et, après, on va se cacher dans la grange. On a la tête qui tourne et on se raconte des blagues.* **Oscar**, 9 ans.

*À la colo, les animateurs nous ont servi du jus d'orange qui avait de la vodka dedans parce que la veille, ils avaient fait une fête et ils se sont trompés de frigo. C'était dégueulasse, on aurait dit du moisi. J'ai tout recraché. C'était la première fois que je goûtais de l'alcool et ça ne m'a pas donné envie de recommencer.* **Yasmine**, 8 ans.

*Moi, mes parents, ils disent que le meilleur moment de la journée c'est quand on est couchés avec ma sœur et qu'ils se posent tranquillement pour boire un verre en amoureux. C'est comme ça qu'ils disent. Il se posent. Comme des oiseaux.* **Sara**, 7 ans.

---

À vous de jouer

Quelle est la remarque la plus étonnante qu'un enfant vous a faite à propos de l'alcool ?

---

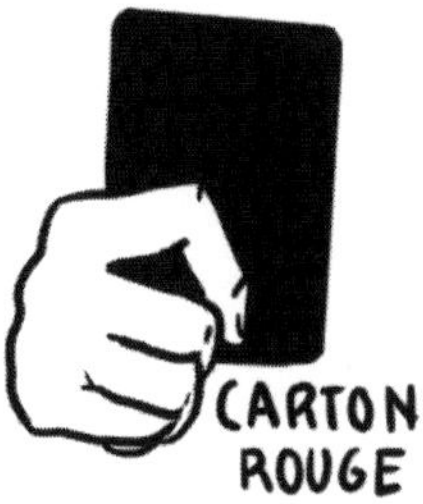


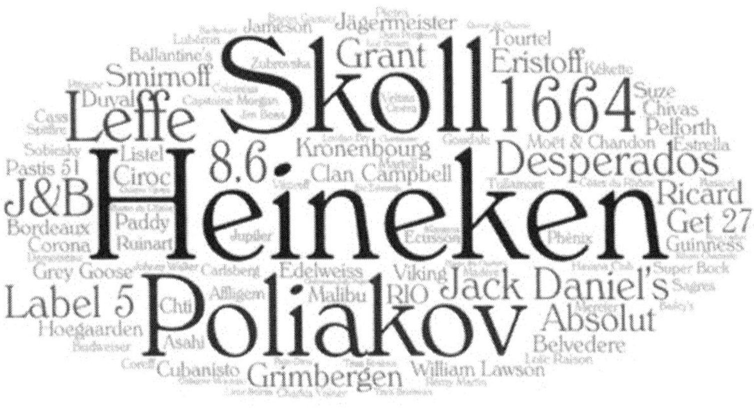


Une enquête menée auprès de plus de 10 000 adolescents français révèle que la grande majorité des mineurs se souviennent avoir vu ou entendu récemment une publicité pour des boissons alcoolisées. Ils se remémorent très bien la marque, qu'ils peuvent nommer. Sur la durée de l'enquête, les jeunes ont cité un total de 105 marques ! Le nuage de mots ci-dessus présente celles auxquelles les mineurs sont le plus exposés. Plus la taille de la police est grande, plus la marque correspondante a été fréquemment citée par les jeunes.

*Crédit visuel : OFDT*

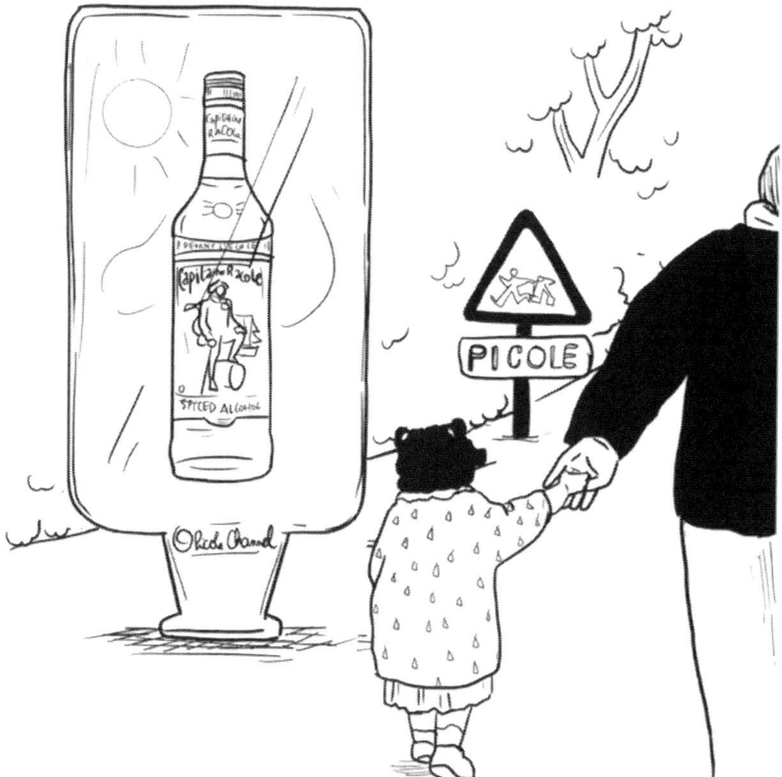
PICOLE

# 10. La publicité pour l'alcool, omniprésente dans l'univers des mineurs

*Les choix des parents sont sapés par la publicité et la promotion de l'alcool atteignant les enfants.* Organisation mondiale de la Santé

J'espère vous avoir convaincu(e) du rôle que nous, parents, jouons dans la découverte, par notre enfant, des boissons alcoolisées (parfois sans nous en rendre compte). De là à dire que si nos ados boivent de l'alcool c'est à cause de nous, et rien que de nous, il y a un pas que je ne franchirai certainement pas. Les scientifiques s'accordent à dire que nos jeunes sont soumis, à l'extérieur de nos familles, à de fortes influences les incitant à boire de l'alcool (→97). Celle exercée par les publicités est probablement la plus détestable de toutes. Cette influence s'exerce dès la plus tendre enfance, nous allons le voir.

Les universités d'Otago et d'Auckland, en Nouvelle-Zélande, ont mesuré la fréquence d'exposition des enfants, dans leur vie de tous les jours, au marketing de l'alcool. Les chercheurs ont réalisé pour cela une expérience étonnante, baptisée « Kid's Cam[35] ». Ils recrutèrent aléatoirement 168 enfants âgés de 11 à 13 ans. Pendant quatre jours, ils leur firent porter, de leur réveil jusqu'à leur endormissement le soir, un appareil photographique qui captura toutes les 7 secondes des images de leur environnement. L'analyse de ces clichés révéla que ces jeunes avaient été exposés 7,7 fois par jour à une marque d'alcool[36]. Une expérience tout aussi intéressante fut réalisée en Suisse en 2021. Les chercheurs de la fondation Addiction Suisse ont passé au crible les trajets et activités de mineurs de cinq villes, en notant de manière systématique chaque stimulus pro-alcool rencontré lors de ces trajets ou activités. Leur étude révèle que les mineurs sont confrontés en moyenne à un stimulus en lien avec l'alcool toutes les cinq minutes[37].

La situation française n'est pas plus reluisante. La loi Évin, sous sa forme initiale, protégeait les enfants de l'exposition aux publicités pour l'alcool. Cette loi a malheureusement été tellement érodée, année après année, qu'aujourd'hui elle ne les protège plus de grand-chose[38]. Vous l'ignorez peut-être, mais la publicité pour l'alcool est autorisée quasiment partout en France, y compris aux abords des établissements scolaires.

Les mineurs témoignent d'une omniprésence du marketing des boissons alcoolisées. Ils en croisent dans la rue, dans les magasins, dans les séries, sur Internet. Partout. L'OFDT a interrogé plus de 10 000 adolescents mineurs[39]. Tenez-vous bien. Une large majorité d'entre eux (86 %) se souvient avoir vu ou entendu une publicité pour de l'alcool, et peut nommer la marque. Au total, 105 marques d'alcool, dont 28 qui reviennent très, très souvent. Parmi le top 6 figurent Heineken, Tuborg Skøll, Poliakov, 1664, Leffe et Desperados. Un mineur sur quatre déclare que la dernière publicité qu'il a croisée lui a donné envie de boire le produit (→23). Les associations de prévention demandent régulièrement l'interdiction de la publicité pour l'alcool aux abords des établissements scolaires. Chaque fois, elles se font retoquer. L'exposition des enfants au marketing des boissons alcoolisées n'intéresse visiblement ni le gouvernement ni les parlementaires.

---

À vous de jouer

Vous avez constaté la présence d'une publicité pour de l'alcool à proximité d'un établissement scolaire de votre commune ? Ça vous agace ? Et si vous écriviez à votre député pour exprimer votre mécontentement et connaître sa position sur le sujet ? Pour plus d'impact, vous pouvez joindre à votre courrier une photographie de la publicité en question et le nom de l'établissement scolaire. Je vous propose un courrier-type et des explications pour vous aider à trouver l'adresse de votre député dans le *Cahier de travaux pratiques*, téléchargeable sur sapremierecuite.fr

---

# 11. Âge de la première cuite : 15 ans

*Dans les différentes cultures et religions, la transition vers l'âge adulte - qui est marquée par la puberté - s'opère traditionnellement par des rites de passage. [...] Dans nos sociétés contemporaines, la pratique de ces rites s'est raréfiée. Elle a été remplacée par la prise de risque, la recherche des limites et un certain niveau de transgression des règles de la société.*

Dr Olivier Phan *et al.*[40]

Victor Hugo dit de l'adolescence qu'elle est « la plus délicate des transitions ». Il n'a pas tort. L'adolescence est une phase sensible, déterminante pour le reste de la vie. Mais c'est aussi la période de la première cuite.

Un petit Français sera ivre pour la première fois à l'âge de 15 ans (en moyenne). Cette première expérience de l'état d'ébriété a lieu durant ces années charnières que sont la fin du collège et l'entrée au lycée, entre la quatrième et la seconde. Si l'âge légal d'accès aux boissons alcoolisées est de 18 ans, dans les faits les mineurs n'ont aucune difficulté à s'en procurer (→24). Ils ont de fréquentes occasions de boire, loin du regard des parents. Pour eux, une fête sans alcool n'est pas une véritable fête. Ça n'a pas grand intérêt. Rien de tel, pour être populaire, que d'organiser une soirée chez soi, en l'absence des parents, et d'annoncer qu'il y aura de l'alcool. Les sociologues de l'OFDT reçoivent énormément de confidences, lorsqu'ils mènent des entretiens avec des mineurs, sur les usages de l'alcool dans cette tranche d'âge. « Les jeunes, disent-ils, ont plaisir à raconter "leur première fois" : les récits, souvent emphatiques et quasi scénarisés, s'accompagnent de signes d'émotion tangibles (rires, frissonnements, rougissements)[41] . »

La première alcoolisation avec les copains est décrite par les ados comme étant leur véritable « première fois » avec l'alcool. En comparaison, les premières gorgées bues en famille sont des événements anecdotiques. Ce qui se passe avec les potes, c'est quand même autre chose ! Boire avec les copains, ou essayer une autre drogue, est une expérience bien plus riche de sens, car elle vient renforcer le lien d'amitié. « Essayer ensemble, nous disent les chercheurs, est souvent présenté comme un signe d'adhésion, de confiance, d'identification et de validation mutuelles. » Pour certains ados, cette dimension collective s'apparente à une obligation. Ils n'ont a priori pas envie de boire d'alcool, et encore moins de boire jusqu'à l'ivresse, mais ils le font tout de même, sous la pression du groupe, par peur d'être mis à l'écart (→25). Refuser de l'alcool expose à un risque de moquerie ou de *charriage*. Il faut une sacrée dose de confiance en soi, d'assise et de sens de la répartie, pour refuser un verre en soirée quand on a 15 ans.

Les ados d'aujourd'hui ont d'autant plus tendance à s'alcooliser qu'ils pensent que les adultes sont OK avec ça. Ils n'ont pas l'impression de transgresser un interdit. Pour eux, prendre une cuite est un passage « normal ». Ils expliquent que boire de l'alcool est une pratique « culturelle » et « festive », et ne voient pas où est le problème de le faire à 15 ans. À tort ou à raison, ils pensent que leurs parents sont d'accord (→26). Nous n'avons pas d'étude qui nous permettrait de comparer précisément la situation actuelle avec celle qui prévalait lorsque nous étions nous même ados, dans les années 80/90. Mais d'après l'OFDT, un glissement se serait opéré en l'espace d'une génération. L'alcoolisation juvénile, expliquent les chercheurs, est devenue « un passage banal et conventionnel, loin de tout sentiment de transgression, [qui] témoigne d'un recul des frontières de la transgression par rapport aux générations précédentes ».

Il me semble qu'autrefois, quand on était ado, prendre une cuite avec les copains, c'était faire quelque chose d'interdit. Il y avait un côté subversif. Aujourd'hui, c'est considéré par les mineurs comme un truc banal. Plus encore : pour beaucoup d'adolescents, boire s'apparente à une norme, une injonction à laquelle il est difficile de se soustraire. Bizarre, non ?

---

À vous de jouer

Et vous, à quel âge avez-vous pris votre première cuite ? C'était comment ? Cet événement a-t-il été déterminant dans votre rapport ultérieur à l'alcool ?

---

# 12. Une vision candide de l'alcool

*L'abîme est là qui gronde et les enfants sourient.* Victor Hugo

J'ai la chance de rencontrer, par mon travail et dans ma vie personnelle, de nombreux adolescents. Allez savoir pourquoi, ces jeunes gens aiment bien parler d'alcool avec moi. Ce qu'ils me racontent est parfois déconcertant. Certains ados me parlent des boissons alcoolisées avec une désinvolture telle que l'on pourrait penser, si le mot alcool n'était pas prononcé, qu'il s'agit de jus de fruits ou de bonbons. J'ai beau savoir, avec toutes ces lectures que je me coltine, que les jeunes Français ont une vision candide de l'alcool, il n'y a rien à faire. Dans la vraie vie, je ne m'y habitue pas. Je suis sans doute trop vieille.

Plusieurs rapports de l'OFDT décrivent les représentations que se font les mineurs de l'alcool, du tabac et des autres drogues [42] . On y apprend notamment que les boissons alcoolisées sont parées, aux yeux des ados, de bien des vertus. « L'alcool, expliquent les chercheurs, est généralement associé à la joie, la fête, le bien-être, l'insouciance, la convivialité, la détente - "se lâcher" -, en somme, au bonheur. » Pour les mineurs, boire de l'alcool, c'est cool. Ça aide à socialiser. Ça permet de décompresser et de s'évader. L'alcool ne leur paraît pas dangereux *en soi*. Comme beaucoup d'adultes, ils pensent que boire avec modération ne fait pas de mal et pourrait même présenter un bénéfice pour la santé. Contrairement à la cigarette, qu'ils associent spontanément à la mort, à la maladie et au cancer, les boissons alcoolisées sont associées dans leur imaginaire à tout un tas de notions positives. Les dangers sont rarement évoqués et les aspects négatifs relégués au second plan. Pour nos enfants, l'alcool est un produit banal. Non pas qu'ils considéreraient « normal » d'en boire tous les jours. Au contraire. L'usage quotidien est vu par beaucoup de jeunes comme une forme d'alcoolisme. Boire de l'alcool est davantage associé, pour eux, à une idée de *rupture de temporalité*. Cela se passera par exemple le week-end, pour décompresser d'une semaine bien remplie, ou encore à la fin d'une période d'examen, au début des vacances ou pour un anniversaire, mais pas dans les moments ordinaires du quotidien. Boire leur permet de « se lâcher », de s'évader d'une routine parfois pesante et, bien sûr, de « s'éclater ». Faire la fête et s'amuser sont les motifs de consommation les plus communément évoqués par les mineurs. Si ces derniers boivent moins souvent que les adultes, lorsqu'ils boivent, c'est en plus grande quantité. À 17 ans, près d'un mineur sur deux (44 %) déclare s'être alcoolisé de manière importante (5 verres d'alcool ou plus) en une occasion au cours du mois écoulé. Pour les addictologues[43], cette pratique est particulièrement dangereuse. Pour les ados, elle est presque anodine. Dans les années 80, les mineurs prenaient aussi des cuites, mais la pratique était moins systématique et, surtout, moins valorisée. Aujourd'hui, l'ivresse juvénile se normalise. L'OFDT indique d'ailleurs : « La consommation intense d'alcool devient un comportement lié à une norme sociale adolescente, un rite initiatique en voie de banalisation. »

Tout ceci ne signifie pas, bien évidemment, que *tous* les adolescents boivent de l'alcool. Ils sont d'ailleurs de plus en plus nombreux à ne pas boire (→20). Si vous avez un (e) ado, il ou elle n'est peut-être pas intéressé(e) par le *binge drinking* (ce terme anglais, parfois traduit par « biture express », fait référence à l'alcoolisation massive). Pas de panique, donc. Toutefois, les parents que nous sommes doivent être conscients de ce changement générationnel. Le rapport à l'alcool des jeunes d'aujourd'hui est différent de celui que nous avions au même âge. Leurs cuites n'ont rien à voir avec les cuites d'antan. Mieux nous serons informés des pratiques actuelles (c'est le but de ce livre), mieux nous saurons agir en prévention.

---

À vous de jouer

Vous aussi, engagez la conversation avec des ados de votre entourage. Interrogez-les, sans vous montrer intrusif bien entendu, sur ce qu'ils observent dans les fêtes. Est-ce que beaucoup de gens de leur âge boivent ? Ont-ils une idée de la quantité d'alcool généralement prévue, dans leur tranche d'âge, pour passer une « bonne soirée » ?

---

# 13. La cuite, enjeu de santé publique

*Il y a un trou noir sur le front de la santé des jeunes : l'alcool.* Pr Axel Kahn

Beaucoup de jeunes Français expérimentent l'ivresse avant même d'être majeurs. D'aucuns diront qu'il n'y a pas de quoi en faire toute une histoire (et encore moins tout un livre), considérant que les ados ont besoin de faire leurs propres expériences et qu'à leur âge il faut en profiter. Sur le fond, ils n'ont pas tort. Mais si j'ai écrit ce livre, c'est précisément parce qu'il y a de quoi en faire toute une histoire. Une histoire qui n'est même pas drôle. Car les scientifiques sont formels, aucun mineur ne devrait boire d'alcool. Prendre une cuite à l'adolescence expose les jeunes à des risques majeurs. S'alcooliser régulièrement avant 25 ans est tout sauf anodin. Le *binge drinking* des ados et des jeunes majeurs est un fléau de santé publique. Nous allons voir pourquoi.

Précisons en préambule que dans les années 80-90, les adultes n'avaient pas les connaissances que nous avons aujourd'hui. Si vos parents se fichaient comme de leur première chemise de vos abus de Monaco, whisky-coca, Bailey's et autre Malibu, ne leur en voulez pas. Ils ne savaient pas. Il n'en est pas de même aujourd'hui. Nous savons désormais que l'alcool provoque des dommages importants sur l'organisme d'un ado. De manière générale, nous comprenons mieux les processus physiologiques à l'œuvre dans cette tranche d'âge. Nous savons qu'un ado, c'est un individu *qui n'a pas fini de grandir* *. L'adolescence commence avec les premiers signes de puberté et se termine une fois la croissance achevée, aux alentours de 24 ou 25 ans. Vous avez bien lu : physiologiquement parlant, l'être humain ne devient adulte qu'au début de la vingtaine. Plusieurs bouleversements physiologiques et hormonaux ont cours durant cette période. Le système sexuel et reproductif se met en place, les signes sexuels indirects que sont la mue de la voix et

* Le mot « adolescence » provient d'ailleurs du latin *adolescere*, qui signifie grandir, croître. Une fois ce processus achevé, le jeune devient un *adultus* (qui est haut, qui a fini de grandir). Un adulte, donc.

la pilosité apparaissent. Le système endocrinien est modifié, avec des variations hormonales contribuant à ces hauts et ces bas émotionnels caractéristiques de cet âge de la vie. Les organes internes, foie, reins, pancréas, cœur et utérus, terminent leur maturation. Enfin, il se produit un phénomène dont nous parlerons régulièrement dans ce livre : le cerveau achève sa maturation. Si vous avez un ado à la maison, sachez que son cerveau n'est pas celui d'un adulte en miniature, mais celui, encore bien fragile, d'un enfant qui continue de grandir. Les zones impliquées dans la prise de décision rationnelle, le contrôle des émotions ou la motivation, par exemple, ne fonctionnent pas encore de manière optimale. Ajoutez à ce tableau un psychotrope aussi puissant que l'alcool et vous obtiendrez une véritable bombe à retardement. Ce cerveau ne réagira pas comme celui d'un adulte à l'arrivée de la substance dans son système. Les effets ressentis seront amplifiés, les capacités de protection amoindries. Tout ceci explique en partie pourquoi les drames sur fond d'alcool sont si fréquents en population adolescente. Enfin, les neurosciences nous apprennent qu'à quantité égale ingérée, une boisson alcoolisée fera plus de dégât sur le cerveau d'un ado que sur celui d'un adulte.

Nous n'avons pas pris la mesure, je pense, du problème de santé publique que pose le *binge drinking* des jeunes. Nous ne devrions pas banaliser leurs premières ivresses. Derrière chaque mineur qui prend sa première cuite, il y a l'échec des adultes, qui n'ont pas su bâtir une prévention efficace, parce qu'ils n'avaient pas saisi que s'alcooliser à l'adolescence, c'est inutile, néfaste et dangereux.

---

À vous de jouer

Et si vous écriviez une lettre à l'adolescent que vous avez été et qui, peut-être, a connu très tôt sa première cuite ? Qu'aimeriez-vous lui dire que personne, à l'époque, n'a songé à lui expliquer ? Qu'est-ce qui ferait du bien à cette jeune personne ? Qu'aimeriez-vous lui demander ? Si vous êtes parent d'un ado, ce dialogue intime avec votre moi d'autrefois vous aidera peut-être à appréhender différemment l'adolescence de votre jeune.

---

# 14. Quelques chiffres

| | |
|---|---|
| **105**<br>Nombre de marques d'alcool connues des mineurs de 17 ans via la publicité | **1/3**<br>Proportion d'enfants de 11 ans ayant déjà bu de l'alcool |
| **80 %**<br>Pourcentage de mineurs de 17 ans ayant déjà bu de l'alcool | **10 %**<br>Pourcentage de mineurs de 17 ans s'étant déjà sentis obligés de boire, au moins une fois, alors qu'ils n'en avaient pas envie |
| **15 ans**<br>Âge moyen de la première cuite | **15 %**<br>Pourcentage de collégiens scolarisés en classe de 4e ou 3e qui se sont alcoolisés de manière massive au moins une fois au cours du mois écoulé |
| **44 %**<br>Pourcentage de mineurs de 17 ans qui se sont alcoolisés de manière massive au moins une fois au cours du mois écoulé | **1/10**<br>Proportion de mineurs de 17 ans qui, lors de leur dernière consommation, ont bu 10 verres d'alcool ou plus |
| **¼**<br>Proportion des jeunes consommateurs de 17 ans qui dépensent au moins 50 euros par mois pour acheter des boissons alcoolisées | **3 %**<br>Pourcentage des mineurs de 17 ans qui se sont retrouvés aux urgences pour intoxication alcoolique, la dernière fois qu'ils ont bu |
| **4 millions**<br>Le nombre de mineurs ayant bu de l'alcool avant d'avoir l'âge légal d'en acheter (18 ans) | |

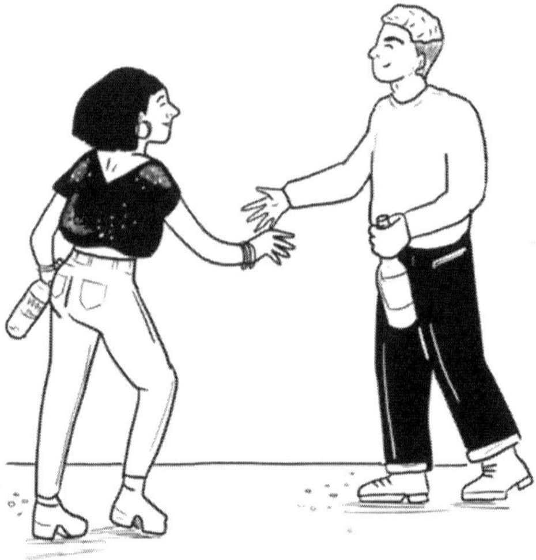

**Un alignement des pratiques des jeunes filles sur celles des garçons**

C'est un fait : les garçons boivent plus que les filles. En général, au cours d'une soirée, un jeune homme consommera plus de verres d'alcool qu'une jeune fille. Nous savons en outre que les garçons boivent plus régulièrement que les filles et ont des épisodes de *binge drinking* plus fréquents. Ainsi, les garçons de 17 ans sont deux fois plus nombreux que les filles du même âge à boire régulièrement de l'alcool (10 % *vs* 4 %). Ils sont également plus nombreux à déclarer s'être alcoolisés massivement à plusieurs reprises au cours du mois écoulé (16 % *vs* 11 %). La consommation d'alcool reste associée, dans les représentations sociales, à des notions de virilité, de performance et de puissance. Nous assistons toutefois à une uniformisation des comportements entre filles et garçons. L'écart est toujours significatif, mais il se réduit d'année en année, avec ce que les chercheurs décrivent comme un « alignement des pratiques des filles sur celles des garçons ». Une évolution qui reflète le changement des normes de genre au sein de notre société.

## 15. Des filles qui boivent de plus en plus

*La vodka, je buvais et je me tapais des cul-sec pour montrer à mes potes, parce que je traînais beaucoup avec des mecs, que les nanas c'était pas des pédés.* Loucia, 17 ans - enquête de l'OFDT

Les jeunes femmes d'aujourd'hui boivent davantage que leur mère ou leur grand-mère au même âge. Ce phénomène est particulièrement marqué chez les 18-24 ans, notamment dans la population étudiante. Cette situation inquiète les addictologues. Des femmes de plus en plus jeunes, disent-ils, les consultent pour des problèmes d'addiction à l'alcool[44]. Certaines maladies, qui jusque-là concernaient principalement les hommes (cirrhose alcoolique par exemple), se développent en population féminine[45]. Chez les mineures, l'usage d'alcool est un phénomène d'autant plus préoccupant que l'on sait que les filles sont exposées à plus de risques (→38).

À 17 ans, une jeune fille sur trois s'est alcoolisée de manière massive au moins une fois au cours du mois écoulé. Bien entendu, les motivations à boire et le vécu en soirée varient d'une jeune fille à l'autre. Mais les chercheurs remarquent que les adolescentes font face, dans leur rapport à l'alcool, à plus de pressions sociales que les garçons. Certaines, explique l'OFDT[46], calquent leur comportement sur celui des jeunes hommes, qui cherchent, en buvant, à faire la démonstration de leur « virilité ». Ces jeunes filles se sentent obligées, pour être acceptées, de « boire comme un mec ». D'autres, en revanche, s'autorisent moins à « se lâcher » que les garçons. Elles s'inquiètent davantage des risques liés à l'état d'ivresse, surtout si elles ont à se déplacer pour rentrer chez elles. Elles ont conscience que certains garçons pourraient les inciter à boire pour obtenir d'elles un acte sexuel (→42). Certaines ont peur d'être jugées. « Les pertes de contrôle des filles, explique l'OFDT, sont nettement moins bien perçues que celles des garçons. Celles-ci les assimilent à des "filles faciles", sur lesquelles de multiples rumeurs circulent. [Les adolescentes] doivent se conformer aux attentes sociales définies par l'ordre du genre, qui est d'autant plus apparent dans des contextes d'ivresse favorisant le lâcher-prise. » Paradoxalement, les jeunes filles subissent, en parallèle, de fortes pressions à consommer. Celles qui refusent de boire sont considérées comme des *no life*, autrement dit des filles qui ne savent pas vivre. Elles font ainsi l'objet d'injonctions contradictoires. Si elles boivent, elles risquent d'être jugées. Et si elles ne boivent pas, elles risquent d'être jugées aussi.

Les acteurs économiques n'ont pas manqué de se saisir de cet enjeu. Comme l'industrie du tabac avant elle, l'industrie des boissons alcoolisées déploie en effet des trésors d'inventivité pour rendre ses produits attractifs aux yeux des femmes, quitte à jouer de tous les clichés possibles et imaginables. Elle cible de plus en plus, en outre, la communauté LGBTQ+, en reprenant par exemple certains codes propres à l'univers festif du drag[47]. L'objectif est d'associer l'alcool à une notion de liberté et d'autonomie. La femme qui boit est tour à tour forte et puissante, indépendante, sensuelle, mystérieuse et, bien entendu, jeune. La filière vin est particulièrement active sur ce créneau. En quelques années, les vins ciblant les jeunes femmes ont envahi les rayons des grandes surfaces. Liquoreux, aromatisés, fruités, sucrés ou encore pétillants, ces produits se reconnaissent à leurs étiquettes rose bonbon, fleuries, ou à connotation sexy. L'industrie de l'alcool a compris l'intérêt qu'elle a à cibler nos filles. Chaque consommatrice acquise à la marque est la promesse d'un avenir prospère.

La bonne nouvelle, c'est que les jeunes femmes sont de plus en plus nombreuses à dénoncer ces procédés. Elles sont aussi de plus en plus nombreuses à prendre la parole, à visage découvert, pour témoigner de leur problème d'alcool et alerter les jeunes femmes de leur âge (→95).

---

À vous de jouer

Pour cet exercice, vous aurez besoin de 75 min. Prenez votre agenda et bloquez dès à présent un créneau. Le moment venu, rendez-vous sur la chaîne YouTube *The Softie Club* et écoutez l'épisode *Une jeunesse sans alcool avec Maystrau et Ivre de vie*. Elles sont formidables.

---

# 16. Ils m'ont raconté leur première cuite

Tout au long de ma vie professionnelle, j'ai reçu des récits de premières cuites. J'en reçois encore. Des personnes parfois très jeunes me racontent, avec leurs mots, cette première fois. Des adultes se confient à moi, heureux de se remémorer leur (folle) jeunesse. Ces confidences sont généralement légères et amusantes. Il arrive cependant que des femmes ou des hommes fondent en larmes, en évoquant une première cuite cauchemardesque. Voici un aperçu, des souvenirs que l'on me confie.

*J'avais 7 ans, c'était au mariage d'un cousin. Mon grand-père a insisté pour que je boive du champagne. Il m'en a servi dans une flûte rien que pour moi. J'étais fier ! Après je me suis amusé à vider les verres des adultes quand ils avaient le dos tourné. À la fin, je me sentais bizarre. J'avais envie de vomir. C'était ma première cuite, mais en vrai ça n'avait rien à voir avec les races que je me suis prises plus tard (rires). Mon premier coma éthylique, ça a été quand même autre chose ! Avant ça, j'étais comme qui dirait puceau.* **Corentin**, 19 ans.

*Ma première cuite ? J'étais tellement déchirée que je ne me souviens absolument de rien.* **Camille**, 18 ans.

*J'avais 11 ans. C'était chez une copine. Ses parents n'étaient pas là. Je ne sais pas ce qui nous a pris : on a décidé de boire la bouteille de vin blanc qui traînait dans la cuisine. On se l'est vidée alors que ce n'était même pas bon au goût. Ma copine a vomi dans les escaliers, et c'était dégueulasse, car son chat est venu manger son vomi ! Ça m'a dégoûtée à vie du vin blanc.* **Laura**, 29 ans.

*J'avais 19 ans. C'était assez banal, comme expérience. Ça s'est passé en boîte, avec des potes de fac. J'ai enchaîné les whiskies. À la fin, je ne marchais plus droit, mais j'ai quand même réussi à rentrer à pied avec les autres. Quand j'y repense, c'était un moment sympa, ce retour. On a traversé la ville bras dessus, bras dessous en chantant.* **Jérémy**, 25 ans.

*Je n'ai jamais pris de première cuite. Ce n'est pas un truc que j'ai envie d'essayer.* **Maël**, 20 ans.

*La première fois, c'était dans une fête. J'étais amoureuse d'un garçon plus âgé que moi, et j'ai bu de la bière, trop de bière, pour me donner le courage d'aller lui parler.* **Manon**, 16 ans.

*Ma première cuite, c'était tard, à la fin de la vingtaine. On était au restaurant avec des amis. J'ai trop bu sans m'en apercevoir. Je me suis assez vite retrouvée dans un drôle d'état. Au début j'étais gaie, mais d'un seul coup ça a tourné au drame personnel. Je suis partie dans les toilettes pour pleurer. J'ai pleuré et pleuré, parce que mon père me manquait.* **Nathalie**, 49 ans.

*Je ne me souviens pas d'une première cuite en particulier, mais de l'époque de mes premières cuites, oui. J'avais 13 ans. Quand ma mère partait au travail, le soir, mon connard de beau-père me faisait boire des bières pour ensuite procéder à des attouchements sur moi. Un jour, il a invité un copain. Ils se sont masturbés devant moi. Je les revois encore qui me disaient « gamine ». J'en ai parlé à ma mère plus tard, quand le mec s'est barré. Elle m'a traitée de menteuse.* **Mia**, 17 ans.

*J'avais organisé une fête chez moi, mes parents m'avaient laissé la maison. Franchement, ils n'auraient pas dû parce qu'on était trop nombreux, et c'est parti en live. Il y en a qui avaient apporté de la vodka, du shit. Au début j'essayais de gérer pour limiter le bruit, mais au bout d'un moment, j'étais trop défoncé moi-même. Les voisins se sont plaints à mes parents le lendemain. Mon père était furax. Il m'a dit que je l'avais déçu. Avec le recul, je me dis qu'on a eu de la chance parce que certains sont montés sur le toit pour regarder l'éclipse de Lune. Personne ne s'est cassé la gueule, mais ç'aurait pu.* **Anakhin**, 17 ans.

*Ma première cuite, bah ce sera demain (rires) !* **Stan**, 17 ans.

---

À vous de jouer

Et vous, vous souvenez-vous de votre première cuite ? Quel âge aviez-vous ? Dans quel contexte cela s'est-il déroulé ? Qu'aimeriez-vous dire à la jeune personne que vous étiez alors ?

---

# 17. Et la drogue dans tout ça ?

*Ne pas banaliser. Ne pas dramatiser. Toujours évaluer.*
Le mantra des addictologues

Il y a quelques mois, lors d'un voyage en train, j'ai discuté avec ma voisine de fauteuil, une jeune fille scolarisée en classe de première. Nous discutions de tout et de rien, lorsque l'adolescente me confia avoir pris « une fois de la kétamine* », un soir où elle était, je cite, « légèrement bourrée ». Cette confidence déclencha en moi illico une petite alarme. L'expérimentation de kétamine est rarissime à l'adolescence. Elle concerne moins de 1 % des jeunes français. La probabilité qu'une jeune fille de son âge en prenne est donc proche de zéro. D'où ma surprise et mon souci. J'ai saisi la perche qu'elle me tendait en se confiant à moi. Nous avons discuté de sa vie et des raisons de cette expérience. Je lui ai fait part de mon inquiétude et lui ai parlé d'un lieu d'écoute, où l'une de mes collègues pouvait la recevoir, si elle le souhaitait. J'ai su plus tard qu'elle s'y était rendue. Si cette jeune fille m'avait confié avoir « tiré sur un joint un soir où elle était bourrée », j'aurais bien entendu discuté avec elle de cette expérience. À l'adolescence, consommer du cannabis ou de l'alcool n'est jamais anodin. Mais l'alarme en moi ne se serait pas déclenchée aussi fort.

Il existe parmi les professionnels un principe fondamental voulant que *plus un produit est rare, plus son usage chez un jeune doit nous inquiéter*. L'âge du sujet est également à prendre en considération : plus celui-ci est jeune lorsqu'il expérimente une drogue, licite ou illicite, plus on doit s'inquiéter. Si un enfant de 10 ou 11 ans vous confie avoir fumé une cigarette ou pris une cuite, il va de soi qu'il faut réagir. Enfin, nous avons un troisième grand principe. Si un jeune (peu importe son âge) consomme un psychotrope (peu importe lequel), il ne faut ni banaliser ni dramatiser, mais toujours

* La kétamine est un anesthésiant vétérinaire qui, détourné de son usage, produit des effets hallucinogènes. Sa consommation présente des risques élevés, surtout à l'adolescence et, encore plus, associé à de l'alcool.

évaluer. Certains parents sont affolés après avoir trouvé de l'herbe dans la chambre de leur ado. Dans une telle situation, il n'y a pas lieu de paniquer. Expérimenter du cannabis n'a rien d'exceptionnel à l'adolescence, et la plupart des jeunes s'en détournent une fois entrés dans l'âge adulte. Si l'usage dans cette tranche d'âge est fortement déconseillé, les dommages associés à ce produit sont généralement moindres que ceux de l'alcool. Mieux vaut discuter calmement avec son jeune[48] et rester par ailleurs attentif aux éventuels signes d'alerte (→89). Enfin, précisons qu'un produit est rarement consommé seul. En soirée, alcool et cannabis sont souvent associés. Ce phénomène, que nous appelons dans notre jargon *polyconsommation*, amplifie les risques.

Le tableau ci-dessous présente les niveaux d'expérimentation de produits à 17 ans. Vous constaterez que la plupart des drogues qui nous effraient tant (héroïne ou cocaïne, par exemple), circulent rarement chez les ados. Certains produits, comme le poppers ou le protoxyde d'azote, sont en revanche un peu plus courants. Ces données sont à connaître des parents. Prenez-les comme de simples indications. Ne présumez pas que votre ado est forcément concerné(e). Mais soyez lucide : il ou elle a peut-être expérimenté certains produits. Il est possible que certain(e)s de ses ami(e)s en consomment. Vous connaissez maintenant la règle : ne banalisez pas, ne paniquez pas. Soyez attentif(ve) et, au moindre doute, contactez une ligne d'écoute ou un professionnel qui vous aidera à évaluer la situation (→93).

---

À vous de jouer

Pour plus d'informations sur les conduites addictives des jeunes, je vous conseille l'émission de l'OFDT : « En prendre ou pas ? Quels sont les changements d'usages et de regards des jeunes face aux drogues ? », disponible sur la chaîne YouTube de l'observatoire.

---

## Usage de drogues et addictions comportementales chez les mineurs de 17 ans

(source : OFDT).

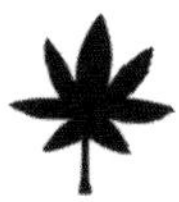

**Cannabis** : 30 % des mineurs ont déjà essayé. 14 % en ont fait usage récemment. La consommation quotidienne de cannabis est rare à l'adolescence. Elle concerne 2 % des mineurs de 17 ans (*vs* 1 % pour l'alcool)[49] .

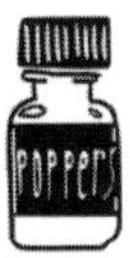


**Poppers** : 11 % des mineurs ont déjà essayé. Le poppers est un solvant, conditionné en fiole, dont l'inhalation procure des effets euphorisants. Autorisé en France, il s'achète en ligne, dans les bureaux de tabac ou les sex-shops.

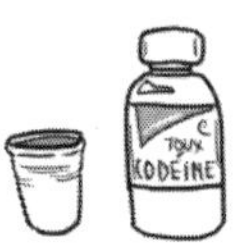


**Purple drank** (aussi appelé lean, codé, codé-sprite ou encore cocktail bleu) : 3 % des mineurs ont déjà essayé. Il s'agit d'un usage détourné de médicaments codéinés dilués dans des sodas pour obtenir une boisson aux effets euphorisants plus ou moins puissants.

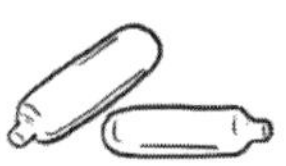

**Protoxyde d'azote** (aussi connu sous le nom de gaz hilarant ou *proto*) : 2 % des mineurs ont expérimenté ce gaz, qui se trouve notamment dans des cartouches pour siphon à chantilly[50].

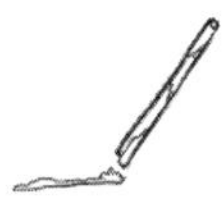

**Drogues illicites :** la consommation de drogues illicites (autre que le cannabis) est rare à l'adolescence. 2 % des mineurs ont expérimenté la MDMA (aussi appelée ecstasy), 1 % la cocaïne et 1 % les champignons hallucinogènes.

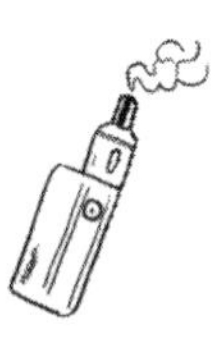

**Vapoteuse** (aussi appelée e-cigarette) : 57 % des mineurs ont déjà essayé. 31 % en ont fait usage récemment. 6 % des mineurs vapotent quotidiennement. Aucune étude ne permet de prouver que l'usage de la vape favoriserait l'entrée des adolescents dans le tabagisme ou, au contraire, le défavoriserait. L'efficacité du recours à la vape pour arrêter de fumer est en revanche démontrée.

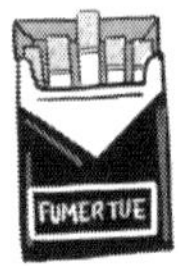


**Tabac :** 46 % des mineurs ont déjà essayé. 25 % en ont fait usage récemment. 16 % des mineurs sont des fumeurs quotidiens, soit trois fois moins qu'en 2001 (42 % des mineurs fumaient). Cette baisse du tabagisme des jeunes s'explique par l'adoption de mesures par l'État (interdiction de la publicité, augmentation du prix, paquet neutre...), dans le cadre d'un plan national de lutte contre le tabagisme, qui vise une génération sans tabac pour 2030.

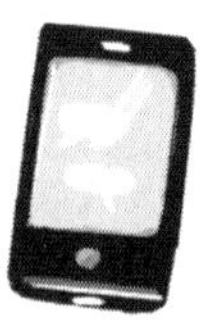

**Écrans :** l'usage d'écrans n'est pas forcément problématique chez un jeune. Ces nouveaux outils apportent de nombreux bénéfices. Cependant, un usage excessif peut avoir de graves conséquences. L'Organisation mondiale de la Santé a intégré en 2018 le trouble lié aux jeux vidéo à la liste des addictions. Si le sujet ne fait pas consensus, les chercheurs s'accordent à dire que les écrans agissent sur le circuit de la récompense, qui est au cœur du processus addictif. Un adolescent sur huit aurait un usage problématique des jeux vidéo. L'usage problématique des réseaux sociaux concernerait 5 % des garçons et 11 % des filles[51].

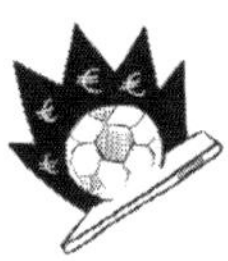

**Jeux d'argent et de hasard** : 27 % des mineurs de 17 ans déclarent avoir joué à un jeu d'argent et de hasard dans l'année (par ordre d'importance : jeux de tirage et de hasard, jeux de pronostic, puis jeux de casino). 9 % d'entre eux présentent un usage problématique[52].

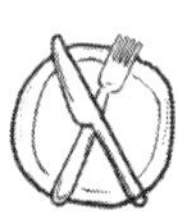

**Troubles du comportement alimentaire** : l'anorexie mentale et la boulimie sont assimilées par certains spécialistes à des addictions sans drogues. L'anorexie toucherait environ 2 % des adolescents (majoritairement des filles). Chez les 10 à 19 ans, jusqu'à 28 % des adolescentes et 20 % des adolescents seraient sujets à des crises de boulimie[53].

---

À vous de jouer

Sauriez-vous dire (sans regarder le texte) quel est le pourcentage de mineurs de 17 ans ayant déjà expérimenté le cannabis ? Et la cigarette ?

---

# 18. Question de vie, question de mort

*Et moi, depuis hier, depuis cette entrevue avec les flics qui m'ont lu ces dépositions, je vois ta grande carcasse courbée sans dire un mot, au summum de la douleur, enfin le summum de la douleur je sais pas, parce que le summum de la douleur je t'en parlerai : le summum de la douleur, c'est de perdre son fils de vingt ans.* Patrick Chesnais

J'appartiens à la génération dite X, celle qui élève les ados d'aujourd'hui. Nous sommes nés entre 1965 et 1990. L'alcool à l'adolescence ? Nous l'avons expérimenté. Quelqu'un m'a dit un jour que « ça va, nous n'en sommes pas morts, hein, il faut bien que jeunesse se fasse ». De fait, si nous sommes ici, moi à écrire et vous à me lire, c'est que nous avons survécu à nos soirées arrosées. Ceux qui se sont envolés ne sont plus là pour témoigner. Quand j'étais petite fille, un groupe de jeunes gens d'un village voisin a trouvé la mort dans un accident en sortie de discothèque. Tout le monde avait été bouleversé. Nous avons toutes et tous en mémoire un drame similaire. Alors oui, il faut bien que jeunesse se fasse. Sauf que parfois, elle ne se fait pas. Elle s'achève brutalement, bien trop tôt.

Le 13 octobre 2006, le comédien Patrick Chesnais a reçu ce coup de fil que tous les parents redoutent, celui qui lui apprit la mort de son fils Ferdinand, tout juste âgé de 20 ans, victime d'un accident de la route. Le jeune homme, passager d'une voiture dont le conducteur était alcoolisé, n'a pas survécu au choc frontal avec un autre véhicule survenu à 3 heures du matin sur le périphérique parisien. Cette terrible nouvelle, des centaines de personnes la reçoivent chaque jour dans le monde. Selon l'Organisation mondiale de la Santé (OMS), l'alcool serait à l'origine de 300 000 décès par an chez les 15-29 ans, soit un mort toutes les deux minutes. La France est l'un des pays du monde les plus touchés. Les spécialistes estiment qu'un décès de jeune sur quatre serait attribuable à l'alcool. Ce serait même la première cause de mortalité avant 25 ans. Les estimations les plus fiables dont nous disposons font état d'environ 800 décès par an chez les 15-25 ans. Soit 2 décès par jour[54]. L'alcool serait par ailleurs responsable d'une cinquantaine de décès d'enfants par an, principalement dans des accidents de la route. Nous savons aussi que l'alcool est impliqué dans 40 % des violences intrafamiliales, et notamment des violences faites aux enfants. D'après l'association américaine MADD - Mothers Against Drunk Driving[55] (Les mères contre l'alcool au volant), les causes de décès en lien avec l'alcool à l'adolescence seraient, par ordre d'importance, les accidents de voiture (32 %), les homicides (30 %), les suicides (14 %), les comas éthyliques (9 %) suivis par les autres intoxications, les noyades, les chutes et les incendies. Si les maladies chroniques dues à l'alcool, comme la cirrhose ou la pancréatique, sont rares chez les jeunes, des chercheurs alertent sur une augmentation de leur prévalence chez les moins de 30 ans.

Ces chiffres abstraits ne nous parlent pas forcément. Ils n'en représentent pas moins des souffrances bien réelles. Derrière, il y a du sang, des larmes, des lits d'hôpitaux. Il y a d'autres « carcasses courbées sans dire un mot, au summum de la douleur » et d'autres parents ravagés. J'ai rencontré des familles endeuillées, injustement rongées par la honte et le sentiment de culpabilité, se croyant à tort coupables de ce qui était arrivé à leur enfant, pensant avoir mal fait. Il est temps de rompre l'isolement de ces personnes, de leur dire qu'un drame peut se produire dans n'importe quelle famille, que les parents n'y sont pour rien, et que nous sommes tous responsables. Notre pays valorise l'alcool et idolâtre les bons vivants (tant pis pour les *mauvais morts*). Nous laissons faire les industriels qui, obnubilés par les profits, incitent les jeunes à boire. Il est temps de changer cela.

---

À vous de jouer

Suite au décès de son fils, Patrick Chesnais a créé l'association Ferdinand pour sensibiliser les jeunes aux dangers de l'alcool au volant. Je vous invite à vous rendre sur le site associationferdinand.fr pour visionner les six clips de prévention réalisés par l'association, qui a pour slogan : *Amusez-vous mais restez en vie !*

---

# 19. Épidémie d'alcoolisme à l'horizon

*À chaque enfant qui naît, le monde recommence.* Gilbert Bécaud

En 2022, 1363 bébés sont nés à la maternité de Brive-la-Gaillarde. Si ces petits bouts de choux sont représentatifs des nouveau-nés Français, alors les petites filles s'appellent Jade, Louise, Ambre, Alba, et les petits garçons répondent aux doux prénoms de Gabriel, Léo, Raphaël ou Maël. Toutes choses égales par ailleurs, nous pouvons d'ores et déjà annoncer que 68 de ces mignons bébés deviendront alcooliques. Je ne suis pas voyante, pas plus que médium, mais je consulte les rapports publiés par les autorités de santé. Ces derniers nous apprennent qu'au moins 5 % des Français sont alcoolodépendants, voire 10 % selon la définition que l'on donne de l'addiction (→36). Autrement dit, si la situation actuelle se maintient, 5 à 10 % de nos enfants développeront au cours de leur vie un « trouble de l'usage de l'alcool » (terme plus juste qu'alcoolisme). Si mes calculs sont justes, cela fait plus de 2 millions de nos enfants. Cela fait beaucoup de monde. L'alcoolisation massive des ados nous laisse entrevoir une épidémie industrielle d'alcoolisme (en santé publique, nous utilisons ce terme d'épidémie industrielle pour qualifier certains fléaux sanitaires véhiculés non pas, comme les épidémies naturelles, par des vecteurs biologiques (bactéries ou virus), mais par des produits manufacturés nocifs pour la santé tels que le tabac, l'alcool, les produits trop sucrés, ou encore la malbouffe[56]).

La dépendance à l'alcool est une maladie chronique qui affecte le fonctionnement du système nerveux central (autrement dit, le cerveau). Cette maladie s'installe très progressivement chez certaines personnes qui boivent régulièrement de l'alcool. Pour des raisons complexes, le cerveau de ces personnes, à force d'être exposé au produit, en vient à dysfonctionner. L'évolution de la maladie sera plus ou moins rapide selon les individus et le contexte de leur de vie. Certains gros buveurs ne développeront pas d'addiction, tandis que d'autres personnes, consommant beaucoup moins, oui.

Chez les sujets concernés, la maladie s'installe dès les premiers usages, qui ont généralement lieu, on l'a vu, dans l'enfance ou à l'adolescence. Quasiment toutes les personnes souffrant d'addiction vous diront qu'elles ont commencé à boire lorsqu'elles étaient ados, dans des contextes festifs, et qu'elles ont peu à peu perdu le contrôle, sans s'en rendre compte. Plus une personne est jeune lorsqu'elle commence à boire, plus elle risque de développer une addiction. Ceci s'explique notamment par l'immaturité du cerveau adolescent. Pour dire les choses simplement, le processus addictif trouvera de meilleures « prises » auxquelles se fixer dans ce jeune cerveau. Avec l'intensification des alcoolisations juvéniles, nous voyons de plus en plus de personnes qui, à l'âge de 20 ans, ont déjà derrière elles plusieurs années d'alcoolisation massive et souffrent d'une dépendance forte à l'alcool. Heureusement, plus tôt la maladie est diagnostiquée et prise en charge, plus les chances de se libérer de l'addiction sont élevées (→94). C'est pourquoi il est si important de se renseigner, de combattre les idées reçues (oui, il est possible d'être alcoolique à 20 ans), de savoir repérer les signes d'alerte chez un jeune (→89) et de mobiliser les ressources pour l'aider à s'en sortir (→93).

Pour terminer, permettez-moi de souhaiter de tout cœur une longue vie en bonne santé aux nouveau-nés de Brive-la-Gaillarde. Je formule le vœu de les voir tous devenir des adultes épanouis, épargnés par cette calamité qu'est l'addiction. On leur envoie plein de bisous.

---

À vous de jouer

L'alcool provoque tellement de décès que les chercheurs parlent d'une *épidémie industrielle*. Faites la liste de tous les problèmes de santé pouvant être qualifiés d'épidémie industrielle. Que feriez-vous, si vous étiez le président de la République, pour les contrer ?

---

# 20. Une nouvelle tendance émerge

*Être sobre est bien plus subversif qu'on ne le pense.* Claire Touzard

Si j'ai écrit ce livre, c'est parce que je constate chaque jour l'ampleur des dommages liés à la consommation d'alcool des adolescents français. Je me dois d'alerter et d'informer les parents. Loin de moi, cependant, l'idée de *mettre tous les jeunes dans le même sac*, en laissant à penser que *tous* auraient des pratiques à risque. Il n'existe pas *une* jeunesse mais *des* jeunesses. Et depuis quelques années, on assiste à l'émergence d'une tendance, timide mais bien réelle, qui pourrait bien, si elle s'amplifie, changer radicalement les codes autour de l'alcool : les jeunes sont de plus en plus nombreux à ne pas boire.

La consommation d'alcool des moins de 25 ans est à la baisse dans la plupart des pays industrialisés. Le phénomène est particulièrement marqué dans les pays anglo-saxons et nordiques, le cas le plus spectaculaire étant probablement celui de l'Islande, qui a réussi, en 30 ans, à réduire considérablement la consommation des jeunes (→58). La dynamique n'est pas de même ampleur en France, mais les non-buveurs sont de plus en plus nombreux. Par exemple, le nombre de collégiens de 3e n'ayant jamais bu d'alcool a doublé entre 2018 et 2021, passant de 17 % à 36 %. Même chose chez les jeunes adultes, chez qui on constate une baisse de la consommation. Nous ne sommes pas encore en mesure d'expliquer les raisons de cette tendance. Des chercheurs avancent plusieurs hypothèses[57].

- Les jeunes sont moins sortis ces dernières années en raison de la crise sanitaire et des confinements. Ils ont par conséquent moins consommé d'alcool. Les dernières études seraient par conséquent biaisées.
- La nouvelle génération serait mieux informée des risques liés à l'alcool et se méfierait davantage de ce produit.
- Une partie de la socialisation des jeunes se ferait aujourd'hui via les réseaux sociaux plutôt que dans des contextes d'alcoolisation.

- Les jeunes seraient davantage soucieux de leur avenir et se préoccuperaient davantage de leurs performances intellectuelles ou sportives.

- Les jeunes ne voudraient pas reproduire le comportement de leurs aînés, qu'ils ont vu boire en excès.

- Le pouvoir d'achat des jeunes a diminué : ils ont moins d'argent pour acheter des boissons alcoolisées.

- Les choix individuels seraient davantage respectés et, par conséquent, le fait de ne pas boire d'alcool serait moins stigmatisé.

- Les jeunes d'aujourd'hui s'intéresseraient davantage à leur santé.

- Les politiques publiques menées dans certains pays auraient provoqué une dénormalisation de l'alcool dans la société en général, et chez les jeunes en particulier.

Les acteurs économiques s'emparent de cette tendance. Le secteur des boissons festives sans alcool est en plein essor. De nouveaux termes sont apparus. Les connaissez-vous ?

- **No-Low (No alcool, low alcool)** : boisson sans alcool ou faiblement alcoolisée[58].

- **Dry January - Défi de janvier :** initiative inter-associative proposant à celles et ceux qui le souhaitent de faire une pause dans leur consommation d'alcool au mois de janvier (→54).

- **Sober curious :** personne qui se questionne sur ses habitudes de vie et fait le choix de s'abstenir de boire[59].

- **Dry dating :** rencontres amoureuses sans alcool[60].

- **Hangover free** : mode de vie sans gueule de bois[61].

- Enfin, des **festivals sans alcool** (comme par exemple le Dharma Techno Festival ou l'Arbre qui marche) voient le jour, tandis que les tour-opérateurs organisent désormais des **vacances sans alcool**[62].

Boire de l'alcool serait-il en passe de devenir ringard ? L'avenir nous le dira.

---

À vous de jouer

Choisissez un évènement pendant lequel il est habituel de boire de l'alcool (repas d'affaires, soirée entre amis, pot en terrasse...) et imaginez un nom pour sa version sans alcool. Soyez créatif !

---

# 21. Ces inventions tordues autour de l'alcool

*Cupidité : désir immodéré d'argent, de richesses.* Dictionnaire Le Robert

Nous venons de voir que de plus en plus de jeunes gens font le choix de ne pas boire d'alcool. En réponse à cette tendance, des entreprises se lancent sur le marché des boissons festives sans alcool. Nous leur disons bravo et leur souhaitons bonne chance. Le secteur des boissons alcoolisées, lui, ne rigole pas. Quand il s'agit de valoriser l'alcool, il ne manque pas de créativité. J'ai sélectionné pour vous un panel de produits ou d'initiatives spécialement pensés pour inciter les jeunes à boire.

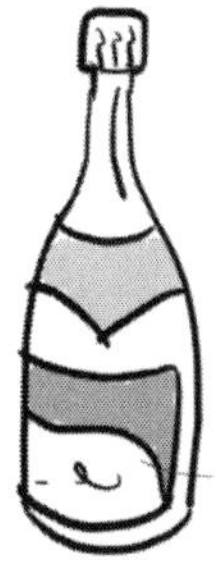

**Le champagne des petits**

En 1989, la société Pernod Ricard* entreprend de commercialiser une boisson pour enfant reprenant les codes du champagne : le Champomy[63]. Les viticulteurs, fâchés de voir leur marque détournée et craignant l'affaiblissement de la notoriété de cette dernière, portent plainte. Ils sont déboutés. Les juges considèrent que le Champomy ne leur cause aucun tort, bien au contraire : il leur fait de la pub auprès des petits. Le jugement indique en effet que le breuvage présente « un caractère initiatique à l'égard des vins de Champagne puisque que quittant le monde de l'enfance, le consommateur de Champomy, ayant apprécié cette boisson à bulles [...] sera naturellement enclin de fêter les circonstances heureuses de son existence avec les produits vinicoles d'exception du terroir champenois[64]. » J'avoue ne pas bien comprendre pourquoi l'État, qui interdit pourtant, par la loi Évin, toute forme de promotion de l'alcool vers les mineurs, autorise celle-ci. Si vous avez l'explication, je suis preneuse.

**Kits de découverte de l'univers du vin pour les enfants**

Vin & Société, l'organisme chargé de promouvoir les intérêts de l'industrie du vin, propose sur son site Internet une rubrique

---

* La marque Champomy appartient aujourd'hui au groupe japonais Suntory.

intitulée *Éducation des plus jeunes* [65]. On y trouve des magazines et des jeux pour les enfants, des guides pour les enseignants (y compris de maternelle) et même une vidéo en réalité virtuelle. Le but : faire découvrir aux petits *l'univers de la vigne et du vin*. Un livret raconte, par exemple, les aventures de deux grains de raisin qui deviendront « le nectar des dieux », à savoir : du vin. Les médias dénoncent régulièrement ces actions de promotion du vin auprès des enfants, qui ont parfois lieu jusque dans les écoles [66]. Le gouvernement pourrait interdire les opérations de promotion viticole en milieu scolaire, mais il s'y refuse. Dans une réponse à une question parlementaire qui lui a été adressée en 2019, le ministre de l'Éducation nationale en personne (il s'agissait alors de Jean-Michel Blanquer), a fait savoir que « la culture de la vigne et le vin, particulièrement dans les régions citées, font pleinement partie du patrimoine. À ce titre ils doivent être abordés en classe[67]. »

**Bonbons saveurs alcool**

Depuis quelques années, on trouve dans les grandes surfaces, au rayon des confiseries pour enfants, des bonbons sans alcool aux arômes de cocktails (piña colada, mojito ou encore spritz). Les addictologues ne voient pas d'un très bon œil ces produits qui, disent-ils, banalisent l'alcool auprès des petits, un peu comme les cigarettes au chocolat de notre enfance [68]. D'autres produits aux arômes d'alcool sont directement destinés aux enfants ou aux ados, comme les yaourts, les sodas ou encore les glaces saveurs mojito.

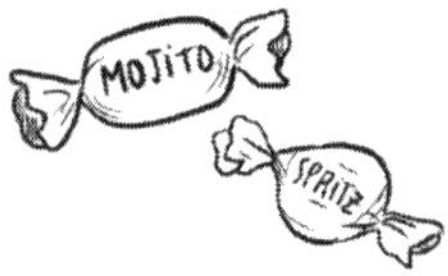


**Calendriers de l'avent alcoolisés**

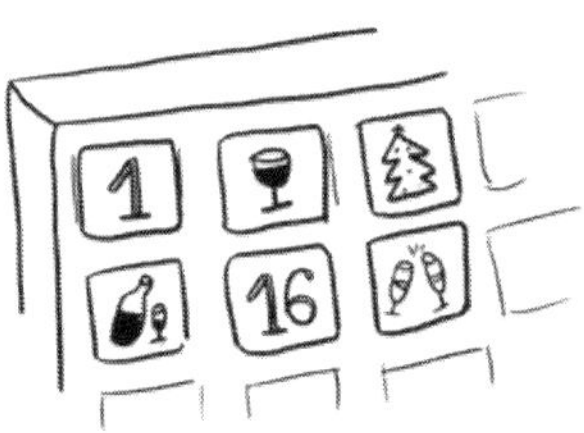


Autre création récente : les calendriers de l'avent alcoolisés. Depuis quelques années, dès le mois de novembre, on voit fleurir un peu partout des publicités pour des coffrets contenant 24 bouteilles de vin, de bière ou encore de whisky. Les addictologues dénoncent ce qu'ils qualifient de *pratique commerciale désastreuse*, expliquant que ces calendriers, en plus d'associer l'alcool à un univers festif et enfantin, incitent à une consommation quotidienne supérieure aux repères de Santé publique France[69].

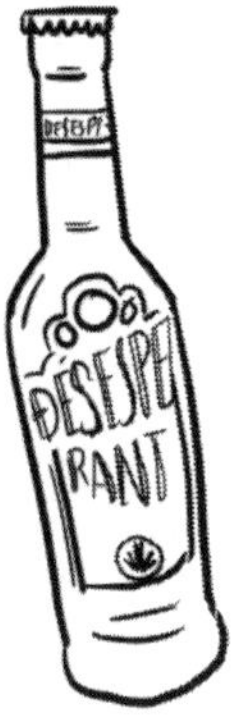


**Prémix**

Dans les années 90, les grandes compagnies du secteur de l'alcool ont inventé un nouveau concept : le prémix. Un prémix est une boisson à base de bière ou de vin à laquelle sont ajoutés beaucoup de sucre et des arômes, voire un alcool fort (tequila ou vodka). Les prémix ciblent directement les jeunes, dont le palais est attiré par le goût sucré. Leur packaging très coloré évoque un univers de fruits et de bonbons[70].

**Hard Ciders**

Les Hard Ciders, d'invention plus récente, se présentent comme des boissons à mi-chemin entre le cidre et la bière, au goût fruité et sucré, visant elles aussi un public jeune. Leur packaging n'est pas sans évoquer celui des prémix. La publicité se fait majoritairement via les réseaux sociaux, pour atteindre les jeunes consommateurs[71].

**Bières ultra-fortes**

Autre phénomène qui prend de l'ampleur : le marché des bières fortes. Depuis quelques années, ces produits ont envahi les rayons des superettes et des hypermarchés. Là où la plupart des bières ordinaires titrent 4 ou 5 % d'alcool, les bières fortes vont atteindre 14 %, voire 16 ou 17 %. Elles sont vendues à bas prix dans des canettes de 500 ml décorées de couleurs vives et de motifs attractifs. Le généticien Axel Kahn, président de la Ligue contre le cancer, y voyait *« un attentat pour la santé des jeunes*[72] ».

### Hard seltzers

Les hard seltzers, tout droit venus des États-Unis, sont arrivés en France vers 2020. Un hard seltzer, c'est de l'eau pétillante aromatisée à laquelle on a ajouté... de l'alcool. Le marketing de ces boissons s'organise autour des notions de *santé, légèreté, naturel* et *pureté*, pour mieux faire oublier leur teneur en alcool (5 % en moyenne) et leur toxicité. Des plaintes pour *publicité mensongère* et infractions à la loi Évin (et donc au code de la santé publique) ont été déposées [73]. Addictions France a d'ailleurs déjà obtenu la condamnation de marques de hard seltzers mettant en scène des photos de vacances, de plages et d'apéritifs entre amis.

### Produits dérivés

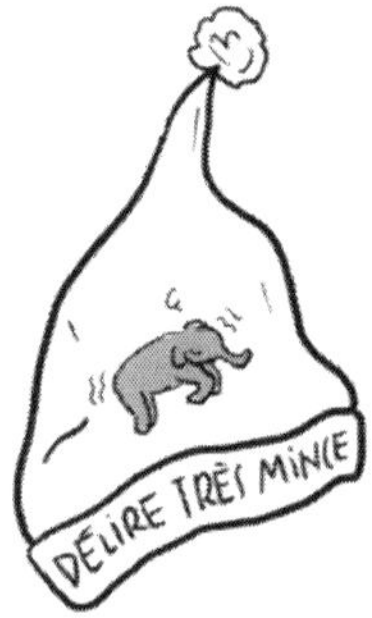


Les marques d'alcool n'ont pas le droit de conclure des partenariats avec des associations étudiantes. En revanche, elles ne se gênent pas pour organiser des soirées dans des bars ou des discothèques fréquentés par des jeunes, au cours desquelles des produits dérivés, (lunettes de soleil, tee-shirts, casquettes, etc.) à leur effigie sont distribués. Les gadgets ont souvent un côté ludique et enfantin. Une marque de bière distribue ainsi des bonnets en pilou et des chapeaux en forme de trompe d'éléphant, tous deux à l'effigie de la marque (un éléphant rose). Bien que la pratique soit interdite en France, certains établissements n'hésitent pas à commander en ligne ces goodies pour les distribuer lors de soirées à thème autour de ladite marque*.

### Livraisons d'alcool à domicile

Opération Apéro, Apero Jet, Speed Apéro, Apero Turbo... Dans la plupart des grandes villes françaises, des petits malins n'ont pas trouvé mieux que de dépanner, à toute heure de la nuit, les jeunes fêtards qui se trouveraient malencontreusement en

* Des amis qui ne manquent pas d'humour m'ont offert l'un de ces bonnets, qu'ils ont reçu en cadeau lors d'une soirée dans un bar de notre ville.

panne de munitions. Pour quelques dizaines d'euros, ils livrent à domicile de 22 heures à 6 heures du matin des kits comprenant, par exemple, une bouteille de whisky + deux canettes de boissons énergisantes + une bouteille de coca.

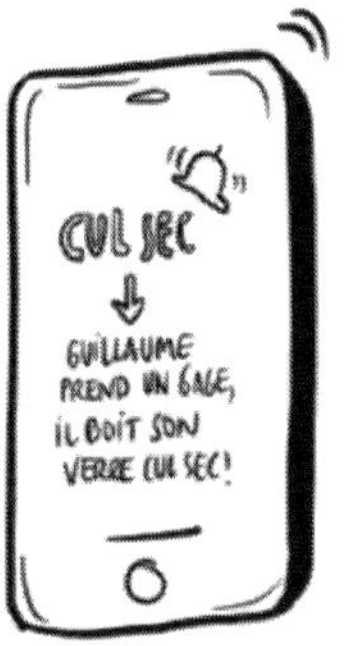
CUL SEC
GUILLAUME PREND UN GAGE, IL BOIT SON VERRE CUL SEC !

**Jeux d'alcool**

Autre merveille de créativité : les jeux à boire, pour les soirées festives. Nous les connaissions en version classique, sous forme de jeux de plateau. Il existe désormais des applications dédiées. Le principe est simple : l'application lance un défi. Le joueur qui échoue doit boire cul sec un verre d'alcool. Certains de ses jeux sont accusés non seulement d'inciter à la surconsommation d'alcool, mais aussi de promouvoir les violences sexuelles, les discriminations ou le harcèlement[74].

**Barathons**

Un barathon est un évènement commercial nocturne, organisé dans des villes étudiantes, invitant les (jeunes) consommateurs à suivre un parcours pour visiter les bars partenaires de l'opération (parfois vingt ou trente). Dans chaque établissement, une boisson à tarif réduit est offerte. Dans certains cas, le client reçoit une boisson gratuite pour une boisson achetée[75]. Dans le même esprit, des « Fêtes du Jaune » étaient organisées par des amateurs de la marque Ricard, jusqu'à ce que l'association Addictions France obtienne leur interdiction pour non-respect de la loi Évin[76].

Je pourrais vous parler des gadgets vendus sur Internet pour faire entrer illégalement de l'alcool dans les festivals, ou encore des vêtements pour bébé aux effigies de marques de bières. Mais je vais m'arrêter ici, car ça commence à nous saouler tout ça !

---

À vous de jouer

Connaissez-vous ou avez-vous entendu parler d'une autre invention tordue banalisant l'alcool et/ou susceptible d'inciter les jeunes à boire ? Racontez-moi cela : guylaine@sapremierecuite.fr

---

## À vous de jouer

Pourquoi les jeunes Français boivent-ils de l'alcool ? Si vous avez pris connaissance du contenu des parties 1 et 2, nul doute que vous avez déjà une bonne idée de la réponse à cette question. J'aimerais néanmoins qu'avant de vous lancer dans la lecture de cette troisième partie vous preniez le temps d'y réfléchir sans moi. Pour cela, vous allez réaliser un rapide exercice, qui consiste à dresser la liste des raisons pour lesquelles, selon vous, les jeunes Français boivent. Prenez une feuille et un crayon. Notez les douze premières explications qui vous viennent à l'esprit. Reprenez ensuite votre lecture tranquillement.

1. ______________________________
2. ______________________________
3. ______________________________
4. ______________________________
5. ______________________________
6. ______________________________
7. ______________________________
8. ______________________________
9. ______________________________
10. ______________________________
11. ______________________________
12. ______________________________

# Partie 3

# POURQUOI LES JEUNES BOIVENT-ILS DE L'ALCOOL

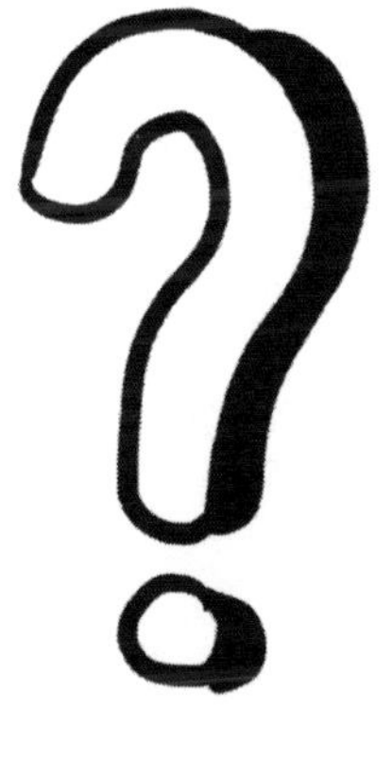

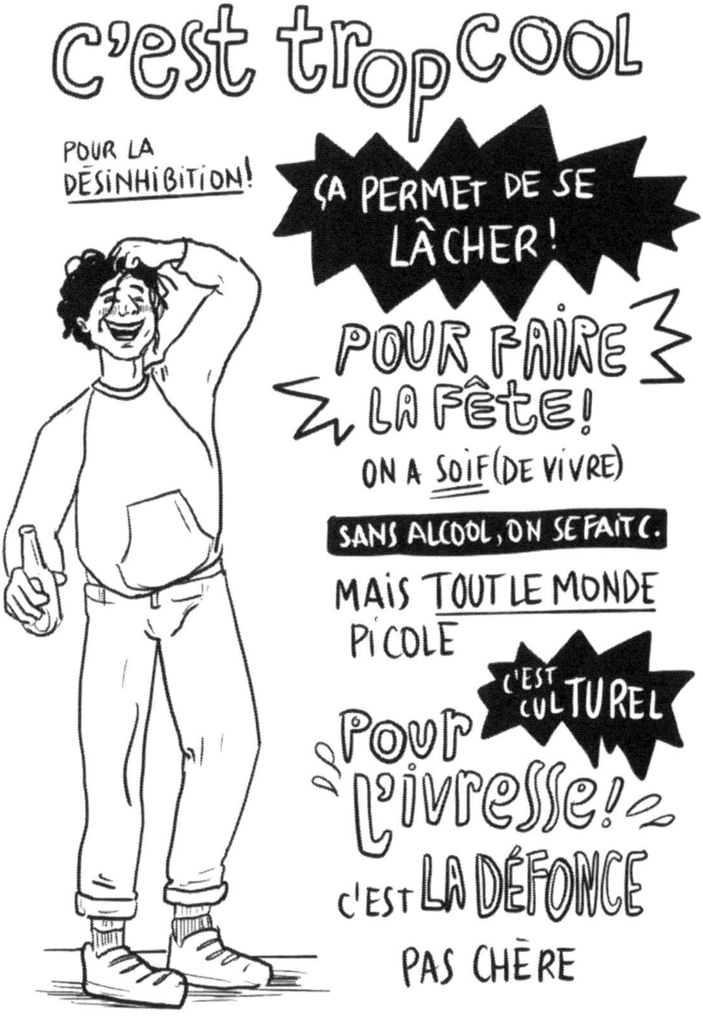
C'EST TROP COOL
POUR LA DÉSINHIBITION !
ÇA PERMET DE SE LÂCHER !
POUR FAIRE LA FÊTE !
ON A SOIF (DE VIVRE)
SANS ALCOOL, ON SE FAIT C.
MAIS TOUT LE MONDE PICOLE
C'EST CULTUREL
POUR L'IVRESSE !
C'EST LA DÉFONCE PAS CHÈRE

## 22. Alcool pas cher, présent partout

*Les jeunes représentant l'avenir de la consommation d'alcool, cette population fait l'objet d'une attention particulière [...] Les prix des boissons s'adaptent aux budgets limités des jeunes.* Inserm

Dans son livre *Pourquoi les jeunes boivent-ils ? Une analyse des déterminants de l'alcoolisation*, le chercheur Jean-Pascal Assailly explique que « la consommation d'alcool chez les jeunes est sous l'influence de divers facteurs, au niveau individuel et au niveau collectif ». Si votre ado est consommateur d'alcool, c'est d'une part parce qu'il a été influencé en ce sens par des messages provenant de l'extérieur (publicité, exemple familial de consommation, modèle des copains, des influenceurs ou des personnages de séries, etc.) et d'autre part parce qu'il présente des caractéristiques personnelles et intimes expliquant son intérêt pour le produit. Méfions-nous donc des discours attribuant une cause unique (et par conséquent simpliste) au phénomène. La réalité est complexe. Si quelqu'un vous dit que si les jeunes boivent « c'est la faute à la société, et rien qu'à la société (ou à ses parents qui l'ont mal éduqué, ou à lui-même qui ne sait pas se contrôler) », dites-vous que le propos est réducteur. Les jeunes ont, comme les adultes, mille et une (bonnes ou mauvaises) raisons de boire de l'alcool. Les deux premières, si l'on en croit les chercheurs[77], seraient le prix de l'alcool et sa grande disponibilité.

En France, les mineurs témoignent de l'omniprésence des boissons alcoolisées dans leur quotidien[78]. Ils disent n'avoir aucune difficulté à s'en procurer auprès de copains plus âgés, à l'intérieur de la famille ou encore dans les points de vente (→24). Il leur suffit d'un peu d'argent de poche pour en acheter. Les boissons alcoolisées visant les jeunes sont en effet très bon marché. L'OFDT explique que les ados profitent des prix bas de la grande distribution, et notamment de ses offres promotionnelles (comme une bouteille achetée, une bouteille à moitié prix) pour *maximiser le ratio cuite/prix*, l'idée étant de ressentir les effets de l'alcool en dépensant le moins d'argent possible.

Imaginons que votre jeune passe la soirée dans un bar. Si l'alcool est bon marché, et que l'offre de *softs* (boissons non alcoolisées) est limitée, il y a des risques pour que votre enfant consomme essentiellement des boissons alcoolisées. C'est du moins ce qu'a démontré une équipe de recherche franco-américaine[79]. Les chercheurs ont étudié les comportements d'achat de boissons alcoolisées et non alcoolisées d'étudiants américains et français en fonction de leurs prix respectifs. Leur résultat est clair : « l'alcool à bas prix est associé à une consommation d'alcool accrue chez les étudiants ». En outre « l'existence d'une alternative sans alcool réduit la demande d'alcool, d'autant plus que son prix est faible et que celui de l'alcool est élevé »*.

Le modèle économique dominant du secteur des boissons alcoolisées consiste à vendre en masse des produits à faible prix. L'OMS recommande aux États d'adopter une politique de prix dissuasive, dont l'efficacité a été démontrée[80], et d'accompagner celle-ci de plusieurs mesures visant à limiter l'accès des adolescents à l'alcool. Une telle politique est peu coûteuse pour les pouvoirs publics et ne pèse quasiment pas sur le pouvoir d'achat de la population générale. Les parlementaires français s'y intéressent de plus en plus, avec l'aide des associations de prévention[81]. Je ne sais pas ce que vous en pensez, mais je me dis que le *must*, ce serait de déployer des dispositifs pour soutenir l'innovation en matière de boissons sans alcool, et de rendre celles-ci moins chères que les versions alcoolisées, grâce à une politique volontariste.

---

À vous de jouer

La prochaine fois que vous irez dans votre bistrot préféré, comparez l'offre de boissons sans alcool à celle des boissons alcoolisées et les prix pratiqués.

---

* Traduction de l'autrice.

## 23. Un marketing redoutablement efficace

*Une étude récente a montré une corrélation entre les sommes investies par les alcooliers dans la publicité et la connaissance des marques d'alcool, les préférences, la consommation puis l'envie de boire des jeunes âgés de 7 à 12 ans.* Inserm

L'Institut national de la santé et de la recherche médicale (Inserm) a réuni un groupe d'experts (médecins, généticiens, juristes, économistes...) pour leur confier la réalisation d'un ouvrage présentant l'état des connaissances scientifiques autour de la consommation d'alcool et de la prévention. Les chercheurs ont rendu leur rapport en 2021, sous la forme d'un imposant manuel de 724 pages. Un chapitre entier est consacré à l'étude des stratégies de marketing des producteurs d'alcool. Les chercheurs expliquent qu'il existe un lien direct entre les sommes investies dans le marketing et les niveaux de consommation d'alcool des jeunes[82]. Autrement dit : plus les adolescents sont exposés à des publicités pour l'alcool, plus ils boivent[83]. Si celles-ci étaient interdites, les jeunes boiraient beaucoup moins.

Karine Gallopel-Morvan, enseignante-chercheuse à l'École des hautes études en santé publique (EHESP), explique qu'il existe *une relation dose-effet* entre le marketing de l'alcool et la consommation des mineurs : « plus un individu est exposé dans l'enfance à des publicités pour l'alcool, plus il sera susceptible de boire tôt à l'adolescence, et en grande quantité ». Les marques déploient des stratégies variées pour atteindre les jeunes. Elles vont, par exemple, placer leurs produits dans les points de ventes et les lieux de consommation fréquentés par ces publics, ou encore dans leurs films et séries préférés, etc.[84] L'industrie investit massivement dans des opérations de marketing digital pour atteindre les jeunes via les réseaux sociaux. Les communications sont devenues *engageantes*, le principe étant de constituer des communautés de jeunes consommateurs avec lesquelles la marque va interagir pour les inciter à *liker*, commenter et partager ses contenus. Certaines marques concluent même des partenariats avec des influenceurs appréciés des jeunes. La loi Évin, censée réguler la communication sur l'alcool, est peu respectée[85].

Ces opérations de marketing sont coûteuses, mais le retour sur investissement est important. Des études réalisées par IRM (imagerie par résonnance médicale) montrent que les publicités en faveur de l'alcool activent, chez les sujets qui y sont exposés, des zones du cerveau bien spécifiques et déclenchent des envies de consommer[86]. Même si la personne ne les regarde pas attentivement, son cerveau les enregistre[87]. C'est la raison pour laquelle les marques d'alcool font en sorte d'être très présentes autour des établissements scolaires et des autres lieux de vie des mineurs. Karine Gallopel-Morvan m'a expliqué que les lieux d'affichage sont décidés par géolocalisation. La présence d'une publicité aux abords d'une école, d'un collège ou d'un lycée n'est jamais le fruit du hasard.

Les investissements publicitaires sont payants. Les jeunes achètent les marques d'alcool dont ils voient souvent la publicité[88]. Ces marques appartiennent à des compagnies qui connaissent bien le fonctionnement de leur cerveau et exploitent leurs vulnérabilités. Autrefois, la loi Évin interdisait la publicité pour l'alcool sur la voie publique, dans un souci de protection des mineurs. Cette loi a malheureusement été détricotée, sous la pression des groupes d'intérêts viticoles. Les associations de prévention réclament en vain le rétablissement de la mesure. En attendant, nous pouvons protéger notre enfant de l'impact de ces publicités en l'aidant notamment à décrypter les stratégies de manipulation qui le visent (→69).

---

À vous de jouer

Demandez à votre jeune (ou à un jeune de votre entourage), de vous citer les 5 marques d'alcool les plus consommées dans les soirées entre amis. Notez leurs noms puis regardez si elles font partie du nuage de marques de la page 37 (les marques mentionnées dans ce nuage sont celles dont les mineurs voient le plus de publicités). Si une des marques citées par votre jeune n'est pas présente dans ce nuage, renseignez-vous sur son prix de vente. Le prix est, avec la publicité, un critère d'achat déterminant chez les jeunes.

---

# 24. Se procurer de l'alcool ? Un jeu d'enfant

*Si vous dites que la France est tournée vers la protection des mineurs, ils ont du mal à vraiment les protéger. S'ils veulent vraiment nous protéger, je pense que la loi n'est pas très efficace.*
Logan, mineur, enquête Addictions France

Le 8 mai 2021, Kilian et son ami Léo, âgés tous deux de 16 ans, se présentent à la caisse du magasin Lidl d'Urrugne (Pyrénées-Atlantiques) avec deux bouteilles de 70 centilitres de vodka. Personne ne vérifie leur âge. Kilian sort 18 euros de son porte-monnaie, donne l'argent à la personne en caisse et repart avec son copain. Les garçons se rendent ensuite sur la plage pour boire et s'amuser. Ils ont respectivement 0,5 et 0,8 gramme d'alcool par litre de sang lorsqu'ils enfourchent leurs scooters pour rentrer chez eux. C'est alors que survient le tragique accident. Kilian chute de son scooter et meurt brutalement. Sa maman, Coraline, portera plainte contre Lidl pour non-respect de l'interdiction de vente aux mineurs*[89]. La société, jugée coupable, sera condamnée à 5 000 euros d'amende**.

Franck Lecas est responsable du pôle Loi Évin de l'association Addictions France. Le juriste explique que les situations de vente d'alcool à des mineurs, comme dans le cas de ce magasin, sont tout sauf exceptionnelles. « En réalité, ce qui est de l'ordre de l'exceptionnel, c'est quand un adulte refuse de vendre à un mineur ! 9 magasins sur 10 vendent de l'alcool aux mineurs. Nos équipes ont réalisé à plusieurs reprises des achats-tests dans des magasins, des bars, des cafés et des fast-foods. Nous avons fait, chaque fois, ce même constat : les établissements ne vérifient pas l'âge des personnes auxquelles ils vendent de l'alcool. Pire : certaines ventes se réalisent alors

---

* Article L3342-1 du code de la santé publique « La vente des boissons alcooliques à des mineurs est interdite. L'offre de ces boissons à titre gratuit à des mineurs est également interdite dans les débits de boissons et tous commerces ou lieux publics.

** Lidl a fait appel de sa condamnation.

que le mineur a présenté sa pièce d'identité. » Un dossier de la Mission interministérielle de lutte contre les drogues et les conduites addictives [90] (MILDECA) indique que 90 % des mineurs de 17 ans ayant consommé de l'alcool au cours du mois écoulé se sont approvisionnés en magasin. Les débits de boissons (bars, discothèques) ne sont guère plus regardants puisque près de 80 % des mineurs déclarent avoir récemment bu de l'alcool dans l'un de ces lieux. « La solution, estime Franck Lecas, serait qu'une vérification systématique de la carte d'identité (plutôt qu'une appréciation subjective) soit mise en place, comme c'est déjà le cas au Canada et aux États-Unis, et qu'il y ait davantage de contrôles et de sanctions des contrevenants. » Ce point de vue est partagé par la communauté scientifique. Les mesures visant à faire appliquer l'interdiction de vente aux mineurs sont reconnues comme étant particulièrement efficaces pour faire baisser la consommation des jeunes[91]. Cette stratégie fait même partie du top 5 des solutions recommandées par l'OMS pour réduire les dommages liés à l'alcool[92].

Si la maman de Kilian a porté plainte, c'est pour éviter que ce qui est arrivé à son enfant se reproduise : « [...] en tant que parents, on a un devoir d'éducation vis-à-vis de nos enfants et les lois sont là pour les protéger, déclare-t-elle. [...] Mon fils, il n'avait pas accès à l'alcool à la maison, il n'allait pas en soirée, il ne sortait pas. [...] Si ça ne lui avait pas été vendu ce jour-là, il n'en aurait pas acheté. Des parents se battent tous les jours pour protéger leurs enfants, et il y a des personnes majeures qui viennent tout gâcher. », « Je pense qu'il faut une prise de conscience de chacun, que chaque caissier se dise que ça pourrait être son gamin[93]. »

---

À vous de jouer

Avez-vous déjà été sollicité(e) par des mineurs, sur le parking d'un supermarché par exemple, vous demandant d'acheter de l'alcool pour eux ? Comment avez-vous réagi ? Si cela se produisait demain, que leur répondriez-vous ?

---

# 25. L'influence des copains

*Libre ! L'alcool me rendait libre ! Enfin, je pouvais être ce mec exubérant, sans limites, cet électron libre qui savait faire rire les autres. Enfin, j'étais Super-Baptiste !* Baptiste Mulliez[94]

Nous avons vu que nos enfants grandissent dans une société qui valorise l'alcool et banalise l'ivresse. Je vous propose maintenant de changer de perspective pour régler le focus sur les raisons plus personnelles, voire intimes, qui poussent *certains* jeunes à boire. Car ils ne boivent pas tous, nous l'avons vu. Des *déterminants* * individuels entrent en jeu. Je vous propose, dans les prochaines idées clés, de découvrir les raisons pour lesquelles votre ado pourrait être tenté(e) (ou pas) de boire de l'alcool lors de sa prochaine sortie. Ces raisons sont nombreuses. Commençons par celles qui sont le plus souvent évoquées par les jeunes eux-mêmes, à savoir : l'euphorie de la fête et l'émulation du groupe.

Beaucoup d'adolescents disent que s'ils boivent en soirée, c'est pour faire la fête et parce que tout le monde boit. Ils considèrent que *la norme*, à leur âge, est de s'alcooliser. Certains préféreraient ne pas le faire, mais il leur est difficile de refuser un verre, le risque étant de passer pour des *bolos*. Il faut les comprendre. L'adolescence est une période de grands changements durant laquelle l'individu a besoin de s'émanciper de ses parents pour construire sa propre identité. L'ado cherche à vivre de nouvelles expériences, à expérimenter, connaître de nouvelles sensations, pour mieux se découvrir. Les copines et les copains ont une grande importance. C'est en effet dans son groupe de pairs que l'ado trouve la force de *quitter le nid* pour apprendre à voler de ses propres ailes et devenir adulte. Son besoin d'appartenance au groupe se manifestera dans ses choix vestimentaires (vêtements ou chaussures de marque, par exemple), son vocabulaire (chaque génération se dote de ses propres expressions) et à travers des comportements (choix

---

*En santé publique, nous parlons de *déterminants des comportements de santé* pour qualifier les facteurs qui influencent les choix individuels.

musicaux, usage des réseaux sociaux, mais aussi boire ou fumer). Plus un jeune considère qu'un comportement donné représente la *normalité* dans sa tranche d'âge, plus il sera susceptible d'adopter ledit comportement. La recherche en prévention montre l'existence d'une corrélation entre la *norme perçue* par un jeune en matière de consommation d'alcool et son propre usage[95]. Si votre ado pense que tous les jeunes de son âge ont déjà bu de l'alcool, il voudra lui aussi essayer. Plus encore : si votre ado est persuadé qu'en soirée tout le monde boit au moins une dizaine de verres de vodka, alors il aura tendance à caler son comportement sur cette norme perçue. S'il pense au contraire que la majorité des jeunes de son âge ne boivent pas du tout d'alcool, ou en faible quantité, alors sa propension à boire sera moindre.

Les professionnels de prévention, lorsqu'ils interviennent auprès de groupes (en milieu scolaire par exemple), commencent par travailler sur les représentations des jeunes, en corrigeant certaines idées reçues quant aux usages dans leur tranche d'âge (→73). Ils vont ensuite, par des méthodes interactives, apprendre aux ados à résister à la pression des copains qui voudraient les faire boire, en les aidant à prendre confiance en eux. Sans être des experts, nous pouvons nous aussi faire ce genre de prévention, à la maison. Aider notre jeune à exercer son esprit critique et à gérer ses émotions, c'est déjà faire de la prévention (→54). Comprendre et respecter son besoin de partager des expériences avec ses copains, et l'aider à vivre des sensations fortes sans alcool (→58), c'est aussi faire de la prévention. Nous verrons plus loin qu'il y a bien des façons de faire de la prévention autour de l'alcool. D'ailleurs je suis certaine que vous en faites déjà, sans même le savoir.

---

À vous de jouer
Lorsque vous étiez ado, étiez-vous facilement influençable ?

---

# 26. Ils imaginent que nous sommes d'accord

*Je ne parle pas de mes soirées avec mes parents. C'est pas que je veuille leur cacher quelque chose. C'est juste qu'on n'a jamais abordé le sujet. Mais j'imagine qu'ils se doutent de comment ça se passe. Ils ont été étudiants eux aussi. Ils savent bien qu'on se prend des mines le week-end.* Nina, 21 ans

Au cours d'un voyage, j'ai sympathisé avec un papa et son fils de 19 ans, qui séjournaient dans le même camping que moi. Grégoire (le fils), ravi de rencontrer une adulte aussi passionnée par l'alcool que lui, m'annonce : « Je vais te fournir de la matière pour ton bouquin. » Il se met à raconter ses soirées d'étudiant, et la consommation qui va avec. Plus il parle plus David (son père) se tasse sur sa chaise.

Voici les propos du jeune homme :« Alors on commence le vendredi soir avec *quelques bières histoire de se chauffer un peu*. Quand on est bien dans l'ambiance, vers 22 ou 23 heures, on part retrouver du monde dans un bar. Moi, en général, je me prends deux ou trois whisky coca au bar, pas plus à cause du prix. Ensuite, on poursuit en appart, chez quelqu'un. Là on a des munitions genre whisky, vodka, tequila. Pour te donner un ordre de grandeur, et je te parle en *dose bar*, pour moi une *bonne* soirée, c'est minimum dix verres d'alcool. Parfois quinze. En dessous, ça ne fait pas assez d'effet. S'il m'arrive de vomir ? Oui, mais à force, je connais mes limites, je sais à quel moment arrêter de boire. Coma éthylique ? Non, je n'en ai jamais fait, mais j'ai plusieurs potes à qui c'est arrivé. Par contre des trous noirs, oui, ça m'arrive souvent. Le lendemain j'ai aucun souvenir de la fin de la soirée. Et donc on remet ça le samedi soir, et parfois même dès l'après-midi, surtout l'été quand il fait beau et qu'on se pose dans un parc. En vrai c'est comme si on se tapait une énorme *murge* du vendredi au dimanche matin, non-stop. D'ailleurs, on fait gaffe à pas conduire parce que c'est clair qu'on serait positif à tout moment. Le dimanche ? Bah, au réveil, on a mal au crâne. On passe la journée à comater, mais c'est le prix à payer pour bien s'éclater. »

Le jeune raconte tout cela avec un naturel désarmant. Le père, estomaqué, avance un timide « *Pu****, Grégoire, ça fait beaucoup d'alcool tout ça, quand même.* » Comme beaucoup de parents, David est au courant que son jeune adulte boit de l'alcool. Il ne s'en réjouit pas, mais il ne s'en inquiète pas outre mesure, car il sait que Grégoire ne prend jamais le volant lorsqu'il boit trop. D'ailleurs, lui aussi buvait pas mal quand il était jeune : il peut donc comprendre. Il était cependant loin d'imaginer la *quantité* d'alcool bue par son fils en un week-end. Pour lui, une grosse soirée, c'est quatre ou cinq bières, pas plus. Il tombe des nues. Pour ma part, je ne suis pas surprise par le récit du jeune homme. Les enquêtes montrent que les quantités bues par les jeunes lors des épisodes d'ivresse sont particulièrement élevées. Lorsque j'échange avec des jeunes gens, je leur demande toujours si leurs parents savent qu'ils boivent autant. Le plus souvent, ils me répondent qu'ils n'ont jamais vraiment abordé le sujet. Ils pensent que leurs parents s'en doutent. La question n'étant pas discuté en famille, ou alors de manière évasive, certains pensent avoir une autorisation implicite. Voici un sacré malentendu éducatif, vous ne trouvez-pas ? Une enquête a d'ailleurs révélé que les parents d'enfants de 14 à 24 ans sous-évaluent la fréquence de consommation de leurs enfants[96].

Les autorités de santé, dans certains pays (→98), préconisent aux parents d'avoir des conversations franches sur l'alcool avec leurs jeunes. C'est ce que je vous propose de faire vous aussi. Une simple conversation peut faire une grande différence. N'oubliez jamais que vous avez le pouvoir, grâce au dialogue, de réduire les risques et de protéger votre jeune (→50).

---

À vous de jouer

Voici quelques questions auxquelles je vous invite à répondre par un simple oui ou non. Savez-vous si votre jeune boit de l'alcool en soirée ? Si oui, avez-vous une idée du nombre de verres qu'il ou elle boit, en général ? Votre jeune sait-il ce que vous attendez de lui ? Avez-vous posé des limites ? Le sujet est-il ouvertement discuté dans votre famille ? Nous reviendrons plus loin sur ces questions (→74).

---

# 27. Les effets sont trop cools

*Le comportement de binge drinking se banalise et il est temps de réagir. Dé-normaliser ce comportement devient une urgence de santé publique.*

Pr Mickael Naassila[97]

Le professeur Mickael Naassila, spécialiste des effets de l'alcool sur le cerveau des jeunes, alerte depuis longtemps l'opinion et les pouvoirs publics : « Tous les jours, dit-il, des ados, voire des préados, arrivent aux urgences pour intoxication éthylique. Les années post-bac correspondent à une période de très grande fréquence des consommations extrêmes, paroxystiques, voire *jusqu'à la mort*[98]. » Quand on demande aux jeunes pourquoi ils ont autant bu la veille, ils évoquent généralement des motifs flous, comme l'ambiance ou la fête, et finissent par concéder qu'ils ont perdu le contrôle et que *c'est parti en vrille.* Bien des jeunes se font piéger par les effets de l'alcool. L'explication se trouve du côté de leur encéphale. Voici cinq informations à propos du cerveau des moins de 25 ans que vous devez impérativement connaître.

1) Le cerveau adolescent est particulièrement sensible aux effets de l'éthanol. En présence du produit, leur système de récompense, qui est encore immature, libère davantage de dopamine (la substance du plaisir). Ainsi, l'alcool leur procure plus de plaisir. Il aura chez eux encore plus que pour nous ce goût de *reviens-y* qui fait qu'un verre en appelle un autre. Difficile pour un ado de se contrôler.

2) Autre caractéristique du jeune cerveau : il est moins sensible aux effets sédatifs de l'éthanol que celui d'un adulte. Résultat : ils tiennent mieux l'alcool que nous. S'il vous venait la (très) mauvaise idée de prendre une cuite avec votre enfant, il est possible que ce soit lui qui vous couche. Votre ado est comme la pile de la pub Duracell : il dure deux fois plus longtemps. Pour peu qu'il mélange l'alcool avec des boissons énergisantes, une pratique courante à l'adolescence, et on va droit à la catastrophe. On comprend mieux pourquoi tant de jeunes boivent des quantités phénoménales, au point de plonger dans un coma parfois mortel. Leur cerveau ne se met pas en *off*.

3) Autre point faible de l'encéphale immature : son système de contrôle inhibiteur n'est pas achevé. Conséquence : les ados ont du mal à contrôler leurs pulsions. Freiner leur consommation leur demande de gros efforts.

4) Ajoutons au tableau les joies du chamboulement hormonal de la puberté. L'équilibre chimique du cerveau est chamboulé par l'afflux en son sein de nouvelles hormones*. Une partie des sautes d'humeur, de l'impulsivité et du manque de contrôle (encore !) s'explique par ce déséquilibre hormonal.

5) Dernier point : les adolescents supportent moins bien le stress que nous. Face à une même situation anxiogène, là où un adulte réussira à encaisser, un ado se sentira complètement miné. Si, en plus, il manque de sommeil (c'est souvent le cas à leur âge), le malaise augmentera car, on le sait, le niveau de fatigue exacerbe l'état de stress. Or, un ado stressé est davantage susceptible de recourir à l'alcool ou à une autre drogue pour diminuer son anxiété.

Tout ceci contribue à expliquer l'attirance des jeunes pour les boissons alcoolisées et pourquoi il leur est si difficile de contrôler leur consommation une fois la machine lancée. Vous comprenez mieux, je pense, le non-sens de l'attitude qui consiste à filer un pack de bières à des ados en leur disant « vous devez boire avec modération ». C'est un peu comme laisser un groupe d'enfants seuls avec une boîte de bonbons en leur ordonnant de se modérer. Je pense qu'on est capable de trouver plus efficace comme message de prévention.

---

À vous de jouer : interro surprise.

Sans regarder le livre (ne trichez pas !), citez les cinq différences entre leur cerveau et le nôtre, et en quoi elles contribuent à expliquer pourquoi les ados apprécient tant l'alcool.

---

* Chez un garçon, par exemple, le niveau de testostérone peut être, à la puberté, jusqu'à 30 fois plus élevé que dans l'enfance.

## 28. Quand l'alcool atténue le mal-être

*Souvent les parents attribuent les troubles des adolescents par les addictions [...] sans penser que leur enfant puisse souffrir d'un trouble particulier ou être déprimé.* Nathalie Scroccaro[99]

Certains jeunes boivent de l'alcool ou consomment d'autres drogues, ponctuellement ou sur une base régulière, dans le but d'atténuer un mal-être. Les psychotropes ont la propriété, par définition, de modifier l'état de conscience. La tentation est grande de s'en remettre à eux quand ça ne va pas fort. De toutes les drogues, l'éthanol est la plus accessible et la plus tolérée socialement. Les boissons alcoolisées apportent ainsi une solution rapide et peu coûteuse à quiconque cherche une béquille psychique. Le personnage de Théo, dans le roman *Les Loyautés* de Delphine de Vigan, illustre ce cas de figure. À 13 ans, le tout jeune homme multiplie les stratégies pour se procurer des flasques de rhum, qu'il avalera en cachette, au collège, durant l'interclasse. Impossible pour lui de tenir le coup sans cela, d'aller en cours et de supporter ses parents. Certes, la situation de Théo reste exceptionnelle. Mais nous devons, nous adultes, être extrêmement vigilants, car le fait de recourir à une substance pour atténuer un mal-être est tout sauf anodin, surtout à l'adolescence.

Dans son livre *La Fragilité psychique des jeunes adultes*, David Gourion dresse un état des lieux de ce qu'il qualifie de *no man's land* à savoir : le mal-être chez les moins de 25 ans. L'adolescence, explique-t-il, est une période de fragilité psychique. Certains de nos jeunes vont mal au point parfois d'attenter à leur vie. Plus d'un adolescent sur 10 a réalisé au moins une tentative de suicide au cours de sa vie. La majorité (80 %) des troubles psychiques rencontrés chez l'adulte a débuté entre 15 et 25 ans. Si un jeune en souffrance n'est pas pris en charge à temps (et c'est malheureusement trop souvent le cas), son état risque de se dégrader avec l'installation d'une maladie chronique. Si ce jeune particulièrement fragile consomme de l'alcool, les problèmes seront encore plus graves. Les adolescents souffrant de dépression, même modérée, sont davantage consommateurs d'alcool, de tabac et de cannabis que les autres. Ceux qui sont atteints de troubles psychiatriques, schizophrénie ou bipolarité par exemple, présentent eux aussi davantage de risques. Si les produits sont recherchés pour le soulagement qu'ils procurent, le danger est d'avoir un effet « boomerang ». Comme toute substance psychoactive, l'alcool, lorsqu'il est consommé par un ado fragile psychiquement, peut renforcer le trouble initial et entraîner le jeune dans une spirale sans fin. Parce qu'il désinhibe, il favorise le passage à l'acte suicidaire. Le centre canadien sur les dépendances et l'usage de substance explique d'ailleurs que « l'intoxication aiguë multiplie jusqu'à sept fois le risque de comportement suicidaire et est responsable d'environ 35 % de toutes les tentatives de suicide[100]. »

Ceci est d'autant plus important à savoir que, les études nous le montrent, la santé mentale des jeunes s'est dégradée au cours des dernières années, en particulier chez les filles. 14 % des collégiens et 15 % des lycéens présentent un risque important de dépression. 1 lycéen sur 4 (24 %) déclare avoir eu des pensées suicidaires au cours de l'année écoulée[101]. 43 % des 18-24 ans présentent des symptômes d'anxiété. Le phénomène s'explique, selon l'épidémiologiste Maria Melchior, par un ensemble de facteurs tels que la crise sanitaire, l'actualité violente, l'anxiété liée au changement climatique, les pressions scolaires ou encore le renforcement des inégalités sociales[102]. Or, à tout âge, quand on souffre, il est tentant de rechercher un paradis artificiel pour atténuer son tourment. Il nous revient donc à nous, adultes, d'être particulièrement vigilants et de réagir rapidement en présence de signes inquiétants (→89).

---

À vous de jouer

Et si vous vous inscriviez à une formation de secouriste en santé mentale ? Dans toute la France, l'association Premiers Secours en Santé Mentale propose deux journées de formation ouvertes à tous pour apprendre à détecter des signes de mal-être et venir en aide. Prenez votre agenda et consultez le calendrier pour connaître la date de la prochaine session dans votre ville :
pssmfrance.fr/calendrier-formations/

---

# 29. L'addiction juvénile à l'alcool : une réalité

*L'alcool [...] est mon plus fidèle compagnon. Comme un fauve qui a des vues sur sa proie, sur son gibier. Je suis le gibier de l'alcool, sa marionnette, je suis devenue sa bouffonne. Il m'articule, fait ce qu'il veut de moi, me détruit physiquement et psychologiquement et je ne peux même pas me débattre.*

Émilie Nathanaël[103]

Un soir, une question posée sur Twitter retient mon attention. Une jeune femme d'une vingtaine d'années, Émilie, sollicitait ses contacts. « Demain matin j'entre en cure pour un sevrage d'alcool. Vous pensez que je peux prendre mon doudou avec moi ou ça craint trop ? » Nous sommes plusieurs à lui avoir répondu que son doudou serait le bienvenu à l'hôpital.

Si vous pensez qu'on ne peut pas être alcoolique à 20 ans, vous faites erreur. Le professeur Amine Benyamina dirige l'unité d'addictologie de l'hôpital Paul-Brousse. Son service propose des consultations dédiées aux 15-23 ans présentant des conduites addictives, ainsi qu'un hôpital de jour pour les jeunes patients. Ce psychiatre, auteur du livre *Comment l'alcool détruit la jeunesse*, m'a expliqué que son service reçoit de plus en plus d'adolescents alcoolodépendants. « L'alcool, dit-il, est une substance très addictive. Entre 10 et 20 % des personnes auront du mal à contrôler leur consommation. Le risque d'addiction est particulièrement élevé chez les adolescents, car leur cerveau est immature. Plus un ado commence tôt à en boire, plus il risque de développer une addiction. À 20 ans, certains jeunes ont déjà plusieurs années de consommation derrière eux. Il n'y a rien de surprenant, malheureusement, à ce qu'une partie d'entre eux soient déjà alcoolodépendants. Dans ce cas, il faut agir vite, pour éviter que le trouble ne s'installe de manière encore plus sévère. »

L'addiction c'est *la perte de la liberté de s'abstenir de consommer*. Par exemple, si un(e) ado vous confie qu'il ne peut pas se retenir de boire de l'alcool lorsqu'il sort, même quand il a des examens ou un match de sport le lendemain, et qu'il préférerait rester au coca, alors on peut déjà parler d'addiction dans la mesure où ce jeune a perdu la liberté de s'abstenir. Certains pensent que l'addiction, c'est noir ou blanc : soit on est alcoolique soit on ne l'est pas. La réalité est plus nuancée. L'addiction peut être légère, modérée ou sévère. Chez un(e) adolescent(e), la dépendance à l'alcool est généralement légère ou modérée. Si la personne est prise en charge à temps, et bien accompagnée, elle a toutes les chances de s'en sortir. C'est pourquoi il est si important d'être attentif aux éventuels signes d'alerte (→88) et de ne pas hésiter à solliciter de l'aide en cas d'inquiétude (→91). Certains jeunes pour lesquels on est intervenus à temps, pourront même retrouver le contrôle de leur consommation. Ils n'auront pas à renoncer toute leur vie à l'alcool. Raison de plus pour consulter sans attendre, dès qu'on sent que la situation nous échappe. D'autres devront s'abstenir totalement et définitivement de boire. Mais renoncer aux boissons alcoolisées n'empêche pas d'être heureux et de s'épanouir dans l'existence, bien au contraire (→96).

Vous vous souvenez de la jeune femme au doudou, dont je vous parlais en introduction ? J'ai une bonne nouvelle : Émilie va bien. Après plusieurs années de ce qu'elle décrit comme « une lutte acharnée contre l'alcool », elle a enfin retrouvé sa liberté. Je continue de la suivre sur les réseaux sociaux. Sur son compte, désormais privé, elle partage ses petits bonheurs quotidiens. Elle s'est mariée, elle travaille, elle est heureuse. Elle a même écrit un livre, *Allô SAMU,* dans lequel elle témoigne de son vécu, de façon à sensibiliser le plus grand nombre.

---

À vous de jouer

Le questionnaire AUDIT est un test simple permettant de repérer une éventuelle addiction à l'alcool. Il est composé de dix questions. Sans tricher, essayez de trouver ces dix questions. Ensuite, rendez-vous sur le site d'Addict'AIDE (rubrique *Évaluer un risque d'addiction*) pour découvrir le test et comparer ses questions avec les vôtres.

---

# 30. Les raisons pour lesquelles votre ado pourrait boire ce soir

*Si nous ne voyons dans la consommation d'alcool que [les aspects négatifs] nous omettons l'autre moitié : les conséquences positives pour les jeunes, qui est peut-être la moitié la plus importante par rapport à leurs attitudes et leurs comportements !* Jean-Pascal Assailly[104]

Vous le savez, votre jeune est un être unique. Il n'y en a pas deux comme votre fils, vous ne rencontrerez personne d'identique à votre fille. Il en va de même de son rapport à l'alcool, qui lui est propre. Ses motivations à boire ne sont pas exactement les mêmes que celles de ses ami(e)s. Votre ado est certes influencé(e) par les personnes qu'il ou elle fréquente, ainsi que par les discours sociétaux et commerciaux autour de l'alcool, mais au moment d'accepter ou de refuser un verre, ce qui fera la différence c'est sa personnalité et sa manière personnelle d'aborder l'existence et de réagir dans différentes situations de la vie. Bref son individualité. Voici une liste non exhaustive de traits de caractère [105] augmentant le risque d'usage excessif d'alcool.

- Appétence pour les prises de risques et les sensations fortes.
- Manque de confiance en soi ou au contraire excès de confiance en soi.
- Difficulté à identifier et à gérer ses émotions (et notamment son stress).
- Difficultés relationnelles.
- Manque d'esprit critique, influençabilité, timidité, etc.

Ces traits de personnalité n'expliquent pas tout. Votre jeune sera influencé par le lieu dans lequel il se trouve, par l'ambiance. Ainsi, certains contextes seront plus incitatifs que d'autres, comme par exemple une soirée privée dans laquelle l'alcool coule à flots ou encore un bar proposant de l'alcool à bas prix. Enfin, le comportement de votre jeune dépendra aussi de la période qu'il traverse. Un ado qui vit une épreuve de la vie (échec scolaire, chagrin d'amour, déménagement, deuil...) sera plus susceptible de consommer de l'alcool ou une autre drogue.

| La situation rencontrée | La solution alcool |
|---|---|
| Je n'ose pas aborder cette fille qui me plaît. | Boire une bière ou deux me donnera le courage d'aller lui parler. |
| Mes copines me traitent de sainte-nitouche. | Si je vide cul sec un shooter de vodka, elles vont m'applaudir et me féliciter. |
| Mes copains jouent tous à ce jeu qui consiste à boire quand on perd, ils se marrent. | Si je rejoins le jeu, je m'amuserai moi aussi. |
| Cette fille est un véritable clown, en soirée elle fait rire tout le monde. | Après quelques verres, j'aurai peut-être le courage de danser sur une chaise, comme elle. |
| Je suis le seul à avoir peur de sauter dans la rivière du haut du pont. Ils vont finir par remarquer que je suis un trouillard. | Je vais m'assommer en buvant du vin. Si je suis saoul, je n'aurais plus peur et je sauterai dans le vide moi aussi. |
| Je suis le seul de mon groupe d'amis à ne jamais avoir été ivre. J'ai l'impression d'être un bébé. | Si je bois plusieurs verres je saurai ce que ça fait, et je pourrai m'en vanter. |
| On s'emmerde à mourir le samedi après-midi dans mon village. | Si on s'achète de l'alcool il se passera un truc. |
| Je n'ai envie de rien, je n'ai le goût de rien, la vie est monotone. | Si je participe au concours de shooter je vais ressentir un flash intense et tout deviendra magique. |
| L'ambiance à la maison est pourrie, mes parents s'engueulent à longueur de journée. | Si je bois, ce soir, je vais oublier tout ça. Je retrouverai l'envie de rire. |
| Cette fille est d'accord pour coucher avec moi, mais je ne l'ai jamais fait. | Ce sera plus facile après quelques verres. |

| La situation rencontrée | La solution alcool |
|---|---|
| Je suis un gros nul, un minable, je me déteste. | Je vais me mettre la tête à l'envers, en buvant jusqu'au coma, si je meurs tant pis, si je survis c'est que je ne suis pas une si grosse merde que ça. |
| J'ai envie de tout péter, mais je me retiens. | Je vais boire comme un trou. Je pourrai enfin me lâcher et tout péter. |
| Ce garçon insiste pour me faire boire, si je refuse il n'aura peut-être pas envie de continuer à discuter. | Je vais boire encore un verre ou deux, ça lui fera plaisir et il m'appréciera davantage. |
| Je ne fais que bosser toute la semaine, je stresse à mort à l'idée de rater mes partiels. | L'alcool va m'aider à ne plus penser aux cours et à me lâcher complètement. |
| Mes parents me saoulent, ils me font la morale à longueur de journée, ils m'interdisent tout. | Ce soir, j'ai envie de faire tout ce qui m'est interdit, en commençant par boire de l'alcool. |
| Je me sens moche. | J'ai remarqué qu'après un verre ou deux, je me sens moins moche. |
| Dans ma tête ça bouillonne, je n'arrête pas de penser, de me poser des questions. | Si je bois, ça va se calmer. Je vais anesthésier mon cerveau, je ne penserai plus à rien. |
| Je souffre, j'ai mal à en pleurer. | Plus je vais boire ce soir, et moins je souffrirai. À la fin, je ne sentirai plus rien. |
| Je ressens un manque, j'ai envie de hurler, je pourrais frapper pour un verre d'alcool. | Dès la première gorgée, le manque va s'atténuer. Au bout de quelques verres, ça ira mieux. |
| J'ai envie de mourir. | L'alcool me donnera le courage d'avaler le tube de somnifère. |
| J'ai envie de vivre | L'alcool me donnera le courage de continuer à vivre. |

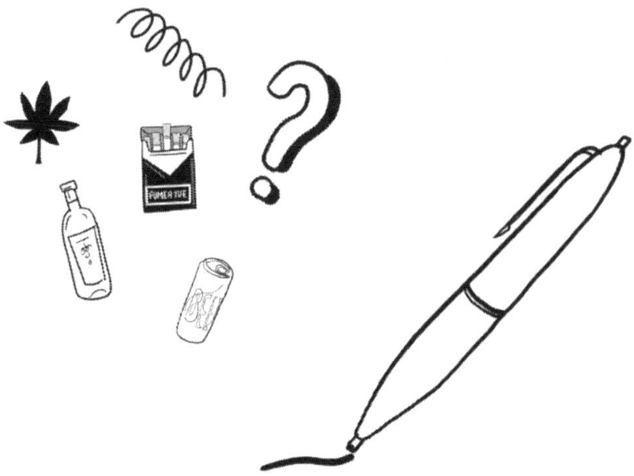

À vous de jouer

Et vous, lorsque vous étiez adolescent(e), quel était votre rapport à l'alcool (ou à un autre psychotrope) ? Comment gériez-vous les situations difficiles ? Je vous propose de reprendre chaque ligne du tableau, une à une, et de rechercher, au fin fond de votre mémoire, un éventuel souvenir se rapprochant de la situation décrite.

# Partie 4

# CE QUE TOUT PARENT DEVRAIT SAVOIR

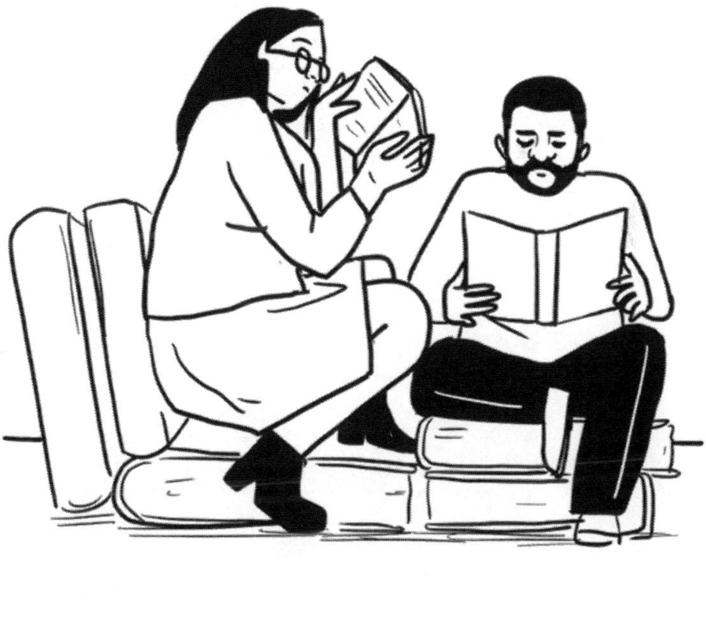

Notez ici cinq questions auxquelles vous espérez trouver une réponse dans cette partie. Si vous ne voulez pas écrire sur le livre, collez des post-it. Vous pouvez également utiliser le *Cahier de travaux pratiques* disponible sur sapremierecuite.fr.

1.

2.

3.

4.

5.

# 31. L'alcool est un liquide transparent, nom de code $C_2H_6O$

*Tout corps plongé dans un liquide éprouve une bonne satisfaction.*
Maurice Fombeure

Il est inexact de dire que le vin *est* un alcool. La bière non plus n'en est pas un, pas plus que le whisky ou le rhum. Ces breuvages ne *sont* pas des alcools : ils *contiennent* de l'alcool. La nuance est de taille. En chimie, le terme *alcool* désigne une famille de molécules porteuses d'un groupe hydroxyle (un atome d'oxygène plus un atome d'hydrogène, soit OH). Il en existe plusieurs : l'alcool méthylique (méthanol), l'alcool amylique (pentanol), l'alcool benzylique, etc. Celui que nous buvons, c'est l'*alcool éthylique* aussi appelé *éthanol*[106] ou *alcool pur*. Ce liquide est présent, en proportion variable, dans les boissons alcoolisées*. Le vin contient généralement 12 % d'éthanol. Cela signifie que dans un litre de vin (100 centilitres), il y a 12 centilitres d'éthanol. Un litre de bière à 5 % en contient 5 centilitres, un litre de vodka 40 centilitres, etc. Dans un verre standard d'alcool (celui qui vous est servi dans un bar ou un restaurant), on trouve toujours 12 millilitres d'éthanol (→60). Autrement dit, un shooter de vodka et un verre de vin contiennent tous deux la même quantité d'alcool pur.

Produire de l'éthanol n'est pas bien compliqué. La nature ne nous a pas attendus pour le faire. Prenez un fruit tombé d'un arbre, par exemple, et laissez-le fermenter au sol : vous obtiendrez de l'éthanol (dont certains oiseaux s'enivrent). Les humains produisent de l'alcool par fermentation (vin, bière) ou par distillation (rhum, whisky) avec un même résultat, chimiquement parlant. Les boissons alcoolisées contiennent toutes le même alcool. Peu importe que votre ado boive de la bière, de la vodka ou de l'eau de vie de prune de grand-papa, au final il absorbe toujours de l'éthanol. L'alcool de pharmacie est aussi de l'éthanol. Celui-ci est généralement dilué à 70 % ou

---

*Le terme grammaticalement exact est « boisson alcoolique », mais dans le langage courant, on utilise « boisson alcoolisée ».

90 %. On y ajoute un vomitif pour le rendre impropre à la consommation alimentaire. Les gels hydroalcooliques contiennent eux aussi de l'éthanol. La formule chimique de l'éthanol est $C_2H_6O$. Ce liquide est incolore, volatil, inflammable et, surtout, *soluble dans l'eau.* Notre corps est constitué d'environ 60 % d'eau. Lorsque nous buvons de l'alcool, celui-ci se dissout dans cette eau corporelle et se propage dans nos organes (→35). Autre propriété de cette petite molécule : elle traverse, par capillarité, les parois de nos cellules. C'est ce qui explique son caractère cancérigène (→46) et tératogène (→44). Enfin, l'éthanol est un psychotrope : il agit sur notre cerveau, modifiant l'état de conscience (→33). Si boire un spritz à l'apéro nous détend, c'est parce que l'éthanol qu'il contient se propage jusque dans notre cerveau, où il enclenche un mécanisme chimique induisant une douce sensation de torpeur et plus si affinité (→35). Enfin, l'éthanol est une drogue. Sa consommation régulière peut nous rendre dépendant(e) (→37).

Nous trouvons moult références à l'ivresse dans la littérature française. Savez-vous qu'*Alcools,* le sublime recueil de poésies d'Apollinaire, figure au programme du bac ? Je ne voudrais pas casser le mythe, mais derrière chaque chef-d'œuvre se trouve toujours quelques doses d'éthanol. $C_2H_6O$, c'est la formule prosaïque de l'ivresse. À ma connaissance, l'étude de cette molécule aux incroyables propriétés ne figure pas au programme de terminale. C'est bien dommage.

---

À vous de jouer

Je vous propose de visualiser ce que nous appelons *alcoolisation ponctuelle importante* ou *binge drinking*. Vous savez maintenant que dans 5 verres standard d'alcool on trouve 5 x 12 = 60 ml d'éthanol. Prenez un verre mesureur dans votre cuisine, versez-y 60 ml d'alcool de pharmacie (ou de l'eau). Imaginez qu'il s'agit d'alcool pur. Vous avez devant les yeux la dose d'éthanol absorbé par un(e) ado lorsqu'il ou elle pratique le *binge drinking*.

---

# 32. Le point faible de votre ado, c'est son cerveau

*Pour bien comprendre les sautes d'humeur des adolescents, leur impulsivité, leur ennui chronique ; leur mauvaise conduite, leur manque d'attention ; le danger accru que représentent drogue et alcool pour eux ; et leurs si mauvaises décisions quand ils boivent [...], nous devons nous pencher sur leur cerveau. Là, nous trouverons des réponses.* Dr Jensen[107]

Une amie, agacée par une étourderie commise par son ado, lui fit une remarque désobligeante : « On se demande parfois si tu es finie. » La jeune fille indignée me prit à témoin : « Non, mais t'as vu comment elle me parle ? » Je dus concéder que sa mère avait raison. « Ton cerveau, expliquai-je, n'a pas achevé sa maturation. Il sera réellement *fini* dans quelques années, lorsque tu auras 24 ou 25 ans. »

Les neurosciences s'intéressent de plus en plus au fonctionnement cérébral des adolescents, un domaine encore inexploré il y a quelques décennies. Elles nous apprennent que le cerveau d'un jeune n'est pas un cerveau d'adulte en modèle réduit, mais celui d'un enfant qui n'a pas fini de grandir. Souvent, parce qu'ils nous *bluffent* par leur maturité, nous les pensons adultes. Il est vrai que le cerveau de notre ado est capable de prouesses. Nos jeunes sont impressionnants. Ils peuvent apprendre rapidement une langue étrangère, comprendre l'algèbre, analyser le monde de manière originale et se montrer tellement créatifs. Mais ils ne sont pas adultes pour autant. Anticiper un évènement, prendre une décision rationnelle, contrôler leurs émotions et s'auto-censurer, tout cela leur demande de gros efforts. La docteure Frances E. Jensen est cheffe du département de neurologie à l'université de Pennsylvanie. « Le cerveau adolescent, explique-t-elle, n'a parcouru que 80 % de son chemin vers la maturité [...]. À une amygdale immature, ajoutez des lobes frontaux vaguement connectés au reste du cerveau, une difficulté à fonctionner en mode multitâche, et vous comprenez mieux pourquoi l'adolescent court potentiellement au désastre [108] . » La scientifique explique que souvent, lorsqu'une soirée dégénère et qu'un jeune décède, l'enquête révèle que le drame aurait été évité si la victime et ses amis avaient été *équipés* d'un encéphale adulte. Aux États-Unis, un juge de la Cour suprême a même proposé de placer les adolescents, du point de vue de la responsabilité pénale, au même niveau que des adultes souffrant d'un handicap mental. Le cerveau d'un adolescent ne réagit pas aussi vite et aussi bien que celui d'un adulte face à un danger. Chez ce dernier, ce sont les lobes frontaux, impliqués dans les processus de pensée rationnelle, qui s'activent en premier. L'ado, lui, mobilise d'abord son hippocampe (siège de la mémoire) et son amygdale (siège des émotions.). Le jeune fait donc fait appel à ses souvenirs et à ses émotions, avant d'acheminer (laborieusement) ces informations jusqu'au cortex qui les traitera et prendra (trop tard) la décision. Un peu comme si, pour relier Paris à Marseille, vous passiez par Brest, Lille, Strasbourg et Grenoble, en empruntant uniquement des routes secondaires. Tout cela prend d'autant plus de temps que les câbles qui relient les différentes zones de son cerveau ne sont pas achevés. L'information circule lentement et fait des détours.

Vous comprenez maintenant pourquoi votre ado a besoin de ce temps pour traiter une information. Dans sa tête, ça *mouline*. Certes, les neurosciences n'expliquent pas tout. Certains jeunes réagissent plus rapidement que d'autres face à un danger. Mais si nous voulons faire une prévention efficace, nous devons comprendre le fonctionnement de leur cerveau et les aider à se préparer au cas où ils soient, un jour, confrontés à un danger (→82).

---

À vous de jouer

Pensez à votre ado ou à un ado de votre entourage. Lui arrive-t-il de prendre des décisions un peu *bébêtes* ? Vous dites-vous parfois qu'il ou elle manque de *jugeotte* ? Trouvez quelques exemples récents, puis relisez les pages ci-dessus en essayant de trouver des explications scientifiques.

---

# 33. L'alcool agit sur le cerveau de votre ado

*Pour les neurones, c'est comme un incendie de forêt : ça brûle tout ! Notre cerveau n'a pas été conçu pour ça. Et je le redis : il faut le protéger, en particulier à ton âge où il est en pleine construction !* Dr David Gourion[109]

Vous le savez désormais, les boissons alcoolisées contiennent de l'éthanol. Ce produit est un psychotrope, autrement dit une drogue qui agit sur le cerveau en altérant l'état de conscience de la personne qui en consomme. Que ce psychotrope soit licite et socialement valorisé ne le rend pas moins dangereux. Boire de l'alcool à l'adolescence est tout aussi risqué que consommer une substance illicite. Loin de moi l'idée de banaliser le cannabis (sa consommation à cet âge comporte aussi des risques), mais les addictologues sont formels : l'alcool est l'une des drogues les plus toxiques qui soient pour le cerveau. En outre ses effets, surtout à l'adolescence, sont tout aussi puissants et dangereux (voire même davantage), que ceux de certains stupéfiants dont nous avons tellement peur.

Le cerveau de votre ado, vous le savez, est une masse située dans sa boîte crânienne, qui contient des dizaines de milliards de cellules. C'est le centre de contrôle de son organisme. Sans lui, votre fille ne tiendrait pas en équilibre, votre fils serait incapable de faire un geste ou de maintenir une posture. Le cerveau est aussi le siège de la formation des émotions : il perçoit les informations en provenance de l'intérieur ou de l'extérieur et réagit en conséquence. Il stocke ces mêmes informations dans une mémoire à court ou à long terme, et s'en sert ensuite pour analyser des situations et prendre des décisions. Il est aussi le siège du langage (c'est lui qui permet à votre enfant de parler et d'écrire) et le chef d'orchestre des *fonctions supérieures* que sont le fait de penser, de résoudre des problèmes, d'anticiper, de planifier des actions. Cette incroyable machine gère mille et une fonctions inconscientes : il assure l'équilibre intérieur de votre enfant, en contrôlant sa température, son énergie et ses ressources, il contrôle le fonctionnement de ses muscles, de ses organes et de ses différents systèmes, il gère sa respiration et sa digestion et, enfin,

## 12 INFORMATIONS À RETENIR

1. Le cerveau de votre adolescent n'achève sa maturation qu'aux alentours de 25 ans.
2. La zone du cerveau impliquée dans les prises de décision rationnelles est la dernière à se développer.
3. Face à un danger, le cerveau de votre ado réagira moins vite et moins bien que le vôtre.
4. Le comportement de votre ado est davantage que le vôtre dicté par ses émotions.
5. Boire de l'alcool à l'adolescence est encore plus dangereux qu'à l'âge adulte.
6. Le cerveau est le premier organe que l'éthanol atteint lorsque votre ado absorbe une boisson alcoolisée.
7. L'alcool affecte le fonctionnement du cerveau et modifie l'état de conscience.
8. Votre ado est plus sensible que vous aux effets agréables de l'alcool et moins sensible à ses effets désagréables.
9. Après un ou deux verres, votre ado aura plus de mal que vous à contrôler sa consommation d'alcool.
10. Le cerveau de votre ado est moins sensible que le vôtre aux effets sédatifs de l'éthanol : il ou elle restera éveillé(e) plus longtemps.
11. L'alcool est un psychotrope si puissant qu'une overdose peut entraîner la mort cérébrale.
12. L'addiction s'installe plus rapidement chez un adolescent que chez un adulte.

il fait battre son cœur et circuler son sang. C'est de lui, aussi, que dépend l'équilibre hormonal de votre ado. L'encéphale de votre enfant est le théâtre d'une incessante circulation d'informations, sous la forme d'échanges électriques ou chimiques, réalisée par l'intermédiaire des neurones (les neurones sont des fibres nerveuses reliées les unes aux autres par des connexions appelées synapses). Jour et nuit, tout ce petit monde s'active et travaille, donne des ordres, analyse, réfléchit, meurt, se régénère. Enfin, et ceci est particulièrement important quand on s'intéresse aux addictions, le cerveau de votre ado lui envoie régulièrement des « récompenses » sous la forme de sensations de plaisir lorsqu'il ou elle engage une activité utile à sa survie, telle que manger ou boire.

On le voit : le cerveau est une machine incroyable, d'une précision inouïe. Ce qui est tout aussi incroyable et inouï, c'est la rapidité avec laquelle une simple molécule, l'éthanol, mettra le bazar le plus total dans ce chef-d'œuvre. Quelques millilitres d'alcool dans le cerveau d'un ado et tout part à vau-l'eau. Toutes les tâches que je viens d'énoncer (prendre des décisions, se tenir debout, se contrôler...) seront affectées. Les effets dépendront, bien entendu, de la quantité consommée, mais aussi d'autres critères tels que le poids, la taille ou le sexe biologique. Plus il ou elle en boira, plus son cerveau sera affecté par l'éthanol et plus son comportement changera. Connaître les mécanismes à l'œuvre dans le cerveau d'une personne lorsqu'elle boit est important pour nous. Plus on en saura sur le sujet, mieux nous pourrons informer notre jeune et le ou la sensibiliser.

---

À vous de jouer

Observez l'illustration de la page suivante. Posez la main sur votre crâne et essayer de situer les différentes zones affectées par l'éthanol.

---

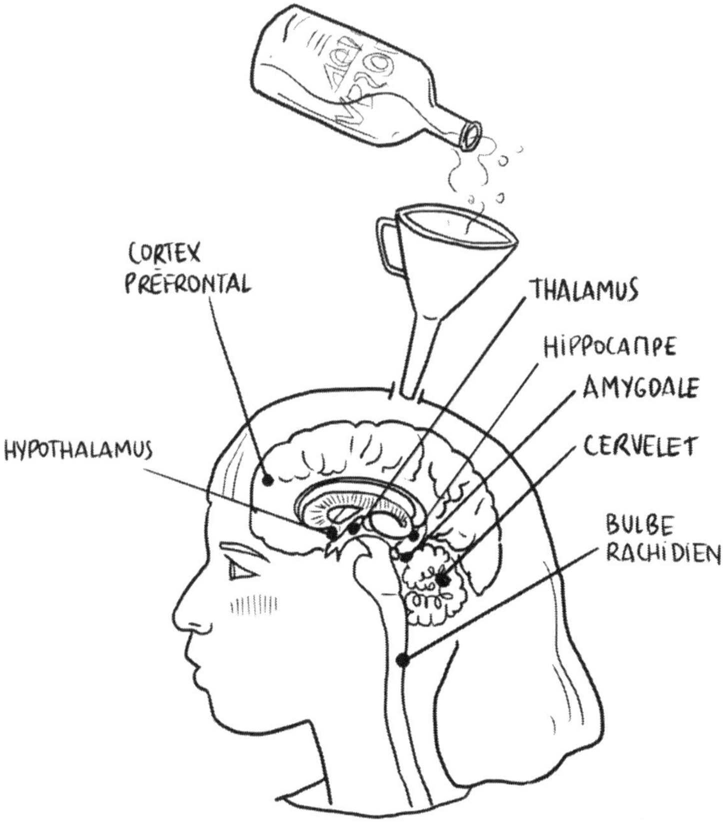


**Amygdale :** émotions, comportements sexuels
**Bulbe rachidien :** fonctions motrices et sensitives
**Cortex préfrontal :** réflexion, anticipation des conséquences d'une action, analyse et pensée rationnelle, inhibition
**Hippocampe :** mémoire
**Hypothalamus :** éveil, sommeil, faim, soif, libération d'hormones
**Thalamus :** motivation

## L'ÉTHANOL EN ACTION

Ce soir, votre jeune est avec sa bande de potes. Ils ont prévu des « munitions » pour la soirée : quelques packs de bière, de la vodka et du rhum. Pas question de se restreindre, l'idée c'est de se lâcher ! L'ambiance est bon enfant. Mais assez vite, les effets de l'alcool se font sentir. Plus la soirée avance, plus les cerveaux se *remplissent* d'éthanol. Si vous étiez une petite mouche, voici ce que vous observeriez.

| **À l'intérieur de son cerveau** | **Son comportement** |
|---|---|
| Altération du contrôle inhibiteur | L'alcool ouvre les vannes qui l'empêchaient de faire certaines choses. Il est moins timide. Il parle plus facilement. |
| Altération de la régulation émotionnelle | Certaines émotions sont atténuées (elle n'a plus peur de se vautrer à ses partiels), d'autres exacerbées (soudain, elle aime sa colocataire plus que tout au monde). |
| Altération de la prise de décision | Il a du mal à réfléchir, son cerveau fonctionne au ralenti. Il pourrait prendre une mauvaise décision. |
| Altération de la motricité et du sens de l'équilibre | Elle marche de travers. Elle pourrait faire une mauvaise chute, se fouler la cheville, ou encore se blesser à la tête. |
| Altération de la mémoire | Il pourrait connaître un black-out alcoolique (trou noir) et ne plus se souvenir de rien demain matin. |
| Altération de la fonction langage | Elle bégaie, raconte n'importe quoi. Elle a du mal à écrire. |
| Altération des perceptions sensorielles | Il voit double. Ses perceptions internes et externes sont amoindries. Il interprète moins bien les messages provenant de l'extérieur et pourrait sous-évaluer une situation de danger. |
| Altération des fonctions réflexes | Si elle conduit un scooter, il lui faudra plus de temps pour freiner en cas de danger. |

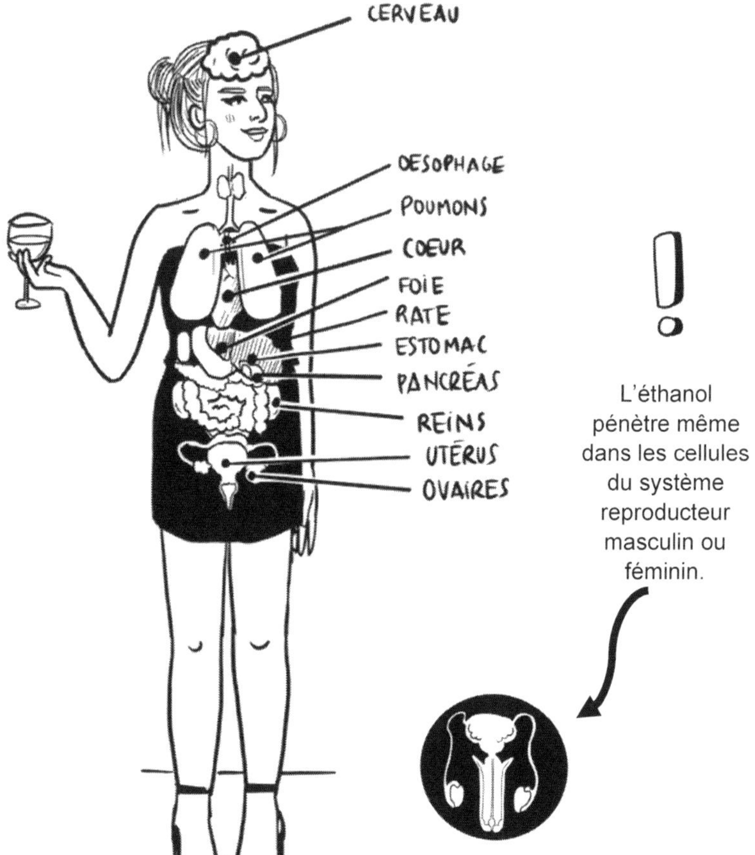


Lorsqu'un adolescent ou une adolescente consomme une boisson alcoolisée, l'éthanol que celle-ci contient se propage, en quelques minutes, directement dans son cerveau et dans tout son corps. On trouvera des traces de la molécule dans chacun de ses organes (et même dans ses cheveux !). Comme les organes d'un ou une ado sont plus petits que ceux d'un adulte et qu'ils n'ont pas achevé leur maturation définitive, l'alcool est particulièrement toxique sur eux.

# 34. L'alcool atteint chacun de ses organes

*Pour illustrer mon propos, j'ai calculé qu'il existe 120 000 milliards de molécules d'alcool dans un seul petit verre.* Michel Craplet[110]

Notre organisme fabrique des opioïdes et des cannabinoïdes naturels : les principes actifs de l'opium ou du cannabis lui sont donc familiers. Il n'en va pas de même avec l'éthanol. Cette substance est inconnue de notre corps. Quand on boit, celui-ci, n'appréciant pas franchement l'arrivée de cette substance étrangère et toxique, réagit comme il le ferait avec n'importe quel poison : il tente de l'évacuer. Plus nous buvons, plus il réagit, car notre alcoolémie, c'est-à-dire le taux d'alcool présent dans notre organisme, s'élève. À propos, savez-vous qu'une personne qui boit aura de l'éthanol non seulement dans le sang, mais aussi dans tous ses organes ? Il y en aura dans les cellules de son cerveau, de son foie, de ses reins, de ses poumons et même de ses seins, de ses ongles et de ses cheveux. Ce n'est pas pour rien qu'on dit d'une personne saoule qu'elle est *bien imbibée.*

Pour mieux comprendre ce qui se joue dans l'organisme d'un jeune qui s'alcoolise, je vous propose de prendre un sujet d'étude fictif. Appelons notre cobaye Marie. Marie a 20 ans, mesure 1 mètre 60, pèse 55 kilogrammes. Voyons ce qui se passe dans le corps de la jeune femme lorsqu'elle boit du rosé pamplemousse. Imaginons-la, entourée de ses amies, en terrasse, levant son verre à la santé du groupe et buvant une première gorgée. La boisson emplit sa bouche puis descend le long du tube digestif et de l'œsophage jusqu'à l'estomac. Tout au long de ce chemin, l'éthanol pénètre les muqueuses de Marie, traverse les parois digestives et s'invite dans son sang. L'alcoolémie de la jeune femme atteint le pic de 0,2 gramme d'alcool par litre de sang au bout d'une trentaine de minutes. Si Marie était une jeune conductrice, elle ne serait plus autorisée à prendre le volant. Mais elle n'a pas encore son permis : pas de souci de ce côté-là, donc. Elle commande un autre verre, puis encore un autre. Son corps, lui, tente de se débarrasser de l'alcool ingéré. Il dispose de plusieurs leviers pour ce faire, à commencer par la transpiration et la fonction urinaire. Plus elle boit, plus Marie transpire. En parallèle, elle multiplie les allers-retours aux toilettes. Ses reins travaillent à plein régime. Ils envoient des messages à sa vessie. Les choses étant bien faites (uriner de l'alcool pur serait probablement douloureux), la nature dilue l'éthanol dans de l'eau avant de le rejeter. Mais à force de dilution, Marie se déshydrate, ce qui l'incite à boire toujours plus. Elle enchaîne les verres de rosé, oublie de boire de l'eau, se déshydrate encore. Le cerveau de Marie déclenche alors la méthode forte, en donnant l'ordre à l'organisme de vomir. Marie terminera peut-être la soirée penchée sur la cuvette des toilettes. Elle se videra de son alcool, mais aussi de la pilule contraceptive qu'elle a prise avant de venir. Aïe. Transpirer, uriner et vomir, c'est bien beau, mais cela ne suffit pas. Le véritable boss de la gestion de l'alcool, c'est le foie de Marie, qui se chargera ce soir de métaboliser 95 % de l'éthanol absorbé par la jeune femme. En présence d'un toxique, le corps fabrique des enzymes et des anticorps pour se débarrasser de l'intrus. En l'occurrence, le processus transforme l'éthanol en *acétaldéhyde*, un truc pas franchement sympa. Plus elle boit, plus Marie se charge en acétaldéhyde. Bienvenus nausées, maux de tête, vomissements et autres gueules de bois (→80).

Marie a 20 ans. Son cerveau est moins sensible aux effets sédatifs de l'éthanol que celui de sa mère de 42 ans. À quantité égale de rosé pamplemousse consommé, la maman pompette se serait probablement endormie. Marie, elle, tient le coup. La voici qui lève le bras pour commander un autre verre.

---

À vous de jouer

Le site stop-alcool.ch propose un calculateur d'alcoolémie en ligne (vous pouvez y accéder en scannant le QR code ci-contre). Saisissez dans l'outil le nombre de verres d'alcool que Marie boira tout au long de la soirée : un verre de rosé toutes les trente minutes à partir de 18 h et jusqu'à 23 h. Vous aurez ainsi une idée de l'évolution de son alcoolémie.

---

# 35. L'alcool provoque une ivresse proportionnelle à la quantité absorbée

*Je ne t'ai jamais dit mais nous sommes immortels. Pourquoi es-tu parti avant que je te l'apprenne ? Le savais-tu déjà ? Avais-tu deviné ? Que des dieux se cachaient sous des faces avinées.* Alain Bashung

Les Inuits disposent dans leur langue, l'inuktitut, d'une douzaine de mots pour désigner la neige, selon qu'elle est en train de tomber (*qanik*), qu'elle est sur le sol (*aputi*), qu'elle est glacée (*siku*) ou cristalline (*pukak*). En France, on dispose de dizaines de mots pour désigner l'ivresse. Un Français prend une caisse, une biture, il se murge, se met la tête à l'envers, il se prend une taule, une serpillière, se torpille le caisson, s'en met plein la lampe, entretient sa cirrhose. Quel que soit le terme, le phénomène est identique : l'alcool provoque une ivresse proportionnelle à la quantité absorbée.

L'ivresse est un état d'excitation psychique et d'incoordination motrice dû à l'ingestion excessive d'alcool, de médicaments ou de stupéfiants. La plupart des êtres humains se délecteront du spectacle d'une personne ivre. Dans la comédie, le clown et son nez rouge (symbole du poivrot), déséquilibré, maladroit, incarne le risible de l'ivresse. L'être humain a besoin de rire[111]. À travers l'expérience de l'ébriété vécue ou observée, il échappe pour un temps à sa condition de simple mortel. Jusque-là, tout va bien. Il n'y aurait guère plus à en dire si l'ivresse, poussée à son paroxysme, ne devenait une tragédie. Retrouvons Marie, qui depuis l'idée n° 34, n'a pas cessé de boire. Au cours de sa soirée, Marie passera par les trois stades de l'ivresse.

Le stade I est un stade de douce euphorie et d'excitation. Marie se sent bien, ses soucis s'atténuent. Elle est légèrement désinhibée, elle rit un peu plus fort que d'habitude. Elle confie à ses copines qu'elle se sent pompette. Rien de bien méchant.

Le stade II est le stade de l'ébriété. Marie en est à son quatrième verre. Elle ressent un profond bien-être. Ses soucis se sont envolés. Euphorique, elle éprouve le besoin de parler, de communiquer, de rire. Ses tensions diminuent. Elle, qui a constamment mal au dos, se sent soulagée. Ses capacités de jugement et d'attention diminuent aussi. Elle titube légèrement. Un verre de plus, puis encore un autre. Le sol commence à tanguer.

Le stade III est le stade de la torpeur, qui peut aller jusqu'à la léthargie. Marie aurait mieux fait de passer à l'eau. Son alcoolémie dépasse 2 grammes d'alcool par litre de sang. Elle souffre de confusion mentale. Sa tête tourne, ses capacités de jugement sont altérées. Elle quitte le bar, seule, son verre à la main. Elle s'assoit sous un porche et vide son verre. Sa tête se renverse vers l'arrière. Son cerveau ne tient plus et se met en veille. Voici Marie plongée dans un profond sommeil. C'est ce qu'on appelle le coma éthylique. Elle risque un arrêt respiratoire, un arrêt cardiaque, voire un étouffement si elle vomit.

Le stade ultime de l'ivresse, c'est la mort par overdose d'éthanol. Si ce que les livres racontent est exact, Marie se sent sortir de son corps. Elle flotte un moment au-dessus de la ruelle et revit sa courte vie jusqu'à cette soirée mortelle, vraiment mortelle. Au bout du tunnel, il y a le calme, l'infini, un océan de silence. Sur terre, le petit clown au nez rouge ne fait plus rire personne. Ses couleurs ont disparu, il ne bouge plus. Son entourage est pétrifié de douleur. Ses amis et sa famille disent qu'il n'y a pas de mot pour exprimer le chagrin qu'ils ressentent.

Chaque année dans le monde, des milliers de jeunes meurent d'une intoxication aiguë à l'alcool. Nous pouvons et devons empêcher cela.

---

À vous de jouer

Une personne de votre connaissance a-t-elle déjà été victime d'un coma éthylique ?

---

# 36. L'alcool est une drogue puissante

*[La dopamine] est « la » substance chimique par excellence. Celle que tout le monde veut [...]. Quand nous avons une envie folle de glace, de jeux d'argent ou de sexe, nous n'avons pas tant envie de sucre, d'argent ou d'orgasme que de dopamine.* Dr Jensen[112]

Avez-vous déjà entendu parler du *système de récompense* et savez-vous comment celui-ci fonctionne ? Que l'on soit *accro* au tabac, à l'alcool, au jeu, à Internet ou à autre chose, c'est au niveau de ce système que cela se passe. Si celui-ci s'appelle *de récompense*, c'est parce que son rôle est de nous *récompenser*, via un petit *boost* de dopamine (la substance du plaisir), chaque fois que nous nous trouvons dans une situation ou prenons une initiative favorable à notre survie.

Imaginez cette scène. Vous marchez dans le désert depuis des heures, assoiffé(e), sous un soleil de plomb. Soudain, votre regard est attiré par un point au loin. C'est un puits ! Vous vous précipitez vers cette promesse d'eau fraîche. Votre cerveau vous gratifie d'un *boost* de dopamine pour vous féliciter de cette initiative. Plus vous approchez du puits, plus vous vous sentez joyeux. Vous remplissez votre gourde. Avant même de la porter à vos lèvres, voici un nouveau jet de dopamine. Vous ressentez du plaisir à la perspective de boire. Vous buvez enfin. Dans votre cerveau, c'est un déluge de dopamine. Une grande sensation de bien-être vous envahit. Vous avez saisi, je pense, le mécanisme chimique qui régule notre sensation de plaisir.

Certains cerveaux développent une maladie qui s'attaque au circuit de la récompense. Celui-ci se met alors à dysfonctionner, avec de graves conséquences pour la personne concernée. Cette affection chronique aux effets potentiellement mortels s'appelle *l'addiction*. Dans le jargon médical, on parle de « trouble de l'usage ». À force d'être exposé à un psychotrope (ou à un comportement addictif), le système de récompense est comme *déprogrammé :* ce qui devrait le stimuler, comme le fait de manger ou de boire de l'eau, le laisse quasi indifférent. Seule la drogue (ou le comportement) activera la sécrétion de dopamine. Certains produits ont un pouvoir addictif fort. C'est le cas de l'héroïne, mais aussi de certaines drogues licites comme la nicotine ou l'alcool. Dans la classification internationale des drogues, l'alcool figure même dans le top 10 des substances les plus addictives [113] . L'explication est simple : lorsque nous buvons, l'alcool se propage dans notre cerveau et atteint rapidement les zones qui régulent notre système de récompense. Là, un peu comme une clé de contact qui ferait démarrer une voiture, il met artificiellement en route la pompe à dopamine. Chez certains, lorsque l'usage est répété, ce plaisir se transforme en dépendance.

Le cerveau d'un adolescent, parce qu'il est encore en maturation, est hypersensible à la récompense. À quantité égale d'alcool consommé, un(e) adolescent(e) deviendra plus rapidement addict qu'un(e) adulte, car son système de récompense est immature. Il dysfonctionnera plus vite. La plupart des personnes dépendantes à l'alcool ont commencé à boire à l'adolescence. Nous ne devrions jamais oublier que c'est à cet âge de la vie que s'installent les prémisses de la maladie. Les jeunes ne sont pas tous égaux face au risque de dépendance, qui est multifactoriel. Certains cerveaux *accrochent* plus que d'autres, pour des raisons aussi bien génétiques que psychologiques et même sociales. Il n'empêche qu'aucun(e) adolescent(e) ne devrait boire d'alcool, car le cerveau en maturation n'est pas armé pour se défendre contre l'addiction. Plus un(e) jeune commence tôt à boire, plus il ou elle risque de développer un trouble de l'usage au cours de sa vie. C'est pourquoi il est si important d'informer notre jeune et de parler d'alcool en famille.

---

À vous de jouer

À ce stade de votre lecture, vous avez bien mérité une petite récompense. À propos, savez-vous qu'écouter de la musique est une activité qui, comme la méditation ou le fait de prier, active le circuit de la récompense ? C'est pourquoi je vous propose d'écouter un tube des années 80 : *Quand t'es dans le désert* de Jean-Patrick Capdevielle.

---

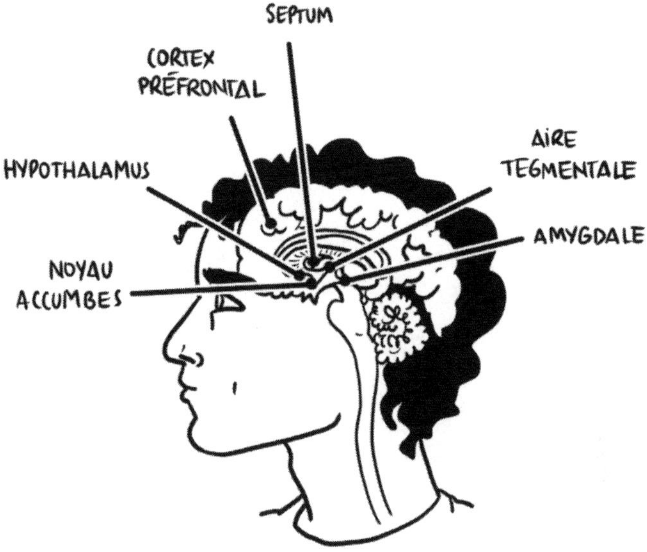


**L'alcool, comme toute les drogues, affecte le fonctionnement du circuit de la récompense.**

Quand une personne consomme une boisson alcoolisée, l'**aire tegmentale** libère de la dopamine dans le **noyau accumbens**, le **septum**, l'**amygdale** et **le cortex préfrontal**. L'**hypothalamus** est informé des effets agréables de l'éthanol : le cerveau associe le produit au plaisir. Ce même processus se répète à chaque consommation. Plus la personne boit, plus son cerveau s'habitue à l'éthanol. À la longue, elle en vient à désirer le produit dès qu'une situation évoquant les boissons alcoolisées se présente, comme le fait de retrouver des amis dans un bar, croiser une publicité dans la rue, voir des personnages boire dans une série, etc. Le circuit de la récompense prend l'habitude d'être activé par l'éthanol. Une tolérance s'installe : il faudra une dose plus importante pour obtenir le même effet plaisant. Le circuit de la récompense devient moins sensible aux autres sources de plaisir (voir des amis, faire du sport, aller au cinéma...). Le fonctionnement du thalamus est altéré, ce qui provoque chez le sujet une perte de motivation pour les activités non associées à l'alcool. Au fil des ans, une dépendance risque de s'installer.

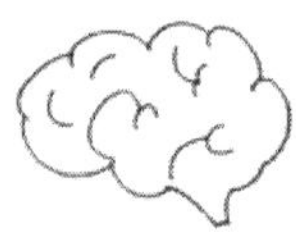

L'alcool est mauvais pour le cerveau de votre ado !

L'alcool active le système impliqué dans le mécanisme de l'addiction. Boire à l'adolescence augmente le risque de développer une dépendance à l'alcool au cours de la vie.

L'alcool endommage les neurones. Il faut plusieurs jours au cerveau, après une cuite, pour retrouver son mode de fonctionnement normal. Les apprentissages en sont affectés.

L'alcool est un psychotrope. Il altère le fonctionnement du cerveau. À l'adolescence, les états d'ivresse induisent souvent des comportements dangereux.

Une overdose d'alcool entraîne un coma éthylique. Le cerveau est alors en souffrance. Un coma éthylique peut même être mortel.

# 37. L'alcool endommage ses neurones

*Le cerveau des jeunes ayant une consommation excessive d'alcool est en souffrance neuronale, fonctionne moins efficacement et plus lentement, et présente des altérations qui semblent se situer sur un continuum avec celles observées auprès des sujets alcoolodépendants (...). Ces atteintes cérébrales peuvent apparaître très précocement.*
Pr Fabien Gierski et Pr Mickael Naassila[114]

L'éthanol est utilisé en pharmacie pour ses propriétés désinfectantes. Il détruit les virus et les bactéries. L'ennui, c'est qu'il ne fait pas dans la dentelle. Il est aussi *neurotoxique*, c'est-à-dire nocif pour les neurones, les cellules du cerveau. C'est vrai pour tous, et encore plus pour les jeunes dont le cerveau est plus fragile que le nôtre. Un(e) adolescent qui s'alcoolise, surtout si c'est de manière intense, s'abîme littéralement le cerveau.

Nous ne devrions pas sous-estimer la dangerosité de l'alcool pour nos enfants. Comme l'explique le professeur Amine Benyamina, « l'alcool est particulièrement nocif pour les adolescents : à quantité égale absorbé, il tue 2 à 3 fois plus de neurones dans leur cerveau que dans celui d'un adulte ». Il suffit pour s'en convaincre de regarder des IRM (Imageries par Résonnance Magnétique) de cerveaux de jeunes fêtards. On perçoit par endroits des taches[115]. Il s'agit de lésions provoquées par l'alcool dans des zones du cerveau particulièrement sensibles à ce toxique*, comme l'hippocampe, les aires corticales frontales et préfrontales ainsi que le cervelet. Pierre Maurage et Salvatore Campanella dans leur livre *Le binge drinking chez les jeunes. Une approche psychologique et neurocognitive* [116] expliquent que « la gueule de bois ou les troubles de mémoire du lendemain de fête ne sont que la partie émergée de l'iceberg ; l'alcool en général, et le *binge drinking* en particulier, réduit effectivement les capacités de mémoire, d'attention ou de prise de décision, et ce pour plusieurs mois ou années ». Les effets d'une simple cuite pourront se faire sentir pendant un jour ou deux. C'est la fameuse gueule de bois. Lorsque les alcoolisations

---

* Les IRM de personnes alcoolodépendantes plus âgées révèlent d'ailleurs des lésions au niveau de ces mêmes zones.

se répètent, le cerveau subit des altérations plus sévères, dont voici les manifestations dans la vie quotidienne d'un(e) jeune :

⚠ Diminution du fonctionnement intellectuel global.
⚠ Diminution des habiletés verbales.
⚠ Atteinte épisodique de la mémoire.
⚠ Baisse des facultés de mémoire de travail.
⚠ Perte de motivation.

Le professeur Naassila est très inquiet de la banalisation des ivresses juvéniles. « Quand un ado s'alcoolise massivement, du point de vue des neurones, c'est un véritable carnage, m'a-t-il confié. Il se produit du stress oxydatif et une inflammation qui tuent des neurones et en empêchent d'autres de se créer. Le cerveau mettra des semaines à s'en remettre. C'est tout sauf anodin, dans une période de la vie critique sur le plan du développement. L'inaction des pouvoirs publics face à cette urgence de santé publique est inacceptable. Les jeunes sont l'avenir de notre société. Une prise de conscience s'impose[117]. »

Je reçois régulièrement des témoignages d'étudiants ayant décidé de réduire leur consommation d'alcool le jour où ils ont compris que celle-ci affectait leurs capacités intellectuelles. La bonne nouvelle, c'est que le cerveau est capable de se régénérer. Si votre enfant a tendance à *lever le coude* et se sent intellectuellement moins alerte qu'autrefois, dites-lui qu'il y a toujours un bénéfice à réduire sa consommation. Chaque verre en moins est un cadeau qu'il fait à son cerveau. Quelques semaines d'abstinence lui permettront de retrouver son agilité cérébrale.

---

À vous de jouer

Découvrez la chaîne YouTube d'Angélique Szczkowski, intitulée « Ivre de vie ». Cette jeune femme, qui a elle-même connu l'addiction à l'alcool, et s'en est rétablie, y partage ses connaissances. Je vous suggère notamment de visionner, seul(e) ou avec votre jeune, la vidéo consacrée aux effets de l'alcool sur le cerveau (partie 2), dans laquelle elle présente les lésions cérébrales causées par l'alcoolisation chronique et le *binge drinking*.

---

# 38. Les filles sont encore plus à risque

*L'alcool, ça m'a amenée dans des états où j'ai failli mourir plusieurs fois.*
Aurore[118]

L'égalité des sexes n'existe pas avec l'alcool. À quantité égale d'alcool consommé, l'alcoolémie d'une fille sera plus élevée que celle d'un garçon. Imaginons qu'une adolescente et un adolescent, de taille et poids identiques, boivent un verre d'alcool chacun. Le garçon aura une alcoolémie de 0,2 gramme d'alcool par litre de sang, la fille de 0,3 gramme. Voici pourquoi :

1 - L'organisme féminin contient moins d'eau que celui d'un homme, (34 litres d'eau en moyenne contre 42 litres). Il contient également moins de sang (4 litres de sang en moyenne contre 5 litres). Or, l'éthanol est soluble dans l'eau (et dans le sang), mais pas dans la graisse. En toute logique, puisque le volume d'eau (et de sang) est inférieur chez une femme, l'éthanol y est plus concentré.

2 - Le corps d'une femme dégrade moins vite l'alcool que celui d'un homme, pour des raisons anatomiques et hormonales. L'estomac, le foie et les reins d'une femme sont plus petits que ceux d'un homme et ne fonctionnent pas tout à fait de la même manière. Conséquence : l'éthanol séjournant plus longtemps dans l'estomac d'une femme, il dispose de plus de temps pour traverser la paroi stomacale et se propager dans le sang.

Ces différences physiologiques expliquent pourquoi, à quantité égale d'alcool bu, une jeune fille sera plus rapidement et plus intensément ivre qu'un garçon. Le *binge drinking* est encore plus dangereux chez nos adolescentes. Elles sont davantage exposées au risque de coma éthylique (→83) et de trou noir (→39). L'alcool endommage encore plus leur cerveau.

Une personne qui a trop bu (fille ou garçon) est davantage susceptible d'avoir un rapport sexuel non protégé, ce qui l'expose au risque de contracter une infection ou une maladie sexuellement transmissible. Le risque supplémentaire, pour une fille, est de tomber enceinte (notamment si elle oublie de prendre sa pilule contraceptive ou si elle vomit peu après l'avoir avalée). Enfin, une personne alcoolisée est davantage susceptible de subir une agression, notamment une agression sexuelle (→42). S'il arrive que des garçons soient agressés sexuellement, les victimes de viol sont le plus souvent des filles. Un autre phénomène concerne tout particulièrement les filles : *l'alcoolorexie*. Il s'agit d'une pratique consistant à sauter le repas avant une soirée, l'idée étant de compenser par la diète les calories et le sucre fournis par les boissons alcoolisées, d'économiser de l'argent ou d'être ivre plus rapidement. Ce comportement se rencontre aussi chez les garçons, mais c'est plus rare. Le professeur Laurent Karila explique que se priver de nourriture « aggrave les conséquences de l'alcool sur le foie et l'estomac mais aussi sur le cerveau ». Le professeur, d'ailleurs, ne cache pas son inquiétude quant à l'augmentation de la consommation d'alcool des jeunes filles. Il explique que les adolescentes sont plus à risque que les garçons de développer des troubles anxieux ou des dépressions[119]. Or, de tels troubles favorisent la consommation d'alcool, qui pourrait être recherchée par les filles pour atténuer leur malaise intérieur. Ceci est d'autant plus inquiétant qu'en cas de consommation chronique, les dommages sont plus graves et apparaissent plus rapidement chez les femmes. Celles-ci souffrent plus vite de cirrhose et de pancréatite, et sont plus à risque de développer une addiction. Les addictologues voient de plus en plus de jeunes femmes présentant un trouble de l'usage de l'alcool. Beaucoup d'entre elles ont pris l'habitude de boire durant leurs études. Une fois dans la vie active, elles utilisent l'alcool pour gérer le stress d'une vie active intense.

Nous ne devrions jamais présumer que notre enfant, parce que c'est une fille, est moins concernée par les dangers de l'alcool. Il est important de parler tôt d'alcool avec elle. En faisant cela, nous optimisons ses chances de rester en bonne santé toute sa vie.

---

À vous de jouer

Sans tricher (ne regardez pas le texte), sauriez-vous expliquer pourquoi, à quantité égale d'alcool consommé, l'alcoolémie est plus élevée chez une femme ?

---

# 39. L'alcool provoque des trous noirs

*Le trou noir est défini par un « oubli » des faits qui se sont déroulés pendant une période d'ivresse alcoolique, alors que la personne était restée consciente, continuant à parler et à agir.* MAAD DIGITAL

La tension dans l'air est palpable dans cette salle d'audience du tribunal de Saint-Brieuc. Loïc, 25 ans, est jugé pour avoir provoqué un accident mortel alors qu'il roulait avec 3 grammes d'alcool dans le sang. Le jeune homme déclare : « Je ne me souviens plus de rien[120]. » À l'autre bout de la France, le même jour, au tribunal de Castres, c'est une jeune fille de 21 ans, Alice, qui est sur le banc des accusés. Elle aussi a provoqué un accident alors qu'elle conduisait avec 3 grammes d'alcool par litre de sang. Le procureur de la République l'interroge : « Que s'est-il passé ? ». La jeune femme répond : « J'ai bu de la vodka la soirée précédente, et j'ai repris un verre juste avant de monter dans ma voiture. Ensuite, je ne me souviens de rien[121]. »

Alice et Loïc ont probablement connu un *trou noir alcoolique*, aussi appelé *black out*. Ce phénomène survient lorsqu'une personne consomme une quantité importante d'alcool, avec une montée rapide de son alcoolémie. Sur le moment, le sujet paraît conscient de ce qu'il fait mais le lendemain, il est incapable de se remémorer ce qu'il a vécu. L'explication du trou noir se trouve dans une zone du cerveau dénommée *hippocampe* en raison de sa forme qui ressemble à celle d'un cheval de mer. Cette petite structure cérébrale est impliquée dans le processus de mémorisation. En temps normal, elle *enregistre* ce que vit un individu, lui permettant ainsi de se constituer un souvenir. Mais sous l'effet d'une dose importante d'éthanol, elle peut dysfonctionner au point de ne plus enregistrer aucune information (un peu comme un dictaphone mis sur pause). De l'extérieur, rien ne laisse supposer que la personne a cessé de mémoriser les évènements, puisqu'elle continue à agir comme si de rien n'était. Mais le lendemain, elle aura tout oublié.

Nous ne sommes pas tous égaux face au trou noir. Des différences génétiques entre les individus expliqueraient pourquoi certains en font et d'autres pas. Le risque est particulièrement élevé quand le taux d'alcool dans le sang dépasse 1,4 gramme par litre, surtout lorsque l'alcoolémie augmente brutalement (par exemple si une personne boit plusieurs verres *cul sec* ou si elle boit avec l'estomac vide). Les filles sont, pour des raisons physiologiques, davantage sujettes aux trous noirs que les garçons. Nous ne connaissons pas précisément la proportion de jeunes de moins de 25 ans ayant expérimenté un trou noir. Certaines recherches font état de 30 à 40 %. Si les réveils ne sont pas toujours aussi dramatiques que ceux qu'ont vécus Alice et Loïc, la situation peut être déstabilisante, voire traumatisante. Certains jeunes apprennent qu'ils ont commis des actes regrettables. D'autres découvrent des photos compromettantes sur les réseaux sociaux. D'autres enfin réalisent qu'ils ont perdu leur téléphone portable, qu'ils ont été volés, ou encore qu'ils ont été sexuellement abusés.

Peu de jeunes majeurs connaissent l'explication scientifique des trous noirs, alors même qu'ils en ont vécu plusieurs. Quel dommage que personne ne leur ait expliqué comment tout cela fonctionne. Apprendre aux enfants les effets de l'alcool sur le cerveau est pourtant une manière intéressante de faire de la prévention, bien en amont des premières consommations. Aux États-Unis, on explique même aux petits ce qu'est l'hippocampe et comment l'alcool agit sur cette structure cérébrale. Ces connaissances ne régleront pas tout, mais elles font partie d'une nécessaire éducation à la santé qui, chez certains jeunes, fera toute la différence le moment venu.

---

À vous de jouer

Ce défi sera plus ou moins facile à relever. La consigne est simple : expliquez à la première personne que vous verrez après avoir reposé ce livre ce qu'est l'hippocampe et quel est son rôle dans les trous noirs alcooliques.

---

# 40. Les jeunes, premières victimes des accidents de la route

*Alors maman peux-tu m'dire pourquoi j'ai froid ? Pourquoi les amis qu'j'devais ramener n'sont plus là ? Pourquoi dès lors que j'regarde autour de moi, je ne vois qu'des gyrophares, des gens qui ne sourient pas ?* Keen'V

Il fait nuit noire. Une voiture roule, un peu trop vite, sur une route de campagne. Le conducteur est un jeune homme d'une vingtaine d'années. Il a trop bu, mais au moment de partir, il se sentait apte à prendre le volant. Il transporte quatre amis. Tout le monde chante et rigole. La musique est poussée à plein volume. Bientôt, le conducteur perdra le contrôle de son véhicule. Il mourra, ainsi que trois de ses passagers. Le quatrième survivra, mais perdra l'usage de ses jambes.

Vous venez d'assister en direct à l'accident de la route type sur fond d'alcool. Celui-ci se produit le week-end, vers 4 heures du matin, sur une route secondaire. Il fait plusieurs victimes, pour la plupart de sexe masculin. Les 18-24 ans représentent 10 % de la population, mais 20 % des tués sur les routes et 30 % des blessés hospitalisés. Les raisons suivantes expliquent pourquoi les jeunes sont les premières victimes d'accidents : ils ont moins d'expérience au volant, ils circulent davantage la nuit, ils consomment plus souvent de l'alcool en quantité importante et enfin, lorsqu'un accident se produit le nombre de victimes est généralement élevé, car les jeunes sont souvent nombreux dans l'habitacle.

L'alcool est responsable d'un accident mortel sur trois. Certains accidents impliquent un deux-roues (moto, scooter, vélo, trottinette électrique...) ou des piétons. Un sondage révèle que 40 % des jeunes de 18 à 24 ans ont déjà pris le volant après avoir consommé de l'alcool ou une autre drogue [122]. Les personnes qui prennent le volant après avoir bu ne le font pas par ignorance, mais parce qu'elles ont généralement l'impression d'être capables de conduire. C'est ce que les spécialistes appellent la *myopie alcoolique.* Cette expression fait référence à cette altération typique de l'état de conscience du sujet qui a bu, qui provoque en lui une surconfiance en ses capacités, avec une mise à l'écart du sentiment du danger. Cette *myopie alcoolique* est un phénomène d'autant plus tragique que, dans les faits, le risque d'accident augmente dès le premier verre d'alcool. Une personne présentant une alcoolémie de 0,5 gramme d'alcool par litre de sang multiplie par deux son risque d'avoir un accident. Avec un taux de 0,8 g/l, le risque est multiplié par dix, avec un taux de 1,2 g/l, il est multiplié par 35[123]. Les risques sont décuplés en cas de prise concomitante de médicaments, de cannabis ou de toute autre drogue. Si la consommation de boissons alcoolisées présente un tel niveau de dangerosité, c'est parce que l'alcool provoque une diminution de l'acuité visuelle, une perte des réflexes et une altération générale des capacités incitant à la prise de risques. Ces effets surviennent plus rapidement et de manière plus aiguë chez les adolescents, ce qui rend encore plus dangereux chez eux la conduite d'un véhicule. Voici ce qui risque de se produire si votre enfant décide de conduire après avoir bu :

- Elle oubliera de mettre sa ceinture de sécurité ou son casque.
- Il ne se rendra pas compte qu'il roule bien trop vite.
- Elle ne verra pas bien la route, car sa vue sera brouillée et son champ visuel rétréci.
- Il sera plus sensible à l'éblouissement qu'en temps normal.
- Elle aura l'impression que les autres véhicules sont plus loin qu'ils ne le sont réellement.
- Il se sentira surpuissant.
- Elle pourrait entreprendre un dépassement dans un virage, griller une priorité ou brûler un feu rouge.
- Si un obstacle survient, il lui faudra plus de temps pour réagir et freiner.

Le temps de réaction d'un conducteur en conditions normales est évalué à une seconde environ. Celui d'une personne présentant une alcoolémie de 0,5 g/l est d'une seconde et demie. Or, il suffit de quelques dixièmes de seconde pour qu'un dépassement dangereux se transforme en accident mortel.

## ALCOOL AU VOLANT : QUE DIT LA LOI ?

Le taux d'alcool limite autorisé au volant est de 0,5 gramme d'alcool par litre de sang. Les conducteurs novices sont soumis à une réglementation spécifique. Durant 3 ans (2 ans pour ceux qui ont bénéficié de la conduite accompagnée), ils disposent d'un permis probatoire. Le taux d'alcool limite autorisé pour eux est de 0,2 gramme d'alcool par litre de sang. Ce taux est atteint (et généralement dépassé) avec un seul verre d'alcool. Concrètement, cela signifie qu'un conducteur novice devrait s'en tenir au zéro alcool.

S'il ou elle est interpellé(e) avec une alcoolémie supérieure au maximum légal autorisé, votre jeune encourt des sanctions plus ou moins sévères en fonction de son alcoolémie et des circonstances. La première année, il ou elle verra son permis invalidé et devra attendre 6 mois, puis repasser l'examen du permis de conduire dans son intégralité. Dans tous les cas, les sanctions seront majorées s'il s'agit d'une récidive, s'il y a refus de se soumettre à un contrôle ou s'il y a accident[124]. Voici les peines encourues :

- Perte de points.
- Amende.
- Peine de prison.
- Immobilisation ou confiscation du véhicule.
- Retrait du permis de conduire.
- Obligation de suivre à ses frais un stage de sensibilisation à la sécurité routière.
- Peine d'intérêt général.
- Obligation de conduite avec un éthylotest anti-démarrage (EAD).
- Obligation de soins.

Attention ! Si votre jeune provoque un accident alors qu'il ou elle a une alcoolémie supérieure à la limite autorisée, il ou elle ne sera pas couvert(e) par son assurance. Celle-ci ne remboursera pas les réparations de sa voiture. Elle ne le représentera pas devant le tribunal (même si son contrat inclut une couverture juridique). S'il ou elle est blessé(e), il ou elle ne touchera aucune indemnité (invalidité, journalière). Son assurance sera en droit de majorer sa cotisation ou de résilier son contrat. L'Assurance Maladie pourra engager une action contre votre enfant pour obtenir récupération de toutes les prestations versées aux victimes. Il ou elle pourrait en outre être condamné par un tribunal à verser des dommages et intérêts aux victimes.

Une personne qui décide de rentrer à pied chez elle, pour éviter de prendre le volant, s'expose à plusieurs risques (→47) incluant celui de se faire accrocher par un véhicule. L'état d'ivresse d'un piéton augmente en effet considérablement sa vulnérabilité, surtout la nuit, en raison du manque de visibilité.

La sécurité routière coordonne une opération appelée SAM, pour *sans accident mortel.* Cette initiative consiste à choisir, en début de soirée, un membre du groupe qui ne boira pas d'alcool et sera chargé de ramener tout le monde à la maison. Ces programmes sont bien connus et appréciés des jeunes. Ils ont contribué à une meilleure prise de conscience, en France, des dangers de l'alcool au volant. Malheureusement, ils ne semblent pas avoir d'impact significatif sur l'accidentologie [125] . Un conducteur désigné, surtout s'il manque d'expérience au volant, pourrait être déconcentré par la présence dans l'habitacle de passagers alcoolisés, dans un contexte de conduite nocturne et de fatigue. Enfin, certains reprochent au slogan de la campagne SAM, *celui qui conduit, c'est celui qui ne boit pas*, de sous-entendre qu'il est normal et anodin que tous les autres s'alcoolisent. Si votre jeune envisage ce soir d'être un SAM ou de rentrer avec un conducteur désigné, prenez le temps d'envisager avec lui d'autres options (→82).

La mortalité routière a considérablement diminué au cours des dernières décennies, mais la proportion de conducteurs alcoolisés impliqués dans les accidents mortels est désespérément stable. Le risque routier reste bel et bien présent. Plus nous sensibiliserons nos jeunes en leur apportant des données fiables et des conseils adaptés, plus nous les protégerons.

---

À vous de jouer

Scannez ces QR codes pour visionner deux spots belges de prévention utilisant le second degré pour sensibiliser les jeunes aux dangers de la conduite sous l'influence d'alcool et d'autres psychotropes. Le premier s'intitule *Déjouez les pronostics,* le second *Fêtes de fin d'année : ne lui faites pas de cadeaux.*

---

## 41. L'alcool provoque des violences

*L'état d'ébriété peut présenter un risque pour la personne ivre ou pour des tierces personnes et implique la mobilisation d'importants moyens policiers, judiciaires et sanitaires.* MILDECA

Au cours d'une formation, un père de famille partagea avec notre groupe son approche de la prévention. « On parle beaucoup aux jeunes du danger de l'alcool au volant, mais trop peu, selon moi, du risque de violence. Pourtant on a tous assisté à des bagarres en sortie de discothèque ou à la fin d'un bal, quand on était jeunes. Je suis pompier volontaire. Je suis régulièrement témoin de fins de soirées épouvantables. Qui dit boisson dit danger. Gros danger même. Il faut dire aux jeunes que l'alcool est un catalyseur de violence, et leur donner des solutions pour s'en protéger. » Ce monsieur a raison. L'alcool est bel et bien un *catalyseur de violence*. Lorsque votre jeune boit de l'alcool, il augmente son risque d'être victime ou auteur d'un acte de violence.

L'alcool est présent dans un tiers des phénomènes de violence, et notamment des violences aux personnes (coups et blessures, vols, agressions sexuelles, homicides). Il est à l'origine d'un nombre élevé d'admissions aux urgences. Un médecin urgentiste m'a confié que certains soirs son service est littéralement *saturé de gamins saouls*, qui arrivent aux urgences après s'être bagarrés. « Le plus souvent, il s'agit de garçons à peine majeurs, mais on voit de plus en plus de filles, et même des mineurs. Ces jeunes arrivent avec l'arcade sourcilière amochée, le nez ou une dent cassée. Parfois c'est plus grave. Constater le décès d'un jeune qui a participé à une rixe, ça vous marque à jamais. » Le professeur Laurent Bègue est l'auteur d'un livre, intitulé *Drogues, alcool et agression. L'équation chimique et sociale de la violence*, dressant l'état des connaissances scientifiques sur le lien entre la consommation d'alcool et la violence. Le chercheur explique que l'éthanol agit *chimiquement* sur les zones du cerveau impliquées dans les processus de passage à l'acte. Ces effets, explique-t-il, sont encore plus marqués chez les adolescents, car leur cerveau est en construction. Ces derniers ont plus de mal que nous à contrôler leurs émotions et leur impulsivité.

Voici plus précisément ce qui se passe dans le cerveau de votre jeune lorsqu'il ou elle boit de l'alcool :

1. Les zones du cerveau impliquées dans les mécanismes de reconnaissance des expressions faciales sont, elles-aussi, affectées par l'éthanol. Votre fille aura tendance à interpréter de manière erronée le comportement d'autrui.
2. Le fonctionnement du cortex frontal, qui est le siège de la pensée rationnelle et de la prise de décision, est ralenti. Votre fils aura du mal à réfléchir. Il risque de faire de mauvais choix.
3. Les zones du cerveau responsables du contrôle des émotions sont affectées. Les émotions de votre enfant prendront le pas sur son esprit critique et son jugement. Il pourrait ne plus percevoir et craindre les conséquences négatives de ses actes.
4. Une personne ivre perçoit mal le réel et peine à traiter les informations. Votre jeune pourrait ressentir une sensation de brouillard, voire une distorsion de la réalité qui l'empêcherait de se rendre compte de l'existence d'une menace. Il pourrait ne pas remarquer qu'une personne le suit et s'apprête à l'agresser pour lui voler son téléphone.
5. Il arrive que l'éthanol exacerbe l'état psychique du consommateur. Si votre fille est en colère quand elle commence à boire, cette colère pourrait augmenter. Si elle est déprimée, elle pourrait l'être encore davantage, etc.

Le concept, proposé par les chercheurs, de « myopie alcoolique » (→40), aide à comprendre ce qui se joue lors d'une alcoolisation. Un sujet alcoolisé aura une perception amoindrie de la réalité, un peu comme si son rapport au temps et à l'espace rétrécissait. Il aura une perception brouillée des conséquences futures de ses actions. Tout comme la myopie empêche le sujet de distinguer les formes au loin, la myopie alcoolique limite les capacités cognitives de la personne.

Les effets de l'alcool varient d'un individu à l'autre et en fonction des contextes. Le comportement qu'un jeune adoptera après avoir bu de l'alcool dépend aussi de facteurs psychologiques et sociaux.

En voici quelques exemples :

1. Le comportement d'une personne alcoolisée est influencé par l'environnement dans lequel elle se trouve. Boire de l'alcool dans un bar bondé de monde n'est pas la même chose que de prendre un verre lors d'un rendez-vous en amoureux. Si l'ambiance du lieu où il se trouve est électrique et survoltée, votre fils pourrait lui aussi se sentir tendu. À l'inverse, si tout le monde est de bonne humeur, cela pourrait le rendre joyeux, par mimétisme.
2. Les croyances d'une personne relatives aux effets de l'alcool déterminent en partie ce que celle-ci ressentira lorsqu'elle aura bu. Si votre fille pense que l'alcool rend les filles violentes, alors il y a des chances pour que l'alcool agisse ainsi sur elle. En revanche, si elle pense que l'alcool rend les filles joyeuses, elle sera davantage susceptible d'avoir elle-même l'alcool joyeux.
3. Chez certains, boire de l'alcool fait tomber les garde-fous internes, un peu comme une digue qui s'ouvre pour laisser passer l'eau. Boire de l'alcool pourrait même être une excuse plus ou moins inconsciente permettant à un individu de s'autoriser un passage à l'acte. Les personnes qui adhèrent à la culture du viol sont davantage susceptibles, une fois alcoolisées, de commettre une agression sexuelle (→42). De même, les personnes qui considèrent que la violence est une manière légitime de régler un problème seront plus susceptibles de frapper autrui pour un motif futile.
4. Les individus qui pensent qu'ils seront dédouanés de la responsabilité des actions qu'ils auront commises sous l'effet de l'alcool ont davantage tendance à se montrer agressifs après avoir bu. C'est la raison pour laquelle il est important de faire savoir à nos jeunes que la consommation d'alcool n'est jamais, sur le plan judiciaire, une circonstance atténuante. C'est au contraire une circonstance aggravante.

Le sujet des phénomènes de violence sur fond d'alcool est tout sauf anecdotique. Il s'agit d'un enjeu majeur de santé et de sécurité, à l'origine d'un coût social faramineux. Des recherches menées à l'échelle de villes ou de pays montrent que la diminution de la consommation d'alcool produit une diminution des violences, incluant les violences de rue, les violences nocturnes et les violences conjugales[126]. L'alcool est en effet la substance psychoactive la plus fréquemment associée aux comportements agressifs. Une consommation d'alcool est présente dans un phénomène de violence sur trois, incluant les meurtres et les viols. Le produit est également présent dans plus d'un féminicide sur deux. C'est considérable[127] ! Faire de la prévention autour de l'alcool est essentiel si nous souhaitons bâtir une société plus sûre.

J'espère que ces informations vous auront éclairé(e) sur les liens entre l'alcool et la violence, et convaincu(e) de l'importance d'évoquer régulièrement ce sujet avec votre jeune. Notre éducation peut faire la différence. Nous pouvons en effet apprendre à notre enfant à gérer ses émotions autrement que par la violence. Nous pouvons retarder son expérimentation de l'alcool, voire le dissuader de boire. Nous pouvons, enfin, lui donner des astuces pour contrôler sa consommation s'il boit (→81). Si nous lui expliquons précisément les effets de l'éthanol sur le cerveau, notre jeune comprendra mieux les risques et la manière de s'en protéger. Nous verrons plus loin comment nous y prendre, concrètement, pour transmettre les bons messages de sécurité à notre jeune.

---

À vous de jouer

Cet exercice très simple vous permettra d'avoir un aperçu de l'ampleur des violences sur fond d'alcool dans notre société. Dans un moteur de recherche, saisissez ce début de phrase : « Ivre, le jeune homme ». Choisissez l'option « actualités » pour limiter les réponses aux seuls articles de presse. Prenez le temps de lire les gros titres des articles. Vous pouvez également faire l'expérience en saisissant « Ivre, la jeune femme. »

---

# 42. L'alcool est la vraie drogue du viol

*Une personne consentante est une personne consciente et lucide qui est en mesure d'accorder, de révoquer ou de refuser son consentement tout au long de la relation sexuelle sollicitée, dès les préliminaires jusqu'au dernier acte accompli. Cette démarche exige qu'elle ne soit ni inconsciente, ni sous l'empire d'une consommation excessive d'alcool ou de drogue [...]*

Me Julien Brochot[128]

On dit souvent du GHB, cet anesthésiant classé dans la liste des stupéfiants, qu'il est *la drogue du violeur*[129]. Il est vrai qu'en soirée, laisser son verre sans surveillance est dangereux. Une personne mal intentionnée pourrait facilement y verser de la drogue. Ceci ne devrait pas pour autant nous faire oublier que la première drogue du viol, celle qui est utilisée chaque nuit par les agresseurs sexuels, c'est l'alcool.

Il y a quelques années, une dame m'a abordée à l'issue d'une conférence. Elle souhaitait me faire part d'une histoire qui l'avait *particulièrement remuée*. Un matin, cette dame reçoit un coup de fil de sa fille, qui lui demande de l'aide pour une de ses amies, Justine, qui a beaucoup bu la veille. Justine vient de se réveiller, seule dans une chambre isolée de l'appartement dans laquelle une fête a eu lieu. Elle a du sang entre les jambes et ressent une brûlure dans le bas-ventre. Elle ne comprend pas ce qui lui est arrivé. Son dernier souvenir remonte au début de soirée. Elle est assise sur une table, entourée de garçons qui lui servent des verres de punch et insistent pour qu'elle boive ceux-ci *cul sec*. Ensuite, c'est le trou noir. La dame se rend illico sur les lieux et prend en charge Justine, qu'elle emmène aux urgences. Un médecin constate que la jeune fille a subi plusieurs pénétrations violentes. Il conseille à la patiente de porter plainte. Mais l'adolescente ne veut rien entendre. Ses parents n'étaient pas au courant pour la fête. Ils ne doivent en aucun cas apprendre qu'elle a bu de l'alcool. Elle répète que ce qui lui est arrivé est entièrement de sa faute. Elle ne portera jamais plainte. Pourtant, selon toute vraisemblance, cette jeune fille a été victime d'*un viol par soumission chimique*. Le viol est un crime passible de 15 ans de réclusion criminelle (20 ans si la victime est mineure). Les agresseurs de Justine l'ont très probablement fait boire dans le but d'avoir des rapports sexuels. Ceci constitue une circonstance aggravante[130]. La loi sanctionne en effet lourdement un individu qui fait boire une personne pour profiter d'elle. Il reviendra à l'auteur présumé de prouver que la victime présumée était consentante au moment des faits. Le consentement doit être explicite et donné par une personne qui a l'esprit clair. Une personne fortement alcoolisée n'est pas en mesure de donner un consentement explicite. L'alcool est impliqué dans une agression sexuelle sur trois, soit parce que la victime est alcoolisée, soit parce que l'auteur l'est, ou encore les deux. Les garçons aussi peuvent être victimes d'agressions sexuelles. Les filles aussi peuvent en commettre[131].

Notre rôle de parent est d'expliquer à notre enfant, le plus tôt et le plus régulièrement possible, ce que sont le respect et le consentement. Nous avons un rôle éducatif essentiel à jouer pour lutter contre la culture du viol et les stéréotypes sexistes. Mais cela ne saurait suffire. Faire de la prévention autour de l'alcool est un autre volet, tout aussi important, pour réduire les risques de violence sexuelle.

---

À vous de jouer

Je vous invite à visionner la vidéo *Le consentement expliqué avec une tasse de thé* des studios Blue Seat. Si vous ne comprenez pas l'anglais, vous pouvez sélectionner l'option *sous titres en français* dans les paramètres de la vidéo, ou bien regarder une version en français, comme par exemple celle du youtubeur Mr B.

---

## 43. Alcool dans le sang, juge au tournant

*Alors un petit tour, vite fait, dans les urgences de tous les hôpitaux, un samedi soir, entre vomissures et relents éthyliques. Fatigués ? Vous préférez un passage par la case commissariat et cellule de dégrisement ? Courage ! Une visite pour finir : nos Palais de justice, embouteillés par le jugement des violences et homicides liés à l'alcool.* Dr William Lowenstein[132]

En tant que parent, l'idée que notre enfant puisse avoir un problème avec la justice à cause de l'alcool ne nous effleure généralement pas. Nous pensons au risque d'accident, de coma éthylique ou encore de bagarre, mais pas forcément au risque de voir notre jeune convoqué au tribunal. Pourtant, au cours d'une soirée alcoolisée, notre ado pourrait faire une bêtise. Tapage nocturne, dégradation du mobilier urbain, insulte à un représentant des forces de l'ordre, ivresse publique manifeste... Cela n'arrive pas qu'aux autres. Un(e) jeune(e) alcoolisé(e) est en effet plus à risque de commettre un acte répréhensible par la loi que lorsqu'il ou elle est dans son état normal. En 2021, plus de 153 000 condamnations inscrites au casier judiciaire ont été prononcées à l'encontre de jeunes de moins de 25 ans en France[133].

Le premier risque auquel un(e) jeune s'expose en buvant est celui de se retrouver en situation d'ivresse publique et manifeste (IPM), ce qui pourrait l'emmener tout droit en cellule de dégrisement, en plus d'avoir à payer une amende de 35 à 150 euros. La loi française interdit en effet de se trouver en état manifeste d'ivresse dans un lieu public[134]. Si votre enfant est soupçonné(e) d'avoir commis un crime ou un délit puni d'emprisonnement, il ou elle sera placé(e) en garde à vue pour les besoins de l'enquête de police. Vous serez prévenu(e) immédiatement s'il ou elle est mineur(e). À l'issue de la garde à vue, il ou elle sera soit remis(e) en liberté, soit déféré(e), c'est-à-dire présenté(e) au Procureur puis au juge, avec un risque de détention provisoire pour les infractions les plus graves. Si cela arrive, il vous faut savoir que la consommation d'alcool est, du point de vue de la justice, une circonstance aggravante. Le législateur considère que le fait d'avoir été alcoolisé au moment où l'on a commis un délit ou un crime est encore plus grave que si l'on était sobre*. Si votre enfant mineur(e) commet un délit, votre responsabilité *civile* parentale pourra être mise en jeu. La loi française considère cependant que *« nul n'est responsable pénalement que de son propre fait »* (code Pénal, art. 121-1). Un parent ne sera par conséquent jamais considéré *pénalement* responsable d'une action commise par son enfant. En revanche, si votre enfant mineur(e) est condamné à payer une amende, ou à verser d'éventuels dommages et intérêts à une victime, vous pourriez être obligé(e) de payer à sa place. Les sommes pourraient être particulièrement élevées en cas d'accident (de scooter par exemple) provoqué par votre enfant, car son assurance ne le couvrira probablement pas.

Vous avez maintenant une meilleure connaissance des risques juridiques auquel votre jeune s'expose lorsqu'il s'alcoolise. Voici de quoi vous donner quelques arguments supplémentaires s'il ou elle vous accuse d'être trop strict(e) avec l'alcool. Vous pouvez, grâce à votre éducation et à votre démarche de prévention, faire la différence. Nous verrons que dialoguer avec votre jeune, entretenir une bonne relation avec lui et l'aider à gérer sa consommation sont des approches efficaces.

---

À vous de jouer

Je vous invite à une introspection personnelle. Avez-vous, parmi vos proches, une personne ayant commis un acte répréhensible selon la loi quand elle était alcoolisée ? Que s'est-il passé ? A-t-elle été interpellée et si oui, quelle fut la sanction ? Et vous, avez-vous déjà fait quelque chose d'illégal après avoir bu ? Que pensez-vous de cette expérience, avec le recul ?

---

* Il n'en a pas toujours été ainsi. L'ivresse a longtemps été considérée comme une circonstance atténuante : on considérait qu'une personne ivre n'était pas vraiment responsable de ses actes, car elle n'était pas dans son état normal. Mais les temps ont changé.

# 44. Zéro alcool avant et durant la grossesse

*Dans ma tête, il y avait comme un cheval sauvage que je n'arrivais pas à dompter. Il refusait de rester en place devant un livre ou un cahier. On me laissait galoper dans la cour de récréation quand plus personne ne pouvait me retenir.* Véronique Faudou Sourisse[135]

Si vous avez de bons yeux, vous avez peut-être remarqué, au dos des bouteilles d'alcool, un pictogramme en noir et blanc de la taille d'une lentille représentant une femme enceinte barrée d'un trait. J'ai mesuré le pictogramme présent sur une bouteille de vin : six millimètres. C'est à peine la taille d'un fœtus à 4 semaines de grossesse. Six malheureux millimètres pour alerter les consommateurs sur ce qui est pourtant un drame absolu : les conséquences de l'alcoolisation fœtale.

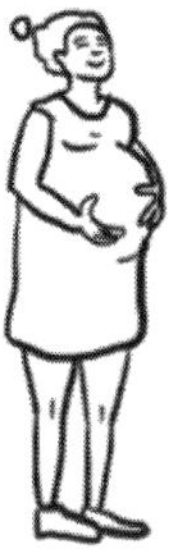

Durant la grossesse, la consigne médicale est claire : zéro alcool. Même une petite coupe de champagne, une fois de temps en temps, est formellement déconseillée. Inutile de vous dire que la dernière des choses à faire serait de prendre une cuite. Il est même fortement conseillé de s'abstenir de boire dès le projet de grossesse.

Lorsqu'une femme enceinte boit de l'alcool, celui-ci passe directement, via le placenta, dans le sang de son enfant. En quelques minutes, il se répand dans tous les organes du bébé, y compris dans son cerveau en construction. Si le foie de la maman est suffisamment mature pour métaboliser l'alcool, ce n'est pas le cas de celui de son bébé, qui mettra plus longtemps à l'éliminer. Cette exposition à l'alcool peut être lourde de conséquences. Elle peut entraîner un retard de croissance, des anomalies physiques et des dysfonctionnements du cerveau. Elle peut même tuer le bébé en provoquant une fausse couche ou une naissance prématurée. Pourquoi ? Parce que l'éthanol présent dans les boissons alcoolisées est *tératogène*. Ce mot vient du grec *téras*, monstre. Étymologiquement, il signifie « qui forme un monstre ». Par extension, on qualifie de tératogène toute substance ou agent (médicament, bactérie, radiation...) susceptible de provoquer des malformations du fœtus. Tératogène[*] signifie donc « qui provoque des malformations ». Il existe un large spectre de « troubles du spectre de l'alcoolisation fœtale » (TSAF). L'exposition in utéro à l'alcool peut provoquer de légers troubles cérébraux ou moteurs, mais elle peut aussi provoquer des formes lourdes et invalidantes de handicap.

La professeure Bérénice Doray est généticienne au CHU de La Réunion. Elle dirige le Centre Ressources TSAF, dédié au repérage et à l'accompagnement d'enfants atteints de TSAF. Je lui ai demandé pourquoi certains bébés naissent en bonne santé, alors que leur maman a bu de l'alcool lorsqu'elle était enceinte, alors que d'autres sont lourdement handicapés. Elle m'a expliqué que tout dépend de ce qui se passe chez le futur bébé au niveau génétique au moment de la consommation d'alcool. En gros, si la maman boit au moment où l'ADN orchestre la fabrication du rein, l'éthanol absorbé va interférer dans l'opération et le rein sera définitivement atrophié. Si c'est au moment où une partie essentielle du cerveau est en cours de fabrication, le cerveau sera affecté. Si la consommation d'alcool a lieu juste avant ou juste après l'expression des gènes, cela n'aura pas de conséquences.

La forme la plus sévère de TSAF porte le nom de *syndrome d'alcoolisation fœtale (SAF)*. Elle est reconnaissable d'un coup d'œil, car elle se « lit » littéralement sur le visage malformé de l'enfant. On estime qu'elle concerne 800 naissances vivantes, chaque année, en France. Il est déchirant, en présence de l'un d'entre eux, d'imaginer les traits et la vie qu'il aurait eus s'il n'avait été exposé in utéro à l'alcool. Typiquement, le petit bout de chou présentera un visage aplati au nez très court, un petit périmètre crânien, une lèvre supérieure amincie, un espace nez-lèvre sans relief et des yeux étroits. Ses reins et son cœur fonctionneront mal, il aura des problèmes de vue ou d'audition, un faible poids corporel et des

[*] Voici un moyen mnémotechnique pour vous souvenir de ce mot. Votre voisin a laissé traîner ses outils de jardinage au milieu du chemin. Lorsque vous le croisez, vous lui dites : « Tes râteaux gênent ».

difficultés pour les apprentissages, la gestion des émotions et l'insertion sociale.

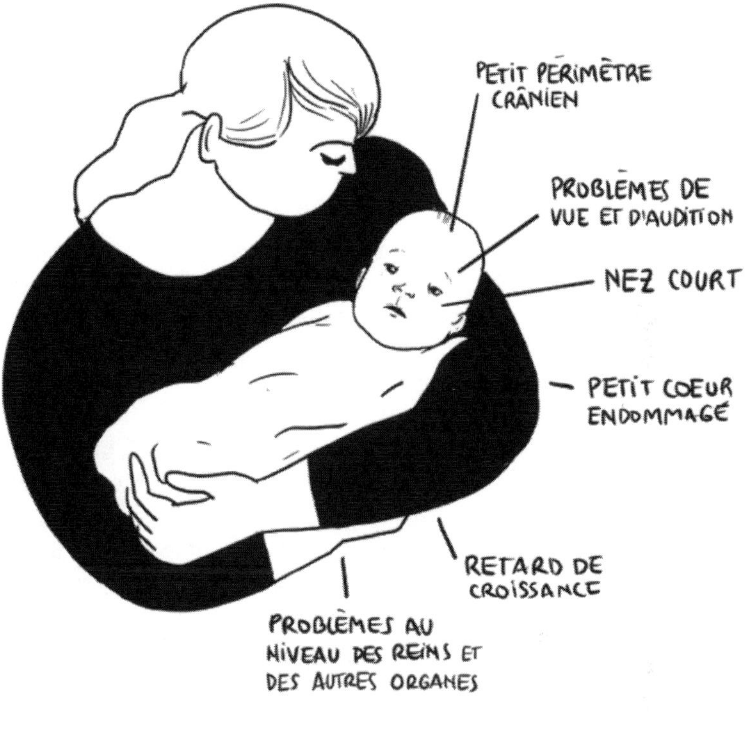


Il existe un ensemble d'autres troubles causés par l'alcoolisation fœtale qui, eux, sont peu ou pas du tout visibles. Environ 8 000 bébés vivants naissent chaque année en France porteurs de l'un d'entre eux. Soit un par heure. Plus d'un demi-million de Français (700 000) seraient atteints d'une forme plus ou moins grave. La plupart de ces personnes l'ignorent, car elles sont rarement diagnostiquées. Certains cas de trouble du déficit de l'attention (TDAH), avec ou sans hyperactivité, ou de syndrome dysexécutif et autres dys- ont pour origine une alcoolisation fœtale. Nous manquons cruellement de professionnels formés au repérage et à l'accompagnement des enfants. À défaut d'un diagnostic précoce et en l'absence d'une prise en charge adaptée, les conséquences sont parfois catastrophiques : échec scolaire, problème judiciaire, chômage, désocialisation. Pour les parents, élever un enfant atteint de TSAF peut apporter de grandes joies, mais peut aussi s'avérer épuisant et source de grandes frustrations. Si les anomalies sont définitives et irréversibles, certaines peuvent être atténuées. L'association « Vivre avec le SAF » est une ressource précieuse pour les familles concernées. N'hésitez pas à consulter le site Internet de l'association (vivreaveclesaf.fr) ou à contacter ses bénévoles. Vous trouverez également, à la fin de ce livre, des suggestions de lecture si vous souhaitez approfondir ce sujet.

Le futur papa devrait lui aussi éviter l'alcool pendant les deux mois qui précèdent la conception. En effet, l'éthanol a un impact sur la spermatogénèse, c'est-à-dire sur le mécanisme de fabrication des spermatozoïdes. Les bébés dont le père a bu de l'alcool sont porteurs de mutations génétiques qu'ils pourraient ensuite transmettre à leur descendance. De petites modifications sont visibles dans certaines zones de leur cerveau et les traits de leurs visages peuvent être légèrement affectés (sans que cela ne se remarque à l'œil nu[136]).

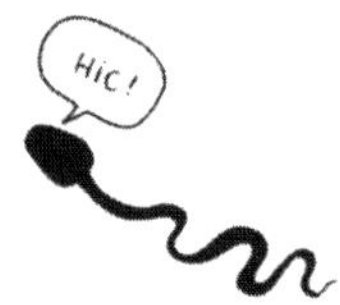


Si vous deviez ne retenir qu'une seule information suite à la lecture de ce livre, ce devrait être celle-ci : le syndrome d'alcoolisation fœtale est un drame absolu, mais il s'agit d'un drame 100 % évitable. Nous devrions toutes et tous expliquer à nos enfants, dès qu'ils sont en âge de le comprendre, qu'il ne faut surtout pas boire durant la grossesse. Et nous ne devrions pas hésiter à leur répéter souvent cette information, durant leur enfance et leur adolescence et même une fois qu'ils sont adultes.

---

À vous de jouer

Un pictogramme d'avertissement des dangers de l'alcool durant la grossesse (en taille réelle) s'est caché dans ces pages. Saurez-vous le trouver ?

---

# 45. Les cuites d'aujourd'hui préparent les maladies de demain

*Au niveau mondial, plus d'un tiers des maladies ont leur origine à l'adolescence. De nombreux comportements de santé et prises de risque des adolescents impacteront leur santé actuelle, à l'âge adulte, et même celle de leurs enfants à venir. [... C'est pourquoi] il y a un intérêt très fort à aider les adolescents à garder ou à adopter des comportements favorables à la santé [...]* Emmanuelle Godeau[137]

Connaissez-vous cette campagne de l'Institut national du cancer ayant pour slogan « l'ombre, c'est l'endroit le plus cool de l'été[138] » ? Son but est d'alerter les parents sur les risques liés à l'exposition de leurs enfants au soleil et leurs répercussions sur la survenue de cancers de la peau à l'âge adulte. L'Institut explique que c'est en adoptant de bonnes pratiques de prévention dès l'enfance que les parents peuvent éviter les cancers de demain. On pourrait déployer la même campagne avec l'alcool, en expliquant aux parents qu'en adoptant de bonnes pratiques de prévention dès l'enfance, ils peuvent éviter les maladies de demain. D'ailleurs, je ne comprends pas pourquoi les pouvoirs publics n'ont jamais songé à lancer une grande opération de communication en ce sens. Si j'étais ministre de la Santé, je demanderais à mes équipes de faire savoir à tous les parents que chaque fois qu'ils parlent d'alcool avec leur enfant et lui transmettent des messages, même tout simples, de prévention, ils augmentent ses chances de vivre longtemps en bonne santé.

Vous avez bien plus d'influence sur votre enfant que vous ne le pensez (→50). Vous avez le pouvoir de retarder son premier contact avec l'alcool et de lui transmettre des informations qui pourraient changer sa vie. En faisant cela, vous ne le protégez pas seulement des risques immédiats qu'encourent les personnes lorsqu'elles boivent, comme les accidents de la route, les comas éthyliques ou encore les violences. Vous faites beaucoup plus : vous offrez à votre enfant un avenir plus sûr et la promesse d'une santé protégée. Il est démontré que plus un jeune boit tôt de l'alcool, plus il risque d'avoir une consommation excessive à l'âge adulte et de subir l'un des nombreux dommages associés à ce produit. Par conséquent, plus tard votre enfant commencera à boire, moins il prendra de cuite à l'adolescence, mieux ce sera pour sa santé à long terme. L'Organisation mondiale de la Santé (OMS) indique que l'alcool est associé à plus de 60 maladies, sans compter toutes les autres conséquences matérielles, financières et sociales. Faire de la prévention, c'est offrir à son enfant la perspective d'une vie épargnée de toutes sortes de problèmes. En le protégeant de cette « épidémie industrielle » qui menace tant de nos jeunes (→19), voici quelques-uns des cadeaux que vous lui faites, à l'échelle de sa vie :

- ♡ Un foie tout joli, bien lisse et brillant, qui fonctionne à la perfection.
- ♡ Un cœur solide.
- ♡ Un cerveau en bon état, qui lui permettra de réfléchir et d'agir en pleine conscience et d'accomplir de grandes choses.
- ♡ Une jolie peau, un sommeil de qualité et une santé mentale préservée.
- ♡ Une vie sociale et professionnelle épanouie.
- ♡ Une meilleure santé financière.

Si l'on en croit le dicton, une pomme par jour éloigne le médecin. De la même manière, un peu de prévention par jour éloigne l'addictologue (mais aussi le policier, l'oncologue, le magistrat...).

---

À vous de jouer

Lorsque vous étiez enfant, les adultes autour de vous faisaient-ils de la prévention alcool ? Et à l'adolescence, aviez-vous accès à des informations de qualité sur le sujet ? Pensez-vous avoir été suffisamment informé(e) et accompagné(e) ?

---

# 46. Parler d'alcool, c'est le protéger du cancer

*Une consommation aussi faible qu'un verre d'alcool par jour augmente sensiblement le risque de certains cancers, dont celui du sein chez la femme.*
Organisation mondiale de la Santé

Il manque un élément important dans ma petite liste des cadeaux que vous offrez à votre enfant pour sa vie entière lorsque vous faites de la prévention. D'ailleurs, c'est un aspect tellement important, primordial, crucial et vital que j'ai choisi de lui consacrer toute une idée clé. Ce cadeau précieux, c'est la perspective d'une vie qui ne croisera pas le cancer. Certes, vous ne pouvez pas réduire totalement le risque, car certains cancers sont inévitables. Mais plus vous sensibiliserez votre enfant aux dangers de l'alcool, plus vous réduirez la probabilité qu'il ou elle développe un jour un des cancers associés à ce produit. Si vous réussissez en outre à le tenir loin de la clope et à lui faire adopter de bonnes pratiques alimentaires, alors vous augmentez encore ses chances de rester en bonne santé. Les autorités de santé expliquent en effet que 40 % des cancers peuvent être évités.

L'alcool est la deuxième cause de cancer évitable après le tabac. Chaque année, près d'un demi-million de personnes dans le monde meurent d'un cancer attribuable à l'alcool. 70 % des cancers de la bouche, 58 % des cancers de l'œsophage, 24 % des cancers du foie et 17 % des cancers du sein lui sont imputables. Au risque de me répéter : parler d'alcool avec votre enfant et faire de la prévention, c'est réduire son risque de développer un cancer au cours de sa vie. Il m'a fallu un certain temps pour comprendre comment un comportement en apparence aussi anodin que boire un verre d'alcool peut entraîner le cancer. En fait, je ne savais pas bien ce qu'était le cancer. Le jour où j'ai compris que cette maladie prend naissance dans le noyau de notre cellule, et qu'il s'agit d'une mutation de notre ADN, tout est devenu plus clair. Notre organisme est composé de 10 000 milliards de cellules. Une cellule, c'est un organisme vivant ressemblant à une minuscule bille souple, remplie de liquide. À l'intérieur de chaque cellule, il y a un noyau et dans ce noyau une molécule d'ADN. L'ADN, c'est le chef d'orchestre de la cellule. Il lui indique ce qu'elle doit faire. Quand l'ADN fonctionne correctement, tout va

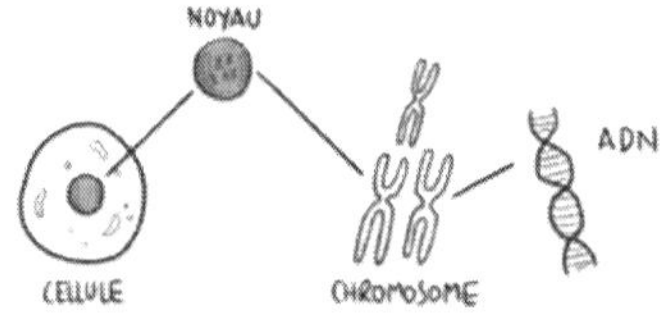


bien. Mais lorsqu'il est endommagé, il donne des directives confuses. La cellule se multipliera anarchiquement ou refusera de mourir alors qu'elle le doit. Il en résulte une masse appelée *tumeur*. Les tumeurs peuvent se propager, via le système sanguin, à d'autres parties du corps, formant ainsi des *métastases*. La présence de métastases dans un organe vital risque de perturber le fonctionnement de celui-ci, ce qui peut à long terme entraîner la mort*. Voici comment les chercheurs explique le lien entre l'alcool et le cancer :

1. L'éthanol est capable de traverser la membrane d'une cellule, d'atteindre son noyau et d'abîmer son ADN. On dit de lui qu'il est « mutagène », car il peut modifier la génétique de nos cellules.
2. Dans notre organisme, le métabolisme de l'alcool donne naissance à une molécule très toxique : l'acétaldéhyde. Cet acétaldéhyde est le même que celui que l'on trouve dans la pollution environnementale, générée par les rejets industriels, ou dans la fumée du tabac. C'est l'acétaldéhyde, plus que l'éthanol lui-même, qui est cancérigène**.
3. L'éthanol rend nos muqueuses plus perméables, par exemple au niveau de la bouche ou du pharynx, favorisant ainsi l'absorption d'autres cancérogènes. Ceci explique pourquoi une cigarette est encore plus nocive lorsqu'elle accompagne un verre d'alcool.
4. Enfin, la consommation d'alcool peut induire des carences nutritionnelles : les buveurs chroniques présentent souvent des déficits en folates et vitamines (notamment B1 et B6). De plus, l'alcool affecte le fonctionnement de notre microbiote intestinal, cet ensemble de micro-organismes indispensables à notre survie. Tout ceci crée un environnement favorable au développement du cancer.

---

* Il existe plusieurs manières de traiter le cancer. On peut opérer les tumeurs, ou bien les détruire par chimiothérapie ou par radiothérapie.

** C'est aussi lui qui est responsable des nausées, maux de tête, vomissements et autres désagréments que nous ressentons après quelques verres.

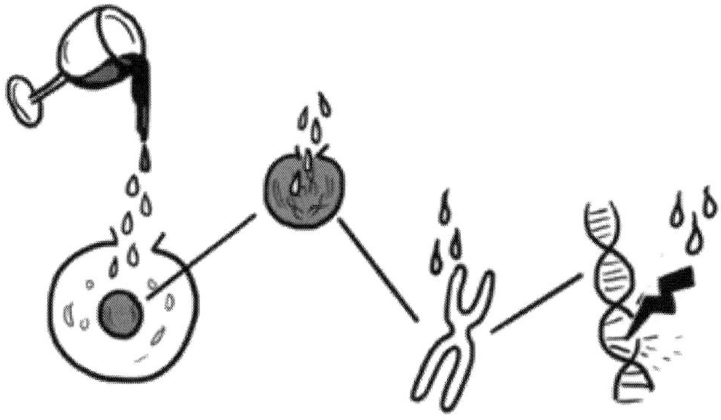

Une dernière information, très importante, et malheureusement peu connue : la consommation d'alcool est la première cause évitable de cancer du sein. Boire un verre par jour accroît le risque de cancer du sein de 10 %. Les cellules du sein sont particulièrement vulnérables à l'alcool, qui peut provoquer la mutation de leur ADN. De plus, l'alcool provoque un déséquilibre hormonal, favorisant ainsi le développement de cancers hormonodépendants. La société américaine d'oncologie [139] explique qu'il existe un lien entre l'âge des premières consommations d'alcool et le risque de contracter un cancer du sein au cours de la vie, et que plus une jeune femme pratique le *binge drinking*, plus elle augmente ses risques.

Si vous réussissez à détourner votre enfant de l'alcool (et du tabac), vous diminuerez son risque d'être atteint(e) d'un cancer au cours de son existence. Un peu comme si vous lui offriez un talisman protecteur qu'il ou elle gardera toute sa vie.

---

À vous de jouer

Prenez un crayon et une feuille de papier puis, sans tricher, reproduisez de mémoire le petit schéma ci-dessus qui illustre le mécanisme par lequel l'alcool provoque le cancer. Comparez ensuite votre œuvre avec l'original et, si besoin, corrigez votre dessin.

---

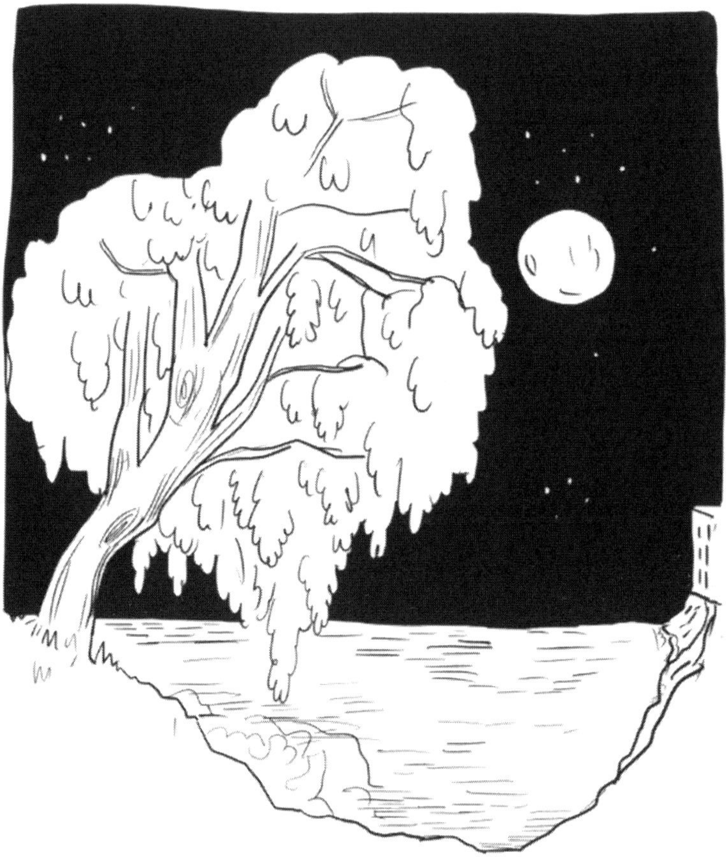

## 47. Ivre et seule dans la nuit, elle risque de croiser la mort

*Demain, dès l'aube, à l'heure où blanchit la campagne, je partirai. Vois-tu, je sais que tu m'attends. J'irai par la forêt, j'irai par la montagne. Je ne puis demeurer loin de toi plus longtemps.* Victor Hugo

Une nuit d'automne, un jeune homme de tout juste 17 ans, que nous appellerons Timéo, s'est retrouvé seul dans les rues de son village. Il venait de quitter la salle polyvalente qu'un de ses amis avait loué pour y fêter son anniversaire. Timéo avait bu plusieurs bières dans la soirée. Personne n'a remarqué qu'il s'apprêtait à partir. La fête battait son plein, l'alcool coulant à flots. Timéo a pris sa veste, a fait un petit signe de la main à l'assemblée, puis il est sorti sous les étoiles. La suite de l'histoire est un mystère. Ses proches ne sauront jamais ce qui lui est arrivé. L'éthanol provoque des pertes de mémoire, des problèmes d'équilibre et de motricité. Il agit sur le système de prises de décision. Il provoque des pulsions suicidaires. Ivre et seul dans la nuit, Timéo courait de bien grands risques. Son corps sans vie a été retrouvé dans une rivière quelques jours plus tard, à deux pas de ma maison. Des jours durant les hélicoptères avaient survolé la région. Je pense à lui chaque fois que je me promène sur les berges de ce cours d'eau. À lui, et à sa famille.

En ville comme à la campagne, une personne alcoolisée et isolée est tout aussi vulnérable qu'une personne souffrant de troubles cognitifs (comme la maladie d'Alzheimer par exemple). Aussi souvent que nécessaire, rappelez à votre jeune qu'en soirée, on ne quitte jamais son groupe d'amis et qu'on ne laisse jamais quelqu'un partir seul. Dites-lui qu'une personne ivre et seule dans la nuit risque de croiser la mort. Lorsqu'elles marchent dans le noir, les personnes ivres ont le même réflexe qu'un petit enfant lorsqu'il se perd. Elles marchent au hasard et lorsqu'elles arrivent à un embranchement, elles empruntent spontanément le chemin le plus en pente, celui qui descend et qui de ce fait est le plus praticable. Et à force de marcher et de prendre les voies qui descendent, elles se retrouvent au bord de l'eau. C'est ce qui explique pourquoi des personnes ivres se noient. D'autres dangers les guettent : se faire renverser par une voiture, se faire agresser, voler, abuser. S'endormir et s'étouffer en vomissant, dans son sommeil. Faire un coma éthylique et ne plus jamais se réveiller. Les journaux relatent régulièrement de tels drames. Ce jeune homme retrouvé mort dans un camping après avoir fait un coma éthylique. Cette adolescente retrouvée noyée avec une forte quantité d'alcool dans le sang. Ce garçon fortement alcoolisé percuté par un véhicule tandis qu'il rentrait seul chez lui. Ce jeune, ivre, qui a chuté de son balcon. Cette toute jeune fille violée puis assassinée alors qu'elle rentrait chez elle. Chacun de ces drames aurait pu être évité.

Si vous croisez une personne alcoolisée dans la rue, proposez-lui votre aide. Essayez de la convaincre d'appeler un membre de sa famille ou un ami. Appelez les secours au besoin. N'ayez pas peur d'être accusé(e) de vous occuper de ce qui ne vous regarde pas. S'il s'agissait de votre enfant, vous seriez reconnaissant(e) que quelqu'un fasse cela pour lui.

---

À vous de jouer

Vous est-il déjà arrivé de vous retrouver ivre et seul(e) dans la nuit ? Avez-vous des souvenirs des circonstances dans lesquelles cela s'est produit ? Quels dangers pensez-vous avoir évités ?

---

# 48. À la mémoire des victimes

*L'alcool est un toxique pour tous et encore plus pour les enfants.*
Mon carnet de santé

J'ai remarqué l'autre jour dans mon carnet de santé, version originale des années 70, la présence de la mention suivante, écrite en gros sur une pleine page : l'alcool est un toxique pour tous et encore plus pour les enfants. Je n'ai jamais rien lu de tel dans les carnets de santé de mes trois pitchous. Pour une raison que j'ignore, cet avertissement a disparu. Pourtant, l'alcool est un puissant toxique, un *serial killer* super balaise, une arme de destruction massive. Avec trois millions de victimes chaque année dans le monde, il tue davantage que le sida, le paludisme ou la grippe. Aucun virus, aucune bactérie ne le surpasse. L'alcool est même un tueur de jeunes. Toutes les deux minutes, quelque part sur la planète, une personne de moins de 30 ans meurt à cause de ce produit. Au niveau mondial, 25 % des décès de jeunes lui sont attribuables. On peut être heureux dans sa vie et la perdre brutalement à 17 ans, simplement parce que l'on a trop bu, ou parce que quelqu'un autour de nous était ivre. L'alcool est la première cause de mortalité chez les jeunes français. À cause de lui, des dizaines de milliers de parents sont, comme Patrick Chesnais, orphelins de leur enfant. Si nous voulions dresser un mémorial en la mémoire de tous ces enfants morts au cours des vingt dernières années à cause de l'alcool, il nous faudrait un très grand mur pour écrire leurs prénoms.

---

À vous de jouer

Si vous preniez quelques minutes pour écouter de la musique ? Si vous ne connaissez pas le DJ Avicii, c'est l'occasion de le découvrir. Ce musicien de génie, décédé à 28 ans, a souffert d'une pancréatite causée notamment par l'alcool. Il nous a laissé des morceaux merveilleux, comme *Hey Brother* et *Wake me up !*

---

## 49. Quelques chiffres

| | |
|---|---|
| **41 000**<br>décès chaque année en France | **2e cause**<br>de mortalité évitable (après le tabac) |
| **1ère cause**<br>d'hospitalisation | **102 milliards d'euros**<br>Le coût annuel de l'alcool pour la société française |
| **1/5**<br>Proportion de Français qui boit trop | **2 millions**<br>de Français sont alcoolodépendants |
| **2 millions**<br>de Français morts entre 1974 et 2024 à cause de l'alcool | **Un mort toutes les 10 secondes**<br>dans le monde |
| **1/3**<br>des phénomènes de violence | |

# Partie 5

# LES SECRETS LES MIEUX GARDÉS DES PARENTS PRÉVENTEURS

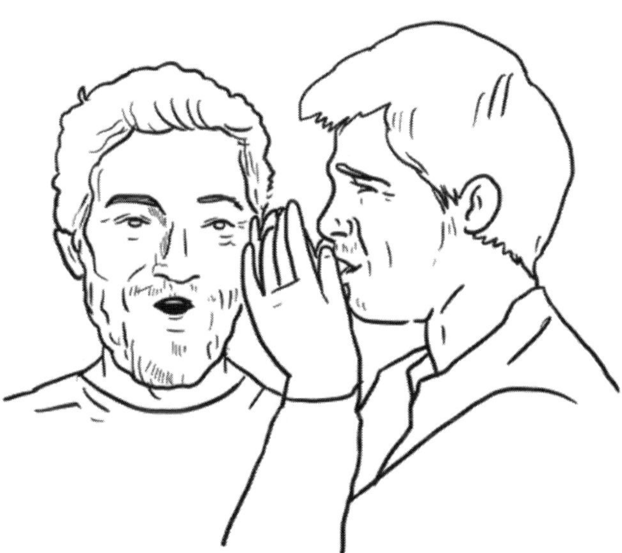

Si vous avez lu tout ce qui précède, je vous tire mon chapeau. Vous êtes désormais un(e) véritable(e) expert(e) de la consommation d'alcool des jeunes. J'ose affirmer que vous en savez davantage sur ce sujet que la plupart des femmes et des hommes politiques qui nous gouvernent*. Présentez-vous aux élections : je voterai pour vous !

Vous disposez maintenant des informations nécessaires pour parler sans tabou d'alcool en famille. Vous pourriez presque vous arrêter là. Sincèrement, cet effort de lecture que vous venez de faire représente le plus gros du travail. Le reste, c'est essentiellement une question de bon sens, et d'un peu de méthode. Ça tombe bien : la démarche est bien documentée. Il existe de forts consensus dans la communauté scientifique quant aux attitudes parentales les plus efficaces en prévention. Étrangement, les recommandations des experts sont peu connues en France, comme s'il s'agissait de secrets à éviter de partager. Je pense pour ma part que chaque parent devrait savoir ce que préconisent les spécialistes, de façon à décider de ce qui conviendra le mieux pour lui, pour son enfant et pour sa famille.

Dans les pages qui suivent, j'ai donc réuni des repères éducatifs, des pistes de réflexion et quelques conseils pour (ré)agir au quotidien. Comment s'y prendre concrètement, avec nos enfants ? Que leur dire ? Comment ouvrir le dialogue ? Comment réagir lorsque leur comportement nous contrarie ? Comment repérer les signes d'alerte et où trouver de l'aide ? Découvrons ensemble tout ceci.

---

* À moins que vous ne soyez vous-même une personnalité politique.

# 50. Le véritable influenceur, c'est vous

*En tant que parent, vous avez le plus grand pouvoir d'influence sur votre enfant, même adolescent. Vous avez plus de pouvoir qu'aucune loi, qu'aucune pression des pairs, qu'aucun prof ou coach, qu'aucun prêtre, rabbin ou pasteur, qu'aucune musique, film ou site Internet, qu'aucune star de rock, de cinéma ou athlète connu – et même plus qu'aucune sœur, qu'aucun frère, qu'aucune tante ou qu'aucun oncle.*
Joseph A. Califano Jr[140]

Lorsque l'aînée de mes enfants est entrée au collège, j'étais rongée d'inquiétude. J'appréhendais l'arrivée de l'adolescence, cette période que l'on disait si tumultueuse. Une ado, pour moi, c'était forcément un être rebelle et insolent, qui n'écoutait pas ses parents, claquait des portes et n'en faisait qu'à sa tête. Comment allais-je y arriver, moi qui, pour ne rien arranger, vivais seule avec mes trois enfants ? C'est sûr, j'allais perdre le contrôle. Je n'aurais plus aucune influence. Par chance, j'eus l'occasion de confier mes inquiétudes au psychologue Jean-Pascal Assailly, un jour où celui-ci était de passage dans ma ville. Après m'avoir attentivement écoutée, il me dit ceci : « L'adolescence est une période de grands changements, mais elle peut se dérouler de manière harmonieuse. Vivre avec un ado, c'est même génial. Et ne t'inquiète pas : les parents continuent d'avoir de l'influence sur leur enfant. Certes, celle-ci devient relative, car les copains prennent énormément d'importance, mais elle ne disparaît pas pour autant, et même loin de là. Le secret, c'est de maintenir un lien de qualité. » Cette conversation me rassura. Ma vision de l'adolescence reposait sur un cliché. J'entrepris d'approfondir mes connaissances. Mes lectures confirmèrent les propos du chercheur*.

Personne n'a autant d'influence, dans la vie d'un individu, que ses parents. Cette influence s'exerce à tous les niveaux, y compris son futur rapport à l'alcool. Certains parents croient, à tort, qu'ils ne peuvent pas empêcher leur ado de boire de

* Il m'a également éclairée quant à l'impact de la monoparentalité. Ce n'est pas tant celle-ci qui influence d'éventuelles conduites à risque que les difficultés sociales et économiques rencontrées par les familles.

l'alcool. Pour eux, le combat est perdu d'avance. Cela ferait partie, pensent-ils, des expériences incontournables de l'adolescence. Ils pensent qu'interdire ne sert à rien. Pire, que cela pourrait même inciter leur ado, par esprit de contradiction, à s'alcooliser doublement. Cette vision est battue en brèche par la recherche scientifique, qui montre que l'attitude parentale est déterminante dans le choix de s'alcooliser ou non d'un(e) ado. Des recherches ont évalué l'impact de programmes consistant à aider les parents et à leur donner des conseils quant à la manière d'aborder le sujet de l'alcool, du tabac et des autres drogues avec leur enfant. Les résultats sont incroyables : les enfants des parents qui ont suivi ces programmes sont, 10 ou 15 ans plus tard, moins consommateurs et ont moins de conduites à risque que ceux dont les parents n'ont pas bénéficié de cet accompagnement[141].

Les parents ont le pouvoir de retarder la première consommation d'alcool de leur enfant. Ils peuvent le ou la dissuader de prendre des cuites ou d'expérimenter d'autres psychotropes. Il est temps de se débarrasser des idées préconçues, qui sapent le moral en laissant à penser que nous ne pouvons rien faire. Ce que vous dites compte. Ce que vous faites a de l'impact. Votre enfant vous écoute, à tout âge. Même si votre ado donne l'impression de ne pas être intéressé(e) par ce que vous dites, vos paroles font leur chemin. Ne lâchez rien. Ayez confiance.

---

À vous de jouer

Parmi les adultes que vous avez côtoyés durant votre enfance, est-ce que l'un(e) vous a particulièrement influencé(e) ? Pourquoi ?

---

# 51. Un peu chaque jour, c'est mieux qu'un grand discours

*La meilleure chose à propos de l'avenir, c'est qu'il vient un jour à la fois.*
Abraham Lincoln

Je suis parfois sollicitée par des personnes qui envisagent d'organiser une journée « pour faire de la prévention envers les jeunes ». Souvent, leur idée première est d'inviter des spécialistes, qui parleront des risques des différents psychotropes. Lorsque je leur demande quel objectif elles visent avec cette action, elles me répondent généralement : « Nous voulons réduire la consommation des jeunes. » Ma difficile tâche est alors de leur expliquer que malheureusement l'activité prévue aura probablement *zéro impact*. Transmettre des informations est une bonne idée, certes, mais il ne faut pas compter sur ce genre d'événements pour changer les comportements. Si nous voulons réduire la consommation des ados, il nous faut écouter les chercheurs. Ces derniers sont catégoriques : les actions de prévention ponctuelles et isolées sont inefficaces. Ce qui fonctionne, ce sont les démarches inscrites dans la durée, avec des objectifs gradués et diversifiés, tout au long des études. Dans un établissement scolaire, comme un collège ou un lycée par exemple, le *minimum syndical* serait de prévoir une bonne dizaine de séances par an, d'au moins une heure trente chacune, dans chaque classe. L'idéal étant de compléter ces programmes par des actions dans les autres lieux de vie des jeunes (centres de loisir, maisons des jeunes et de la culture (MJC) et autres équipements de proximité).

En général, lorsque nous entendons le mot « prévention », il nous vient spontanément à l'esprit des communications descendantes, avec une personne ou une organisation experte transmettant des informations ou des conseils à des personnes moins éclairées. Nous nous souvenons tous de campagnes de prévention diffusées dans les médias ou d'exposés de spécialistes (en général, des médecins) expliquant tel ou tel risque. Ces activités sont utiles et nécessaires, mais elles ne représentent qu'une partie de ce que sont la prévention et la santé publique. Nous avons tous un rôle à jouer, même sans être expert(e). Ce serait une erreur de considérer que seuls les spécialistes sont légitimes pour faire de la prévention. La prévention est une démarche éducative au long cours. Les parents sont mieux placés que quiconque pour agir en prévention envers leur enfant, dès sa petite enfance et à chaque stade de son développement. En étant présents au quotidien auprès de leur enfant, en lui transmettant de saines habitudes, des compétences, de l'affection et quelques informations, ils font toute la différence. Il n'est absolument pas nécessaire d'être un(e) professionnel(le) de santé pour faire de la prévention. Les médecins eux-mêmes le reconnaissent. À moins d'avoir suivi un cursus spécialisé, ils ne sont pas formés aux métiers de la prévention. La personne la plus compétente pour éduquer votre enfant, c'est vous. En matière d'alcool, comme pour le reste, vous êtes le premier éducateur de votre enfant.

Ayez confiance en vos capacités. En ayant de petites conversations régulières avec votre enfant à propos de l'alcool vous distillez dans son esprit des informations adaptées à son âge, à son niveau de maturité et à ce qu'il ou elle vit au quotidien (→59). En l'aidant à grandir, vous lui transmettez des compétences qui, pour certaines, l'aideront sa vie durant à prendre les décisions les plus favorables à sa santé (→54). Aucun cours, aucune conférence d'expert(e) n'aura autant qu'impact que ce que vous ferez au quotidien. Personne ne vous demande de vous transformer en professeur(e) d'alcoologie et d'organiser un cours magistral dans votre salon. Un peu de prévention chaque jour, c'est mieux qu'un grand discours.

---

À vous de jouer

À quoi ressemblaient les actions de prévention lorsque vous étiez adolescent(e) ?

---

# 52. Commencer tôt à en parler, c'est mieux

*On a mis quelqu'un au monde, on devrait peut-être l'écouter.* Serge Fiori

Nous pensons, à tort, que les adolescents se fichent de ce que leurs parents disent. Nous pensons, à tort, que les experts sont mieux placés que nous pour faire de la prévention. Permettez-moi d'évoquer un troisième malentendu : nous pensons, à tort, que les enfants d'âge scolaire ne sont pas concernés par la prévention. « Ils sont trop jeunes », « cela pourrait les déstabiliser », « cela ne les concerne pas » ou encore « cela pourrait leur donner envie d'essayer ». Voici les phrases que j'entends régulièrement. La plupart des adultes considèrent en effet qu'il faut attendre l'adolescence pour parler des risques liés à l'alcool. Beaucoup de personnes pensent que le moment idéal serait au début des années de lycée, lorsque le ou la jeune commence à sortir et, peut-être, à boire avec les copains. C'est dommage. Attendre l'adolescence pour parler d'alcool, c'est un peu comme attendre d'avoir un coup de soleil pour s'enduire de crème protectrice. C'est trop tard. Ce qui ne signifie pas, nous le verrons plus loin, que c'est inutile. Mieux vaut tard que jamais. Mais le faire avant, c'est mieux.

Pour être efficace, la prévention doit commencer dès le plus jeune âge. Nous l'avons vu au début du livre, le rapport à l'alcool se construit dans l'enfance (→7). Ce qu'un enfant de 10 ans pense à propos de ce produit est prédictif du rapport qu'il aura à l'alcool plus tard dans sa vie. Plus tôt vous parlerez d'alcool avec votre enfant, mieux ce sera. Si vous attendez trop, votre jeune aura eu le temps de se fabriquer tout un imaginaire qu'il vous faudra alors déconstruire. Vers 15 ou 16 ans, il ou elle pourrait par exemple, comme la plupart des ados dans cette tranche d'âge, être convaincu que l'alcool, c'est génial, qu'on ne peut pas faire la fête sans boire et que prendre une cuite de temps en temps ne fait pas de mal. Votre travail consistera alors à démanteler ces représentations bien ancrées, alors que vous auriez pu, en vous y prenant plus tôt, les empêcher de s'installer.

Je ne saurais trop vous encourager à aborder de temps en temps le sujet avec les petits, lorsque l'occasion se présente. À partir de 7 ou 8 ans, un enfant est tout à fait prêt à avoir de véritables conversations sur l'alcool, des conversations adaptées à son âge et à son niveau de maturité bien entendu. Vers 9 ou 10 ans, les conversations peuvent se faire plus précises, avec une montée progressive au fil des années. Enfin, vous devriez mettre le paquet, mais vraiment le paquet, sur les années qui précèdent l'âge moyen de la première ivresse. Il est essentiel, primordial et vital de parler souvent d'alcool avec les ados de 12-15 ans (nous verrons plus loin comment s'y prendre). Bien entendu, vous n'aurez pas la même conversation avec un enfant de 7 ans qu'avec un adolescent de 16. Parler d'alcool, surtout avec les plus jeunes, implique de prendre quelques précautions (→60).

Parler d'alcool aux enfants, c'est important. Les écouter l'est tout autant. Car ils ont des choses à nous dire. En 2018, 3 000 enfants, âgés de 9 à 14 ans, ont participé, au côté d'experts et de citoyens, aux États généraux de la prévention des cancers[142]. Cet événement fut l'occasion de découvrir que les plus jeunes se sentent concernés par le sujet de l'alcool et qu'ils sont en attente de plus de prévention de la part des adultes : « Les enfants qui se sont exprimés aux États Généraux de la Prévention des Cancers, indique la Ligue, ont beaucoup parlé du vin, des bières ou des liqueurs[143] ». Ces enfants ont d'ailleurs émis des propositions inattendues pour améliorer la prévention. Ils suggèrent la création d'une « école des parents », qui aurait pour mission d'inciter les adultes à faire plus de prévention. Ils demandent aux grands de ne plus boire d'alcool devant les sorties d'école. Enfin, les enfants proposent d'augmenter le prix des boissons alcoolisées pour dissuader leur consommation et d'interdire leur publicité. On pourrait peut-être les écouter ?

---

À vous de jouer

À quand remonte votre dernière conversation avec votre enfant à propos de l'alcool ? Parlez-vous régulièrement de ce sujet ensemble ?

---

## 53. La qualité de votre relation compte

*Même dans des circonstances très difficiles, un lien fort entre les enfants et les parents peut permettre de réduire les comportements à risque.*
Office des Nations unies contre la drogue et le crime

L'Office des Nations unies contre la drogue et le crime (ONUDC) a conçu un programme international de prévention intitulé « Écoutez d'abord[144] ». L'initiative vise à soutenir les parents dans leur fonction éducative, en les aidant à développer de bonnes capacités d'écoute et de communication. Qu'une institution aussi sérieuse s'intéresse aux liens parents-enfants ne doit rien au hasard. Le dispositif est basé sur des recherches scientifiques, qui montrent qu'une relation harmonieuse entre un parent et son enfant est un facteur majeur de protection dans la vie en général et en matière de conduites addictives en particulier. Les enfants qui grandissent dans un climat familial affectueux et sont proches de leurs parents sont moins susceptibles que les autres de consommer de l'alcool ou d'autres psychotropes à l'adolescence, et de se mettre en danger.

Il existe d'autres programmes d'aide à la parentalité dans le monde, dont l'efficacité en matière de prévention des conduites addictives a été scientifiquement validée. Des économistes ont évalué que pour un euro investi dans ces actions, des dizaines d'euros sont économisées par la collectivité[145]. Il est notamment démontré que soutenir les parents dès la naissance de leur enfant est une manière efficace de faire de la prévention, bien en amont de l'adolescence. Les enfants dont les parents ont bénéficié de programmes de soutien à la parentalité sont, à l'adolescence, moins consommateurs d'alcool et de drogues illicites. Tout ce qui permet aux parents de passer plus de temps avec leurs enfants, de partager des activités avec eux ou encore de partir en vacances, c'est déjà de la prévention. Un enfant a besoin, à tout âge, de sentir que ses parents sont là pour lui. C'est particulièrement vrai à l'adolescence : les ados proches

## 9 IDÉES POUR BICHONNER VOTRE RELATION

1. **Prenez soin de l'ambiance à la maison**

Il suffit parfois de quelques détails : une lumière douce, de la musique, un plat qui mijote. Vous pouvez organiser des « conseils de famille », au cours desquels chacun s'exprime sur la vie de la maisonnée. Pensez aux célébrations (fêtes de fin d'année, anniversaires...). Ces rituels sont importants.

2. **Montrez à votre enfant qu'il ou elle compte**

Passez du temps avec votre enfant, même si c'est pour aller faire les courses ou vider le lave-vaisselle. Les petites tâches du quotidien ont leur importance. Intéressez-vous à ce qu'il ou elle vit.

3. **Encouragez votre enfant à donner son avis**

Demandez-lui régulièrement son avis lorsque vous discutez de sujets de société. Montrez que vous respectez son opinion.

4. **Exprimez votre affection**

Dites à votre enfant que vous l'aimez. Faites-lui savoir que vous appréciez passer du temps en sa présence. Parlez-lui avec chaleur.

5. **Valorisez votre enfant**

Pensez à mettre en valeur ses efforts. Remerciez votre enfant lorsqu'il ou elle vous rend service. Valorisez le positif.

6. **Donnez l'exemple**

Reconnaissez vos erreurs lorsque vous en faites et présentez-lui vos excuses si vous avez été injuste.

7. **Soutenez votre enfant en cas de difficulté**

Montrez-lui que vous prenez ses problèmes au sérieux. Écoutez-le. Ne minimisez pas ce qu'il ou elle ressent. Soyez présent(e).

8. **Apportez-lui un cadre rassurant**

Posez des limites. Exprimez clairement vos attentes. Expliquez-lui que les règles sont faites pour le ou la protéger.

9. **Intéressez-vous aux personnes qui l'entourent**

Invitez ses amis à la maison, prenez le temps de discuter avec eux. Créez des liens avec les autres adultes qui s'occupent de votre enfant (enseignants, entraîneurs sportifs...).

de leurs parents sont moins susceptibles d'adopter des comportements dangereux ou illicites (alcool, drogue, délinquance...) que ceux dont les parents sont moins présents au quotidien[146]. C'est la raison pour laquelle certains spécialistes de la parentalité considèrent, à l'instar du professeur Laurence Steinberg, que les parents d'ados devraient bénéficier d'un congé parental d'éducation, sur le modèle de celui auquel ils ont le droit à la naissance de leur enfant[147].

Ce que vous devez retenir, c'est que chaque effort que vous faites pour créer un climat familial chaleureux compte. Partager un repas en famille, discuter de tout et de rien, faire une balade à vélo... toutes ces petites choses, c'est déjà de la prévention. Non seulement vous n'avez pas besoin d'être un(e) *expert(e)* des conduites addictives pour faire de la prévention, mais en plus, vous pouvez en faire sans même prononcer les mots « alcool » ou « drogue ». Un lien de qualité protège autant, voire plus, qu'une conversation sur la dangerosité des produits. L'idéal étant d'avoir les deux : une bonne relation *et* des conversations régulières sur les conduites addictives.

Il n'est malheureusement pas toujours facile, ou possible, de maintenir un lien de qualité avec notre enfant. Il arrive que l'ambiance à la maison soit explosive et que toute communication semble vouée à l'échec. Si tel est votre cas, n'hésitez pas à demander de l'aide. Vous trouverez à la fin du livre, dans la rubrique « ressources », une liste d'organismes proposant une aide anonyme et gratuite aux familles. Vous pouvez également consulter le site Internet du collectif Écoute parentalités, pour connaître les lignes d'aide et d'écoute destinées aux parents, en fonction de vos besoins (scolarité, violences ou autres).

---

À vous de jouer

Et si vous preniez un moment, ce soir, pour dire à votre enfant combien il ou elle compte à vos yeux, combien vous l'aimez, et combien vous espérez avoir toute votre vie une belle relation avec lui ou elle.

---

LES COMPÉTENCES DE VIE QUI PROTÈGENT

**Avoir conscience de soi**
Ma fille connaît ses forces et ses limites, elle sait penser de manière critique, elle s'auto-évalue positivement.

**Avoir la capacité de maîtrise de soi**
Mon fils réussit à gérer ses impulsions, il est en mesure de s'organiser pour atteindre ses buts.

**Prendre des décisions constructives**
Ma fille a la capacité de faire des choix, elle est en mesure de résoudre des problèmes de manière créative.

**Avoir conscience de ses émotions et de son stress**
Mon fils est capable d'identifier ce qu'il ressent.

**Savoir réguler ses émotions**
Ma fille est en mesure d'exprimer ses émotions positives, elle sait comment gérer la colère, l'anxiété, la tristesse.

**Savoir gérer son stress**
Mon fils réussit à réguler son stress au quotidien, il est capable de faire face aux situations d'adversité.

**Communiquer de façon constructive**
Ma fille est capable d'écoute empathique.

**Développer des relations constructives**
Mon fils est capable de développer des liens sociaux, de nouer des amitiés, il collabore.

**Résoudre des difficultés**
Ma fille sait demander de l'aide, elle est capable de dire non, elle sait résoudre les conflits de manière constructive.

L'Éducation nationale reconnaît l'importance de ces compétences. Celles-ci font l'objet d'un plan national interministériel visant à renforcer ces aptitudes chez tous les enfants.

# 54. Lui apprendre à gérer ses émotions, c'est déjà de la prévention

*Il est plus facile de construire des enfants solides que de réparer des hommes brisés.* Frederick Douglass

Une psychologue expliqua un jour à ma fille, qui était encore petite, qu'il existe 6 émotions de base chez l'être humain : la joie, la tristesse, la déception, le dégoût, la colère et la peur. Elle lui donna, en outre, de petites astuces pour reconnaître chacune d'entre elles et apprendre à les contrôler. Cet échange m'impressionna, car il me permit de réaliser que je ne connaissais moi-même pas grand-chose à ce sujet. Comme beaucoup de jeunes parents de l'époque (nous étions au tout début des années 2000), j'eus envie d'apprendre à mon enfant ce pour quoi je ne me sentais pas très douée : gérer des émotions. Le hasard de la vie voulut qu'à la même époque, on me confia la réalisation d'une étude sur la consommation d'alcool des jeunes. Je découvris alors ce que je considère aujourd'hui comme l'un des secrets les mieux gardés de la prévention, à savoir qu'un(e) adolescent sachant gérer ses émotions est moins à risque de s'alcooliser massivement et de se mettre en danger qu'un(e) autre qui n'aurait pas cette compétence. J'appris également, toujours grâce à ma profession, qu'il existe d'autres aptitudes, qualifiées de « compétences de vie » (*life skills* en anglais), qui aident et protègent les individus tout au long de leur vie. Ces compétences sont bien connues des chercheurs (voir ci-contre)*. Un(e) jeune qui acquiert ces compétences de vie sera moins à risque de développer au cours de sa vie une conduite addictive, de commettre des actes de délinquance, de se retrouver en échec scolaire, d'avoir des problèmes d'insertion et j'en passe, qu'un individu qui n'aurait pas ces ressources. L'Organisation mondiale de la Santé recommande même aux États de mettre en œuvre de grands programmes visant à renforcer ces

* L'Organisation mondiale de la Santé propose une classification un peu différente. Je présente ici celle de la France.

compétences chez les enfants et les adolescents, car il s'agit d'un moyen efficace d'améliorer, à long terme, l'état de santé d'une population. Je n'irais pas jusqu'à écrire que ces compétences font des miracles, ce serait exagéré, mais je dis souvent qu'elles agissent un peu comme les antibiotiques à large spectre. Elles protègent de plusieurs problèmes à la fois.

Il n'est jamais trop tard pour acquérir ces compétences. Même à l'âge adulte, c'est possible. Il existe énormément de ressources (livres, émissions, podcasts...) pour les parents qui se demandent comment renforcer les compétences de vie de leurs enfants. J'aime beaucoup le travail de la chercheuse et spécialiste du sujet Rébecca Shankland. Elle a écrit plusieurs livres, dont un avec le psychiatre Christophe André, intitulé « Ces liens qui nous font vivre. Éloge de l'interdépendance ». Elle est également co-autrice d'un livre intitulé « Améliorer ses compétences émotionnelles », qui propose un programme conçu par une équipe de chercheurs en psychologie et de professionnels spécialisés dans le domaine des émotions[148].

N'hésitez pas à solliciter votre libraire ou à vous renseigner auprès de votre bibliothèque de quartier pour des suggestions de lecture. Pensez également aux associations de parents et aux organismes de soutien à la parentalité de votre ville. Il arrive en effet que des ateliers ou des formations autour de ces thématiques soient organisées. Plus nous échangerons entre parents et professionnels, plus nous gagnerons en compétences.

---

À vous de jouer

Je vous propose de réfléchir à chacune des 9 compétences de vie et d'imaginer, pour chacune d'entre elles, une situation à risque durant laquelle l'aptitude en question pourrait rendre service à un ado. Imaginez, par exemple, ce jeune dans une soirée, entouré de copains insistant pour le faire boire ou confronté à un ami ivre qui voudrait à tout prix l'emmener faire un tour en scooter. Quelle(s) compétence(s) pourrai(en)t lui sauver la vie ?

---

# 55. Il n'est pas interdit d'interdire

*Pour l'essentiel, Charlie avait besoin de savoir si ses parents étaient capables de créer pour lui un cadre à l'intérieur duquel il pourrait en toute sécurité explorer le monde.* Susan Stiffelman[149]

L'autre jour, j'écoutai l'invité d'une émission consacrée aux addictions chez les jeunes, qui expliquait qu'interdire à son ado de boire de l'alcool est inutile, car à cet âge, c'est bien connu, les jeunes n'en font qu'à leur tête et n'écoutent pas leurs parents. Combien de fois ai-je entendu que « les adolescents ne supportent pas qu'on leur pose des limites » ou encore que « plus on leur interdit quelque chose, plus ils ou elles feront cette chose ». De tous les clichés sur les jeunes et la prévention (→73), celui-ci est probablement le plus regrettable.

Affirmer sans aucune nuance qu'interdire l'alcool à un jeune ne sert à rien, c'est de la foutaise. Cela ne repose sur aucune donnée scientifique. La recherche montre, au contraire, que les adolescents ont besoin de parents qui fixent des limites claires. Certains ados (pas tous), parce que c'est le propre de cette période de la vie, ne respecteront pas *toutes* les règles. Certains rouleront sans mettre leur casque, d'autres testeront le cannabis, d'autres enfin prendront des cuites malgré la désapprobation parentale. Devons-nous pour autant renoncer à poser l'interdit ? Certainement pas. Il est démontré que les adolescents à qui les parents interdisent de boire de l'alcool sont moins nombreux que les autres à expérimenter tôt le produit et à s'alcooliser massivement. S'il leur arrive de boire, c'est en quantité inférieure[150]. Lorsqu'on demande aux jeunes non-buveurs la raison de leur choix, ils expliquent qu'ils ne veulent pas décevoir leurs parents. Interdire, cela fonctionne.

Il va de soi que la manière dont nous nous y prenons pour poser l'interdit est déterminante. En présence d'un parent ultra-autoritaire, qui lui interdirait de boire sans prendre la peine de lui expliquer pourquoi et le menacerait en cas de désobéissance, il est probable qu'un ado aura envie de désobéir (on le comprend). À l'inverse, une attitude préconisant le laisser-faire sera tout aussi contre-productive. La posture parentale idéale semble se situer quelque part entre les deux, dans un juste équilibre permettant de poser un cadre, tout en maintenant un dialogue ouvert et chaleureux avec son enfant. Lorsque vous posez des limites à votre jeune, vous lui apportez un cadre sécurisant. Il lui arrivera peut-être de « sauter la barrière » pour explorer le monde et faire ses propres expériences. Transgresser la règle fait partie de la construction d'un adolescent (→86). Lorsqu'il n'y a ni règle ni cadre, il n'y a rien à transgresser, et c'est bien embêtant. N'écoutez pas les personnes qui vous disent qu'interdire l'alcool à un ado ne sert à rien. Le défaitisme n'est pas une posture éducative. Je reconnais qu'il n'est pas facile de poser l'interdit. Certains parents se disent épuisés de *jouer aux gendarmes*. Je leur réponds : « Courage, ne lâchez pas l'affaire, les efforts que vous faites aujourd'hui seront payants à long terme. »

Souvent les parents craignent, en interdisant l'alcool, de mettre leur jeune en danger. Leur crainte est fondée. Si leur enfant venait à boire, il ou elle pourrait en effet choisir de ne pas les prévenir ou leur demander de l'aide en cas de problème, par peur des conséquences. C'est pourquoi, même si vous lui interdisez de boire, il est essentiel de lui dire ceci : « quoiqu'il advienne, tu peux m'appeler à toute heure du jour ou de la nuit. Je viendrai t'aider. Je serai peut-être déçu(e) parce que tu auras bu, mais je ne me fâcherai pas. Ma priorité, c'est que tes amis et toi soyez en sécurité. » Pensez aussi, si vous lui interdisez de boire, qu'il ou elle ne pourra pas respecter la consigne s'il ou elle ne sait pas comment, par exemple, refuser un verre ou résister à la pression du groupe. Votre rôle est de l'aider à acquérir ces compétences. Il ne suffit pas d'interdire, il faut aussi l'aider à anticiper certaines situations (→81, 82) pour qu'il ou elle sache précisément comment se comporter en cas de danger. Enfin, n'oublions pas que nos enfants savent nous renvoyer à nos incohérences. Ils ou elles nous diront par exemple : « Toi aussi tu bois, tu es mal placé(e) pour m'interdire ! » À nous de nous préparer à répondre à ces remarques bien légitimes (→77).

Souvent, les parents me demandent à partir de quel âge on peut autoriser l'alcool à son ado. Je leur réponds que c'est à eux d'en décider. Il n'est pas interdit d'interdire, mais il n'est pas non plus *obligatoire* d'interdire. Certains parents ont des raisons tout à fait respectables d'accepter que leur jeune de 16 ou 17 ans boive occasionnellement. Je connais un couple qui a fait ce choix parce que leur fils a peu d'amis et qu'ils veulent lui éviter d'être encore plus rejeté. Certains parents me disent que la relation avec leur enfant est conflictuelle et qu'ils ne veulent pas en rajouter en lui interdisant de boire quand tous ses amis en ont le droit. L'idéal serait que tout le monde se mette d'accord sur le fait qu'avant 18 ans, aucun jeune ne devrait boire d'alcool (→65). Dans une société idéale, l'interdiction de vente aux mineurs serait respectée, et personne ne songerait à offrir un verre à un ado. Mais en attendant que tout le monde se mette d'accord (je suis certaine que cela viendra), la seule chose que je puisse vous conseiller, c'est de faire ce que vous, et vous seul(e), considérez être le mieux pour votre enfant.

---

À vous de jouer

Lorsque vous étiez ado, vos parents étaient-ils plutôt laxistes, plutôt autoritaires, ou bien avaient-ils une attitude entre les deux ? Diriez-vous que leur manière de faire influence la façon dont vous vous y prenez aujourd'hui avec vos propres enfants ? Et concernant l'alcool, avaient-ils posé des règles ?

---

## QUE PUIS-JE FAIRE POUR DONNER L'EXEMPLE À MES ENFANTS (SANS M'INTERDIRE DE VIVRE ET TOUT EN ME FAISANT PLAISIR) ?

Voici quelques pistes

- Ne prenez jamais le volant après avoir bu, même sur une courte distance.
- Ne laissez jamais un(e) convive alcoolisé(e) prendre sa voiture.
- Lorsque vous recevez du monde à la maison, prévoyez plusieurs boissons sans alcool, originales et délicieuses.
- Lorsqu'une personne refuse un verre d'alcool, ne faites aucune remarque, ne l'interrogez pas, montrez au contraire que c'est un choix normal et respectable, en plus d'être sain.
- Organisez régulièrement des apéros et autres festivités sans alcool à la maison (je sais, certains de vos amis trouveront cela trop bizarre, et alors ?).
- Informez vos proches de votre volonté de débanaliser la consommation d'alcool auprès de vos enfants.
- Essayez de ne pas boire systématiquement lors de fêtes ou de repas de famille. Montrez à votre enfant que vous savez vous amuser sans alcool.
- Si vous avez envie de vous « lâcher » avec l'alcool, faites-le à des moments où vos enfants ne sont pas là. Assurez-vous d'avoir totalement dégrisé lorsque vous les retrouvez.
- Si l'alcool vous aide à gérer votre stress ou vos émotions, essayez de montrer à votre enfant qu'il existe d'autres manières de s'apaiser, comme le sport, la musique ou la méditation.
- Si vous avez du mal à vous passer d'alcool, n'essayez pas nécessairement de le dissimuler. En parler à votre enfant est une manière de lui montrer que le sujet existe, que tout le monde peut être concerné et qu'il est important de demander de l'aide (→62).

# 56. Nous éduquons aussi par l'exemple

*L'exemple n'est pas une autre façon d'enseigner, c'est la seule façon d'enseigner.* Albert Einstein

Dans son livre intitulé *Prévenez-moi. Une meilleure santé à tout âge**, le professeur Antoine Flahault explique que « la prévention des risques liés aux addictions [...] se fait aussi à travers l'exemple que les parents montrent à leurs enfants. » Aïe. Heureusement, il précise que personne ne demande aux adultes « de vivre comme des moines ». Ouf. Sans aller, donc, jusqu'à viser la perfection et encore moins le monastère, que pouvons-nous faire pour donner le bon exemple à nos enfants ?

Un petit éclairage scientifique tout d'abord. Des études menées aux États-Unis, en Australie et au Canada révèlent que la consommation d'alcool des parents durant l'enfance de leurs jeunes prédit la consommation de ces derniers à l'adolescence et à l'entrée à l'âge adulte, avec de légères variations entre les pays[151], et sans que l'on ne sache exactement comment ou pourquoi. Les enfants dont les parents valorisent l'ivresse seront plus enclins à s'enivrer à leur tour que ceux qui grandissent dans une famille qui n'a pas cette culture de l'alcool. Enfin, les enfants dont un parent conduit après avoir bu auront eux aussi tendance à conduire alcoolisés une fois adultes[152].

Les situations de la vie courante au cours desquelles notre comportement n'est pas *tiptop* ne manquent pas. Beaucoup d'enfants ont déjà vu un membre de leur famille (parents, grands-parents, oncle ou tante) ivre. Il n'est pas rare, lors de certaines célébrations, qu'une bonne partie des convives soient éméchés. En général, les ados trouvent la situation malaisante. Certains d'entre eux s'en amuseront peut-être, mais la plupart diront qu'ils ressentent de la gêne, parfois même de la *honte*, en présence de ce proche qui a trop bu, qui titube et dit n'importe quoi. Je dis souvent à mes stagiaires que la cuite, c'est comme le strip-tease. Entre adultes consentants, c'est peut-être marrant,

---

* Je vous recommande la lecture de ce livre, qui explique très bien ce qu'est la santé publique et en quoi elle nous concerne toutes et tous, au quotidien.

mais on ne fait pas ça devant les enfants. Un ami québécois me faisait remarquer qu'en toute logique, si nous refusons que le ou la baby-sitter de notre enfant boive de l'alcool en notre absence, nous devrions avoir la même exigence vis-à-vis de nous-même.

Une consommation modérée, mais régulière, envoie elle aussi un message à nos enfants. Si nous buvons un verre chaque soir pour nous détendre en rentrant du travail ou si nous avons besoin d'alcool pour nous calmer lorsque nous sommes fâchés, notre enfant en déduira que la solution pour gérer ses émotions, c'est l'alcool. Une excellente manière de donner un exemple fort à son enfant est de faire le Défi de janvier. Aussi appelé Dry January*, cette initiative consiste à faire une pause avec l'alcool au mois de janvier, de façon à évaluer où on en est avec ce produit. Se lancer ce défi est une manière de dire à son enfant « Tu me vois souvent boire de l'alcool et tu sais que dans la famille on aime bien cela. Mais je ne prends pas ce geste à la légère. Chaque année, je me teste pour savoir où j'en suis et pour vérifier que je ne suis pas en train de développer une dépendance à l'alcool. C'est un peu comme le contrôle technique de la voiture. Je veux vérifier que tout va bien. Si tu décides de boire lorsque tu seras adulte, il faudra toi aussi prendre des précautions, car l'alcool est un produit addictif ».

---

À vous de jouer

Lorsque vous étiez enfant, y avait-il une personne, dans votre entourage, à laquelle vous aviez envie de ressembler ? Quels ont été vos principaux modèles dans l'existence ? Parlez à votre enfant de ces personnes et des autres rencontres qui vous ont marqué(e), en lui expliquant pourquoi. Demandez-lui qui il ou elle admire et à qui il ou elle aimerait ressembler plus tard.

---

* Plus d'informations sur le site dryjanuary.fr ou sur le groupe Facebook Dry January - Le défi de janvier

# 57. Addiction dans la famille : parlons-en

*Les enfants ont une étonnante capacité de faire face à la vérité. Envelopper la maladie de mystères et de mensonges fait beaucoup plus peur qu'une conversation réaliste sur la maladie de l'alcoolisme.* Al-Anon[153]

Isabelle Tamian est psychologue au centre d'addictologie de Reims. D'après elle, l'alcoolisme toucherait une famille sur quatre[154]. De fait, nous avons tous, ou presque, un parent plus ou moins proche ayant un problème d'alcool. Les addictologues évaluent à plus de 5 millions le nombre de Français présentant un « trouble de l'usage de l'alcool » (le terme médical en référence à l'alcoolisme[155]). Ce sont nos frères, nos sœurs, nos parents, nos grands-parents, nos tantes ou nos oncles, nos cousins et cousines. Ce pourrait être vous et moi. Souvent, la situation est dissimulée. L'alcoolisme est en effet une maladie honteuse, comme le furent en leur temps la tuberculose, la syphilis, la dépression ou encore le VIH/sida. Les proches n'en parlent pas, car le sujet est tabou. Le mot « alcoolique » lui-même fait, ô combien injustement, honte. On le chuchote. On le tait. On le nie.

Chaque fois que nous brisons le tabou pour parler sans honte d'alcoolisme, nous rendons service aux enfants. Parce que les personnes qui pâtissent le plus, en silence, dans nos familles, lorsque les grands se taisent, ce sont les enfants. Ils souffrent, car ils ne comprennent pas ce qui se passe. Le comportement de cette tatie, le langage grossier de ce papi, la violence de cet oncle, les sautes d'humeur de cette cousine, l'incohérence de ce grand frère... tout ceci les frappe de plein fouet. Ils n'ont aucune explication qui les aiderait à comprendre ce qui se passe. Si l'addiction touche leur maman ou leur papa, alors leur sentiment de solitude est encore plus profond.

Si les adultes se taisent, c'est pour plusieurs raisons. Parfois, ils ont eux-mêmes du mal à reconnaître l'existence du problème. D'autres fois, ils en sont conscients, mais ils pensent, par leur silence, protéger les plus jeunes. Ils imaginent que ces derniers ne remarquent rien. C'est une erreur. Nos enfants nous observent à longueur de journée. Ils ont toujours une petite oreille qui traîne, même lorsque nous les croyons plongés dans un jeu. Si quelque chose cloche, ils s'en rendent vite compte. Certains adultes pensent que les petits ne sont pas en âge d'entendre parler d'un tel problème et qu'ils ne pourraient, de toute façon, pas comprendre. D'autres ont peur que l'enfant en parle à ses amis, dévoilant ainsi publiquement le secret de famille. D'autres enfin ne savent tout simplement pas quoi dire.

Si un membre de votre famille souffre d'une addiction à l'alcool, votre enfant s'en est probablement rendu compte. Il ou elle se pose sans doute des questions. Plus le lien qui l'unit à la personne est fort, plus il ou elle risque d'être inquiet(e). Si vous-même êtes démuni(e), votre enfant ressent votre détresse. Prenez-le temps de lui en parler. Le mieux est de commencer par lui demander s'il ou elle a remarqué quelque chose et ce qu'il ou elle en pense. Répondez à ses questions avec des mots simples. Expliquez-lui que l'alcoolisme est une maladie et que votre proche n'est plus vraiment lui-même lorsqu'il ou elle boit. Rassurez votre enfant. Il n'y est pour rien. Les adultes de la famille font bloc pour aider la personne à se libérer de cette addiction. Plus vous mettrez des mots sur la situation, plus vous lui permettrez de retrouver son insouciance. Avec un(e) ado, vous pouvez approfondir et expliquer, par exemple, le mécanisme de l'addiction et ses conséquences (→57).

Il suffit souvent d'une petite conversation pour soulager un(e) enfant, qui peut alors retourner tranquillement à ses occupations. En cas de difficulté, n'hésitez pas à contacter la ligne d'écoute Alcool info service ou une association d'entraide. Des personnes très compétentes vous aideront à trouver les mots pour expliquer la situation à votre jeune.

---

À vous de jouer

Est-ce que quelqu'un, dans votre famille, a un problème d'alcool ? En avez-vous déjà parlé avec votre enfant ? Si oui, la conversation s'est-elle bien passée ? Si non, que pourriez-vous lui dire ?

---

# 58. Prévention égale substitution

*T'as moins peur de mourir que d'mal vivre ta vie.* Yves Simon

Il y a quelques années, la journaliste Flavie Flament m'a demandé s'il existait un produit de substitution pour l'alcool, comme pour la cigarette ou l'héroïne*. « Ne pourrions-nous pas, avait-elle suggéré, *remplacer l'alcool par autre chose*, pour détourner les ados de ce produit ? » Sur le moment, je n'avais pas de réponse, mais j'avais trouvé sa remarque pertinente. Cette conversation m'a trotté dans la tête jusqu'au jour où j'ai découvert le modèle de prévention islandais. Celui-ci repose précisément sur une logique de *substitution*. Je m'explique.

Dans les années 90, l'Islande était confrontée à de gros problèmes de consommation d'alcool, de tabac et d'autres substances chez les jeunes. La nuit, il n'était pas rare de rencontrer, dans les rues de Reykjavik, des groupes d'ados hyperalcoolisés, qui pour certains n'avaient même pas 14 ans. Le premier ministre islandais décida de s'attaquer au problème. Il réunit des experts (psychologues, neurologues, addictologues...) et leur demanda de trouver des solutions. Ce qu'ils firent. Le gouvernement prit connaissance des propositions des spécialistes et décida de suivre leurs conseils. C'est ainsi qu'est née la politique publique islandaise en faveur de la jeunesse, intitulée « Youth in Iceland ». La logique qui sous-tend le dispositif est la suivante : le moyen le plus efficace de détourner une personne d'un produit, c'est de lui proposer un autre produit, plus attractif, répondant à ses besoins. Si les ados consomment des substances, c'est parce qu'ils ont besoin (et c'est le propre de cette tranche d'âge) de ressentir des sensations fortes et de faire des expériences. L'alcool et les autres drogues les aident à se sentir « high », c'est-à-dire à vibrer, planer et vivre des expériences fortes, seuls ou en

---

* Les produits de substitution permettent de remplacer un psychotrope par un produit moins toxique. Les patchs nicotiniques, par exemple, apportent au fumeur la nicotine dont il a besoin, sans les dommages de la cigarette.

groupe*. Pour détourner les ados des drogues, les adultes doivent proposer d'autres solutions pour se sentir « high ». Cela tombe bien, il en existe. Faire du sport de manière intense, pratiquer la musique ou toute autre activité artistique, se lancer des défis collectifs ou individuels... voici autant d'activités grisantes, grâce auxquelles il est possible de ressentir des sensations fortes et de prendre des risques. Le gouvernement décida de déployer un grand dispositif pour faciliter l'accès des jeunes à de telles activités. Il communiqua intensément vers les familles et invita les écoles et les communes à rejoindre la dynamique. En parallèle, il adopta plusieurs mesures administratives pour réduire l'accès des jeunes à l'alcool et modifier les représentations sociales et les pratiques autour de ce produit. Ce fut efficace. En 1998, 42 % des mineurs de 15-16 ans consommaient de l'alcool. Ils ne sont aujourd'hui plus que 5 % à le faire. De nombreuses régions dans le monde s'inspirent de cet exemple.

Ce que les Islandais ont compris, c'est que chercher à empêcher les prises de risques chez les ados est un non-sens. Interdire à un jeune d'explorer le monde et de faire ses propres expériences, c'est lui couper les ailes et le rendre malheureux. À l'inverse, lorsque vous encouragez un ado à s'ouvrir au monde, à pratiquer une activité qui le passionne, à faire du sport, à s'engager dans une activité artistique ou encore à participer à une grande action collective, vous répondez à son besoin fondamental. D'ailleurs, nous disent les neuroscientifiques, dans toutes les situations que je viens d'évoquer, le niveau de dopamine dans le cerveau de votre jeune augmente. Ce n'est pas aussi intense et rapide qu'avec l'alcool (→33, 35), mais c'est tout de même agréable. La hausse se fait progressivement, et votre ado se sent heureux et apaisé. Cet état, que certains nomment « flow », correspond à une sorte d'ivresse, mais sans alcool. Il est aussi obtenu dans des moments calmes, en lisant, en méditant ou encore en écoutant de la musique. Plutôt que de partir en croisade contre l'alcool, notre rôle d'adulte est

* L'expression *To be high* est difficile à traduire. Elle signifie quelque chose comme s'envoler, planer, être enivré(e) ou encore être défoncé(e).

d'identifier et encourager les activités qui détourneront nos jeunes de ce produit. Au cas où vous en douteriez, les adolescents n'ont pas besoin d'alcool pour être heureux. Une enquête, réalisée en 2016 auprès de 20 000 jeunes Français, révèle que les copains, la musique et les livres ont autrement plus de valeur à leurs yeux que les boissons alcoolisées. 93 % des 16-25 ans considèrent les amis indispensables à leur bonheur. Ils sont presqu'aussi nombreux à ne pas envisager une vie heureuse sans musique (89 %) ou sans livres (75 %). En revanche, l'alcool n'est pour eux qu'une option : les trois quarts des jeunes déclarent qu'ils pourraient s'en passer sans que cela ne les empêche d'être heureux[156]. À nous, donc, adultes, de leur proposer *autre chose.*

Le docteur Richard Bélanger est spécialiste de l'adolescence. Il travaille au Centre mère-enfant Soleil du CHU de Québec, et siège au comité consultatif de l'organisme « Jeunesse sans drogue Canada ». Le docteur Bélanger invite, lui aussi, les parents à proposer à leurs ados des alternatives à l'alcool et à les orienter vers ce qu'il appelle « de saines prises de risques ». « On peut se mettre à risque en équipe, à l'intérieur d'une compétition sportive ou bien pendant des activités artistiques, là où on va explorer des choses. Il n'y a pas que les substances qui permettent aux jeunes d'explorer leurs limites, loin de là » explique-t-il[157]. Prendre des risques n'est pas, en soi, quelque chose de négatif. Les prises de risques saines permettent aux ados de gagner en confiance, d'apprendre à contrôler leurs impulsions et d'acquérir bien d'autres compétences. Tout l'enjeu, pour nous, parents, étant de les détourner des prises de risques dangereuses (l'alcool, la drogue, la vitesse...) au profit d'activités riches et intenses, mais sécurisées. Les possibilités ne manquent pas. En étant à l'écoute de notre ado et en discutant régulièrement avec lui, nous pouvons l'aider à identifier ce qui pourrait, potentiellement, le faire vibrer. Un sport collectif ? La pratique d'un instrument de musique? L'engagement associatif ? La danse ? Le slam ? Les possibilités sont infinies.

Plus vous aidez votre jeune à réfléchir à ce qu'il ou elle aime et l'encouragez à tester de nouvelles activités, plus vous lui rendez service. Au fond, c'est une manière de le pousser hors du nid. Le docteur Daniel Siegel explique que le cerveau adolescent est conçu pour explorer de nouveaux territoires, créer et imaginer d'autres manières de vivre. Nous ne devrions pas voir l'adolescence comme quelque chose de négatif, mais l'envisager comme une richesse et, même, une chance pour l'humanité. « Cette période de transition, écrit le docteur Siegel, est aussi à l'origine d'un engagement social, d'une sensibilité exacerbée, d'une recherche de nouveauté et d'une créativité exploratrice qui, si on les laisse s'exprimer, permettront aux ados de s'épanouir et de s'enrichir[158]. »

---

À vous de jouer

Je vous propose une réflexion philosophique. Êtes-vous d'accord avec cette hypothèse, que je formule intuitivement, mais qui mériterait d'être approfondie :

« L'alcool empêche nos adolescents d'exprimer leur vrai potentiel, car il les détourne de ce pour quoi ils sont "programmés", à savoir : découvrir le monde, explorer de nouveaux horizons, créer, s'engager collectivement, se dépasser. Derrière chaque cuite se cache une prise de risques saine à laquelle notre jeune a renoncé. »

---

# LA PRÉVENTION-ALCOOL POSITIVE EN PRATIQUE

**Une posture**

Supervision

♡♡

Relation de qualité

♡♡

Attentes claires

♡♡

Interdits protecteurs

**Des informations vitales**

Les effets de l'alcool à l'adolescence

⚠

Les risques à moyen et long termes

⚠

Les consignes de sécurité

**♡ Des compétences de vie ♡**

**♡ De saines prises de risques ♡**

**Repères pour une prévention de la petite enfance à l'âge adulte**

| | |
|---|---|
| 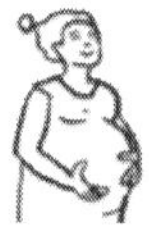 | La prévention commence dès la grossesse. Un mot d'ordre : zéro alcool dès le projet de conception (y compris chez le futur papa) et durant la grossesse. Vigilance lors de l'allaitement. L'alcool passe dans le lait maternel. Parlez-en avec votre médecin. |
| 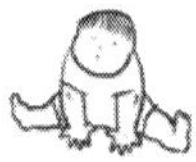 0-3 ans | Les tout-petits sont particulièrement sensibles à ce qui les entoure. Ce que vit votre bébé peut influencer sa santé physique et mentale toute sa vie. Il a besoin d'amour et d'interactions avec vous. Attention ! Les boissons alcoolisées doivent impérativement être rangées hors de sa portée. |
| 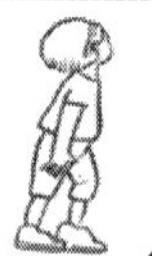 4-9 ans | Votre enfant se forge peu à peu ses représentations sur les boissons alcoolisées, à partir de ses observations. Vigilance donc quant aux messages que vous véhiculez. C'est également une période essentielle au développement de ses compétences de vie (gestion des émotions, créativité...). |
| 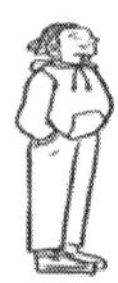 10-13 ans | La préadolescence est une période charnière. C'est le moment d'avoir des conversations approfondies à propos de l'alcool. Informez votre enfant des risques de l'alcool à l'adolescence. Aidez-le à développer son esprit critique. Préparez-la à dire non si on lui propose de l'alcool. Encouragez-le à pratiquer des activités sportives et culturelles. |
| 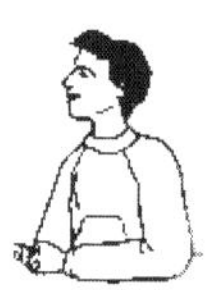 14-17 ans | C'est généralement durant cette période qu'ont lieu les premières consommations. La supervision parentale est essentielle. Les ados ont besoin de liberté, mais aussi de cadres protecteurs. Faites-lui savoir que vous désapprouvez la consommation d'alcool des mineurs. Exprimez clairement vos attentes. Transmettez-lui des consignes de sécurité. Encouragez les saines prises de risques. |
| 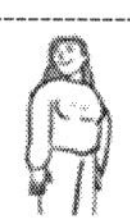 18-25 ans | Votre jeune majeur(e) a encore besoin de vous. Soyez présent(e) et attentif(ve), même s'il ou elle ne vit plus à la maison. Agissez sans tarder si son comportement vous inquiète. |

À tout âge de la vie, protégez la qualité de votre relation. ♡ En cas de difficulté éducative, ne restez pas seul(e). N'hésitez pas à demander de l'aide (cf. page 313).

# Partie 6

# COMMENT LUI PARLER D'ALCOOL ÂGE PAR ÂGE ?

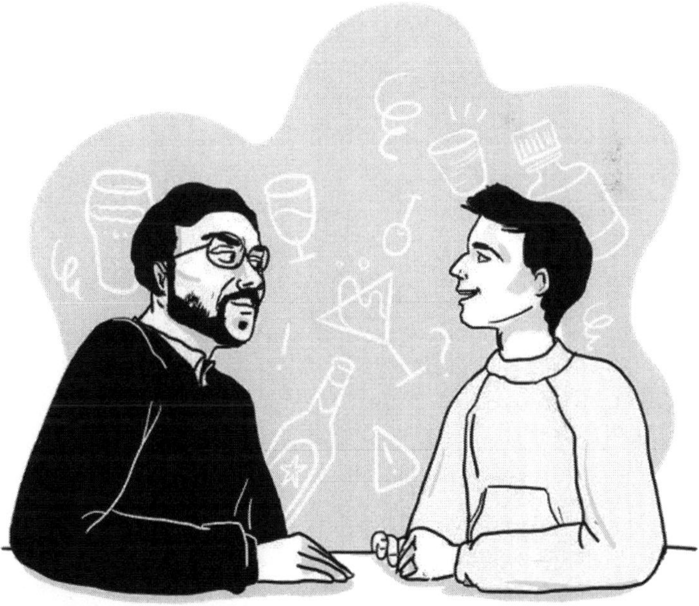

Vous l'aurez compris, plus tard nos jeunes goûtent à l'alcool, mieux c'est. Dans l'enfance et jusqu'à la fin de l'adolescence, toute consommation est à risque. Si vous réussissez à repousser, ne serait-ce que de quelques mois, sa première gorgée d'alcool, ce sera toujours cela de gagné. Chaque verre compte.

Je vous conseille donc de vous fixer comme objectif de retarder son initiation à l'alcool ainsi que sa première ivresse. Nous devrions toutes et tous avoir pour mantra « zéro alcool pour les mineurs ». C'est un but atteignable. Les ados qui trouvent que l'alcool ne présente aucun intérêt sont de plus en plus nombreux. Nous prendrons soin, néanmoins, de transmettre très tôt à notre enfant les messages de sécurité à connaître, de façon à réduire les risques en cas de consommation. C'est ce que j'appelle les « objectifs 3R » pour Retarder, Retarder encore et Réduire.

Voyons maintenant comment nous y prendre, concrètement, pour optimiser nos chances de succès.

**R**etarder l'âge de sa première expérimentation de l'alcool.

**R**etarder l'âge de sa première cuite.

**R**éduire les risques s'il ou elle consomme de l'alcool.

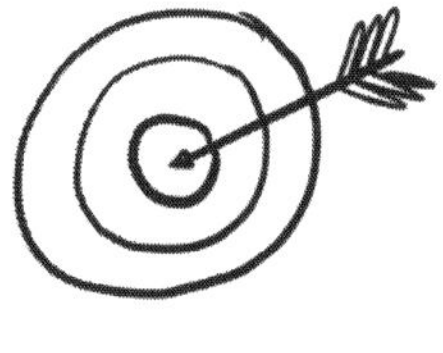

# 59. Adaptez-vous à votre enfant

*Être le parent d'un enfant, c'est être le parent de plusieurs enfants. Un bébé d'abord, puis un enfant d'âge scolaire, un ado et enfin un adulte. À chaque étape, on dit adieu à l'enfant qui a été pour faire la connaissance de celui qui le remplace.* Mon frère aîné, à la naissance de ma fille

N'importe quel professionnel de santé publique vous le dira : plus un message de prévention est personnalisé, plus il est efficace. Il en va de même pour vos échanges avec votre enfant : un discours adapté à sa personnalité, à son âge et à son niveau de maturité aura plus d'impact qu'un message impersonnel.

Voici des principes dont vous pourrez vous inspirer.

- **Principe n° 1. Commencez par l'écouter**
  Lorsque vous engagez une conversation sur l'alcool avec votre enfant, il est préférable de commencer par l'interroger et lui demander son avis. *Sais-tu ce qu'est l'alcool ? As-tu déjà vu une personne ivre ? Pourquoi est-il interdit de vendre de l'alcool aux mineurs, selon toi ?* Choisissez vos questions en fonction de son âge et du sujet dont vous souhaitez parler.
- **Principe n° 2. Utilisez des mots simples et précis**
  Soyez concret(e) et direct(e). Ne cherchez pas midi à quatorze heures. Dites à votre enfant « l'alcool est dangereux ». Expliquez à votre ado que « durant la grossesse, c'est zéro alcool ». Conseillez à votre jeune majeur(e) de « boire au moins un verre d'eau entre deux verres d'alcool ». Évitez de dire « il faut boire avec modération » ou « sois responsable lorsque tu bois » : ces messages flous sont incompréhensibles.
- **Principe n° 3. Saisissez chaque occasion**
  Nous ne manquons pas d'occasions, dans la vie quotidienne, pour parler d'alcool. Voici quelques exemples. « As-tu remarqué que tonton a beaucoup bu hier soir ? » « J'ai lu dans le journal qu'un accident a eu lieu cette nuit, en sortie de discothèque. » « Mon livre parle du coma éthylique. Sais-tu ce que c'est ? » « J'ai remarqué que l'héroïne de ta série se

sert toujours du vin en rentrant chez elle. Penses-tu qu'il soit normal de boire autant ? »

- **Principe n° 4. Faites preuve de rigueur**
  Soyez vigilant(e) quant aux informations que vous lui transmettez. Méfiez-vous des idées reçues. Non, les ados ne boivent pas tous de l'alcool. Non, un verre de vin par jour, ce n'est pas « bon pour la santé ». Renseignez-vous auprès de sources fiables. Si votre enfant vous pose une question à laquelle vous n'avez pas de réponse, profitez-en pour faire des recherches ensemble.

- **Principe n° 5. Considérez ses centres d'intérêts**
  Votre discours « accrochera » d'autant mieux que votre enfant se sentira concerné(e) et que vous piquerez sa curiosité. Elle s'intéresse aux sciences ? Parlez-lui des effets de l'éthanol sur les organes internes. Il est musicien ? Proposez-lui d'écouter des témoignages d'artistes ayant arrêté de boire. Sa passion, c'est le sport ? Expliquez-lui que boire de l'alcool n'est pas compatible avec la compétition sportive.

- **Principe n° 6. Choisissez le bon moment**
  Inutile d'insister si votre jeune n'a pas envie de discuter, vous ne feriez que le ou la braquer. Si vous-même n'êtes pas motivé(e), inutile de vous forcer. Mieux vaut reporter la conversation à un autre moment ou demander à quelqu'un d'autre de s'en charger. Ne vous mettez pas la pression. Il n'est pas nécessaire de parler d'alcool à tout bout de champ. De petites conversations régulières suffisent.

Lorsque vous parlez d'alcool, prenez soin d'avoir une posture équilibrée. Voici quelques pièges à éviter.

- **Piège n° 1. Exagérer les risques**
  Forcer le trait pour convaincre un(e) jeune de ne pas boire est une mauvaise idée. En essayant de la ou le manipuler, vous risquez surtout de vous discréditer à ses yeux. Non, les jeunes qui boivent de l'alcool ne sont pas tous des délinquants et, non, on ne devient pas forcément alcoolique quand on fait régulièrement la fête.

- **Piège n° 2. Minimiser les risques**
  Certains adultes, pour ne pas effrayer leur jeune, pour paraître cool ou pour toute autre raison, minimisent les risques de la consommation d'alcool. Vous ne rendrez pas service à votre ado en lui disant qu'une petite bière ne lui fera pas de mal, ou que prendre une cuite de temps en temps, ce n'est pas bien grave.
- **Piège n° 3. L'angoisser inutilement**
  Vous vous devez de tenir un discours de vérité à votre enfant, et cette vérité est effrayante. L'alcool tue chaque jour des jeunes de son âge. De graves agressions ont régulièrement lieu en soirée. Rentrer seul(e) la nuit, c'est hyper dangereux. Votre rôle est de transmettre ces informations. Mais vous n'êtes pas là pour le ou la plonger dans une angoisse contre-productive. Chaque fois que vous évoquez un risque, parlez-lui de ce que l'on peut faire pour l'éviter. Dites-lui qu'il ou elle pourra facilement se tenir à l'écart de tel ou tel danger en prenant quelques précautions. Donnez-lui des moyens concrets d'assurer sa sécurité et celle de ses amie(e). Ainsi, vous le ou la soulagerez. Rappelez-lui que vous serez toujours disponible en cas de problème, jour et nuit. Bref : informer, oui, mais sans oublier de rassurer.

N'oubliez jamais que même à l'adolescence, vous êtes pour votre enfant *une source d'information crédible*. Les enquêtes montrent que les jeunes se tournent prioritairement vers leurs parents lorsqu'ils ont besoin d'informations concernant la santé ou tout autre sujet. Nos jeunes reçoivent de nombreux messages valorisant la consommation d'alcool, sans avoir les filtres pour les analyser. Vous avez le pouvoir, plus que quiconque, de lutter contre la désinformation et de rétablir la vérité.

---

À vous de jouer

Votre mission consiste à lancer une conversation en famille sur l'alcool, ce soir, à partir d'une actualité récente. Trouvez une accroche percutante pour lancer le sujet.

---

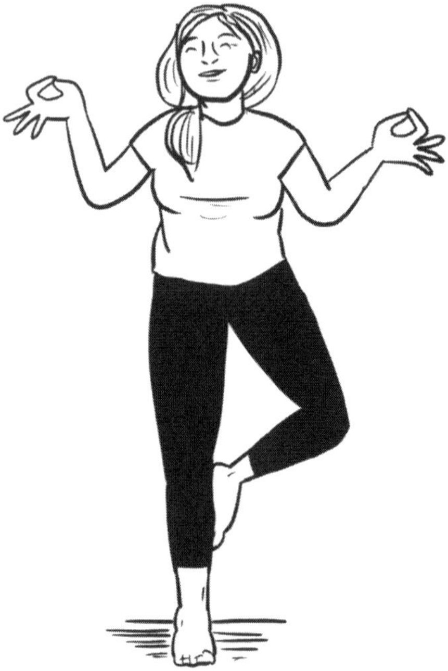

Vous avez de l'influence.
Ce que vous dites compte.
Ce que vous faites compte.
Votre enfant vous écoute.

# 60. Avec un petit, utilisez des mots simples

*Il faut regarder toute la vie avec des yeux d'enfants.* Henri Matisse

L'alcool fait partie de ces sujets sensibles, comme la mort, la violence ou la pauvreté, pour lesquels il n'est pas facile de trouver les bons mots, quand on s'adresse aux enfants. Par souci de clarté, je vous suggère d'utiliser les termes « boisson alcoolisée » ou « boisson qui contient de l'alcool » plutôt que le mot « alcool » seul. Vous pouvez éventuellement nommer une boisson en particulier (la bière, le vin...) si votre enfant la connaît et vous interroge à son sujet. Ayez un discours de vérité (l'alcool est dangereux), mais ne soyez pas anxiogène (les adultes qui boivent un peu de temps en temps ne sont pas en danger). Vous ne voulez pas que votre enfant s'inquiète inutilement pour vous ou un autre de ses proches.

Voici des exemples d'explications faciles à comprendre pour un enfant. Bien entendu, tout dépend de l'enfant, du contexte et de son âge. Soyez attentif(ve) à ses réactions, répondez à ses questions. Si le sujet n'intéresse pas l'enfant, n'insistez pas. Ce n'est pas le bon moment.

- **Les boissons alcoolisées sont mauvaises pour la santé**
Dans le vin, la bière et les autres boissons alcoolisées, il y a un produit qui s'appelle « l'alcool ». Quand un adulte en boit, l'alcool passe dans son sang et va partout dans son corps. Le problème, c'est que l'alcool abîme tout ce qui est à l'intérieur du corps. Si l'adulte en boit juste de temps en temps, ce n'est pas dangereux. Mais si l'adulte en boit beaucoup et souvent, alors l'alcool va comme « grignoter » ou « brûler » des petits morceaux de ses organes. À la fin, cela peut le rendre très malade. Ça peut même lui donner un cancer, qui est une maladie très grave.

- **Une boisson alcoolisée, ça rend ivre**
Ce produit qui est dans les boissons alcoolisées, c'est ce qu'on appelle une drogue. Quand quelqu'un prend de la drogue, ça va dans sa tête et ça change son état. La personne peut ressentir des trucs bizarres. Quand un adulte boit un verre de vin ou de bière, il avale en même temps un peu de cette drogue. Quand c'est juste

un peu, ce n'est pas très grave et ça ne fait pas beaucoup d'effet. Ça va juste le détendre et peut-être le rendre de meilleure humeur. S'il s'arrête là, il ne se passe rien de spécial. Par contre, si cet adulte boit un autre verre, puis un autre et encore un autre, alors il y aura beaucoup d'alcool qui va aller dans son cerveau, et ça va mettre le bazar. Tu as sans doute déjà entendu l'expression « être bourré » ? Le vrai mot, c'est ivre. Les personnes ivres disent souvent des bêtises et, parfois, elles font n'importe quoi. Elles ne marchent plus droit, elles voient flou. Certaines personnes deviennent violentes. L'ivresse, c'est très dangereux pour la personne, mais aussi pour les gens autour d'elles.

- **Les boissons alcoolisées sont dangereuses pour les enfants**
Quand on boit du vin, de la bière ou une autre boisson alcoolisée, en fait on avale un poison. Un adulte peut boire un petit peu de ce poison sans que ce soit dangereux pour lui. Le corps d'un adulte est beaucoup plus résistant que le tien. Toi, à ton âge, si tu en bois, même en petite quantité, cela risque de te rendre très malade, et il faudra vite t'emmener à l'hôpital. Parfois, il y a des enfants ou des adolescents qui boivent de l'alcool et qui en meurent parce que ça fait une trop grande quantité de poison pour leur organisme, qui ne le supporte pas. Ça peut même arriver à des adultes, s'ils boivent vraiment beaucoup. D'abord ils tombent dans le coma, et si personne ne les soigne ils risquent de mourir. C'est la raison pour laquelle, toi, tu ne dois surtout pas boire d'alcool.

Les enfants sont généralement intéressés par le sujet. Les boissons alcoolisées sont très présentes dans leur univers. Les adultes autour d'eux en boivent. Les personnages dans les films aussi. Et les rues sont régulièrement envahies de publicités à ce propos. La curiosité des enfants pour ce sujet est bien légitime.

---

À vous de jouer

Vous trouverez dans le *Cahier de travaux pratiques* (téléchargeable sur sapremièrecuite.fr) une liste de supports sur l'alcool (brochures, petites vidéos, affiches, magazines) destinés aux enfants. Choisissez celui qui vous inspire le plus et faites-le découvrir à votre enfant.

---

# 61. Préparez-vous à répondre à ses questions

*Il est beaucoup plus facile pour un philosophe d'expliquer un nouveau concept à un autre philosophe qu'à un enfant. Pourquoi ? Parce que l'enfant pose les vraies questions.* Jean-Paul Sartre

Les enfants ont parfois des réflexions déconcertantes à propos de l'alcool. Voici des exemples et des réponses possibles.

- **C'est quoi l'alcool exactement ?**

L'alcool, c'est un petit élément liquide qui est présent dans les boissons alcoolisées. Ce produit se crée naturellement lorsque les fruits ou les céréales fermentent. Comme les êtres humains aiment bien l'alcool, ils fabriquent des boissons qui en contiennent, par différents procédés. Le vin, la bière, le whisky, tout cela ce sont des boissons dans lesquelles il y a de l'alcool, plus ou moins concentré. Quand un adulte boit ces boissons, il avale ce liquide. Comme celui-ci est tout petit, il passe dans son sang et se répand dans son cerveau et tous ses organes. Si c'est juste un peu, ce n'est pas embêtant, mais plus la personne boit, plus c'est dangereux.

- **Pourquoi les grands boivent-ils toujours de l'alcool quand il y a quelque chose à fêter ?**

C'est une tradition, en France et dans beaucoup de pays. Les adultes ont l'habitude de boire de l'alcool quand ils se retrouvent ensemble pour célébrer quelque chose ou faire la fête. Beaucoup de gens pensent que c'est nécessaire, mais au fond, on ne sait pas trop pourquoi. C'est un automatisme, un peu comme un réflexe. En réalité, on peut très bien s'amuser sans boire d'alcool. Ce qui compte, c'est d'être ensemble. Les fêtes sans alcool, c'est très chouette aussi, et c'est meilleur pour la santé. Et l'avantage, c'est qu'on est sûr que ça se passera bien. Parce que l'alcool, parfois, ça gâche la fête.

- **À partir de quel âge est-ce que je pourrai boire de l'alcool ?**

Lorsque tu auras 18 ans tu pourras décider si tu souhaites ou non boire de l'alcool. L'idéal serait d'attendre l'âge de 25 ans, quand ton cerveau sera totalement mature. L'alcool, c'est un produit qui est dangereux quand on grandit, aussi bien pour le corps que pour le cerveau. Tant qu'il n'a pas fini de grandir, ton cerveau est très fragile. Il faut le protéger. Le moment venu, on pourra en discuter ensemble. Je t'aiderai à y réfléchir.

- **Est-ce que tous les adultes boivent de l'alcool ?**

Non, les adultes ne boivent pas tous de l'alcool. Certaines personnes n'en boivent pas du tout parce qu'elles n'aiment pas cela. D'autres font ce choix pour des raisons de santé, de culture ou de religion. Certaines personnes choisissent d'arrêter de boire parce qu'elles ont développé une addiction. Elles préfèrent ne pas boire du tout parce que si elles en prennent même un peu, elles risquent de perdre le contrôle de leur consommation.

- **Pourquoi tu bois de l'alcool si c'est dangereux ?**

Avant de répondre à la question de votre enfant, vous aurez probablement besoin de réfléchir aux raisons pour lesquelles vous buvez. Est-ce pour le goût ? Pour le plaisir ? Par habitude ? Pour faire plaisir aux membres de votre famille ? Par besoin ? Pour vous détendre ? À vous de voir, ensuite, ce que vous souhaitez partager, ou pas, avec votre enfant. Il n'y a pas de réponse universelle. Si vous le souhaitez, vous pouvez lui dire que vous buvez de l'alcool, certes, mais que vous avez conscience que c'est un produit dangereux. C'est pourquoi vous prenez des précautions lorsque vous en buvez. Si vous êtes en difficulté avec l'alcool, il est tout à fait possible d'en parler avec votre enfant (→62). Si vous ne savez pas comment vous y prendre, vous pouvez contacter la ligne Alcool info service ou bien une association d'entraide (→93). Si vous ne buvez pas, expliquez vos raisons à votre enfant. Prenez soin de ne pas critiquer les personnes qui boivent de l'alcool. C'est un choix personnel qu'il convient de respecter.

---

À vous de jouer

Un enfant vous a-t-il déjà posé des questions à propos de l'alcool ? Et si vous me racontiez cette discussion ?

guylaine@sapremierecuite.fr ?

---

## 62. Et si j'ai moi-même un problème d'alcool ?

*Ce sont les enfants qui nous apprennent comment être parents.*
Susie Morgenstern

On estime qu'environ 10 % des enfants auraient une maman ou un papa en difficulté avec l'alcool. Le vécu de ces enfants varie d'une famille à l'autre. Certains d'entre eux ne souffrent pas, ou seulement peu, de la situation. Contrairement à l'idée reçue, avoir un problème d'alcool ne fait pas d'une personne un mauvais parent, tout comme souffrir de diabète ou d'hypertension ne rend pas quelqu'un inapte à s'occuper de sa progéniture. Au sein des associations d'entraide, il n'est pas rare de rencontrer des jeunes gens épanouis, qui disent avoir de l'admiration pour leur parent, qui a lutté ou lutte contre une addiction. Néanmoins, les études sur les enfants de malades alcooliques* révèlent que beaucoup d'entre eux sont affectés. Vous trouverez ci-dessous des informations à propos de ce que vivent et ressentent ces enfants. Chaque situation étant unique, considérez les données qui suivent comme de simples repères. Si vous êtes concerné(e), contactez Alcool info service ou une association d'entraide, pour des conseils personnalisés.

Dans un rapport publié en 2019, l'Observatoire européen des drogues et des toxicomanies (OEDT) explique que les enfants de personnes ayant une addiction à l'alcool ou à une autre drogue sont plus susceptibles que les autres de grandir dans un climat familial dégradé et de connaître un mode de vie chaotique[159]. Si certains enfants se portent bien, beaucoup souffrent d'anxiété ou d'autres difficultés psycho-sociales. À l'adolescence, ils sont davantage susceptibles de s'engager dans des conduites à risque. Les associations d'entraide nous alertent elles aussi sur le vécu de ces enfants et proposent des solutions pour aider les familles. Les problèmes d'alcool, expliquent les associations,

* Certaines associations d'entraide utilisent, en référence aux personnes alcoolodépendantes, l'expression « malade alcoolique » qu'elles jugent moins connotée que le simple mot « alcoolique ».

sont souvent à l'origine de disputes et de relations conflictuelles dans les foyers, ce qui pèse sur les enfants. Ces derniers peuvent être déconcertés par le comportement de leur parent, notamment s'il est sujet aux sautes d'humeur. Leur anxiété sera d'autant plus grande qu'on ne leur aura pas expliqué la situation. Tout enfant a besoin, pour bien grandir, de conditions de vie stables et sécurisées. Les enfants d'addicts peuvent ressentir de la peur, de la colère ou encore de la honte. Ils s'inquiètent souvent pour leur parent. Ils se demandent si la situation est de leur faute et s'ils auront le même problème plus tard. Lorsque la situation est vraiment difficile à la maison, le fait d'avoir dans sa vie une personne attentionnée, sur qui l'enfant peut compter, change tout. Les adultes résilients, c'est-à-dire celles et ceux qui ont réussi à s'épanouir en dépit d'un passé traumatisant, ont généralement bénéficié lorsqu'ils étaient petit(e)s du soutien d'une personne bienveillante, qui les a aidé(e)s à se construire.

DEUX LIGNES TÉLÉPHONIQUES A CONNAÎTRE

**119**. Le numéro national dédié à la prévention et à la protection des enfants (www.allo119.gouv.fr).

**08 019 019 11**. Un numéro vert dédié aux auteurs de violences conjugales. Si vous sentez que vous pourriez craquer et devenir violent(e), demandez de l'aide avant de commettre l'irréparable.

Si vous êtes en difficulté avec l'alcool, peut-être avez-vous décidé de ne pas en parler avec votre enfant, pour le ou la protéger, ou par peur de le ou la décevoir. Beaucoup de parents pensent qu'il est préférable que leur enfant ne soit pas au courant. En réalité, le mystère qui entoure la situation est souvent plus dommageable que la situation elle-même. C'est pourquoi il est préférable de mettre des mots sur ce que votre famille traverse, en expliquant à votre jeune, avec des paroles simples, mais sans détour, ce qui se passe. L'enfant en ressentira probablement un grand soulagement. Prenez soin, bien entendu, d'avoir un discours adapté à son âge et à son niveau de maturité. Dites-lui la vérité, mais faites attention à ne pas lui faire peur.

**Ressources pour les enfants**
**(À consulter avec un adulte)**

- *Des ours dans la maison* (album jeunesse)
- *Émilie n'aime pas quand sa mère boit trop* (Max et Lili)
- Le site Internet « Papa boit / Maman boit », proposé par Addictions Suisse, s'adresse aux enfants à partir de 8 ans. On y trouve des informations, des conseils et un forum de discussion. Les deux adresses papaboit.ch et mamanboit.ch vous permettront d'y accéder.

Vous trouverez à la fin de ce livre d'autres suggestions de lecture à ce sujet, pour les adultes et jeunes adultes.

Voici 7 conseils pour vous aider.

1. Lorsque vous aborderez le sujet avec votre enfant, commencez par lui demander ce qu'il ou elle a observé et ce qu'il ou elle ressent. « Est-ce que tu trouves que je suis bizarre, parfois ? » « Mon comportement t'a-t-il déjà fait peur ? » Écoutez-le attentivement. Autorisez-la à livrer tout ce qu'elle a sur le cœur, dites-lui que vous comprendrez.
2. Bien entendu, si cela est possible, impliquez l'autre parent dans la conversation, et pourquoi pas le reste de la fratrie, voire d'autres proches.
3. Dites à votre enfant qu'il ou elle n'est pas responsable de la situation, et que vous l'aimez.
4. Parlez-lui le plus précisément possible de votre problème d'alcool. Expliquez-lui pourquoi c'est difficile pour vous. Vous pouvez, par exemple, lui dire que vous avez une maladie et que celle-ci vous empêche par moment de vous sentir bien, mais que vous ferez tout votre possible pour vous en libérer (dites-vous bien que votre combat contre l'addiction pourrait être une grande leçon de vie pour votre enfant).
5. Si vous êtes suivi(e) par un(e) addictologue, vous pouvez parler de cette personne à votre enfant. Il ou elle sera rassuré(e) de savoir que des personnes vous aident. Si la chose est envisageable, proposez à votre enfant de rencontrer votre

médecin ou de participer à une réunion dans une association. L'association Al-Anon/Alateen, par exemple, organise des réunions, en présentiel ou en visio, pour les adolescents dont un parent est alcoolodépendant(e) (al-anon-alateen.fr 09 63 69 24 56).

6. Vous pouvez également dire à votre enfant que la maladie dont vous souffrez n'est pas héréditaire. Les recherches montrent en effet qu'il existe certes une vulnérabilité génétique chez certains individus, mais que ce seul facteur génétique n'est pas suffisant en soi pour provoquer une addiction. Le rôle de l'environnement est tout aussi important.
7. Vous pouvez, enfin, proposer à votre enfant de lire des livres sur ce sujet ou de participer, s'il ou elle est en âge, à des réunions pour les proches d'alcooliques. Différentes associations en proposent. Dans tous les cas, assurez-vous que votre enfant ait quelqu'un à qui se confier s'il en ressent le besoin.

Vous trouverez des informations utiles (conseils, témoignages, brochures…) sur le site « parents et addiction » de l'association Addiction Suisse, destiné aux parents ayant un problème d'addiction : parentsetaddiction.ch.

Dans certaines régions, l'association Addictions France propose aux adultes qui ressentent des difficultés liées à leur enfance de participer à un programme de *prévention des traumatismes intergénérationnels.* Des activités individuelles et en groupe permettent d'explorer son passé afin d'éviter la transmission d'addictions de génération en génération. Renseignez-vous auprès de l'antenne départementale d'Addictions France.

---

À vous de jouer

Je vous invite à découvrir le podcast *S.O.S d'un ventre qui vivait parmi les autruches*, disponible sur toutes les plateformes et sur une chaîne YouTube dédiée. Charlotte, qui a grandi avec une maman alcoolique, y raconte son vécu pour sensibiliser le grand public et lever le tabou sur le sujet. 26 épisodes. De purs bijoux.

---

## 63. Parlez-lui des repères pour les adultes

*Nous n'élevons pas des enfants, nous éduquons de futurs adultes.*
Susan Stiffelman[160]

Les autorités de santé proposent à la population des « repères de consommation à faible risque ». Dès que votre enfant est en âge de le comprendre, je vous suggère de lui parler de ces repères. Même s'il ou elle ne sera pas personnellement concerné(e) avant plusieurs années, savoir qu'ils existent lui sera profitable. Avec un petit, vous pouvez vous contenter de deux ou trois messages simples. Vous entrerez dans les détails à l'adolescence. Vous ne connaissez pas bien ces repères ? C'est l'occasion de les réviser. Commençons par une mise en pratique (vous pouvez le faire avec votre enfant) pour mieux comprendre de quoi on parle exactement.

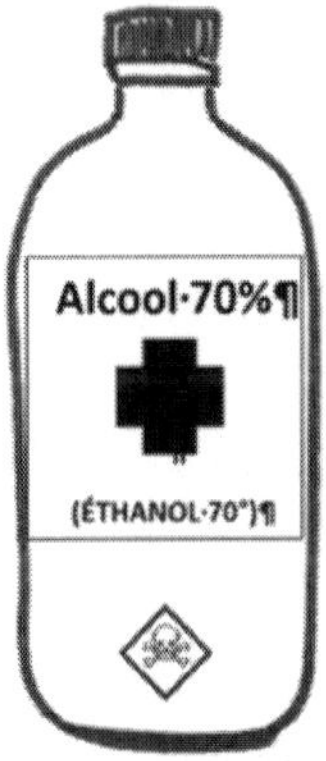


Vous avez probablement, dans votre trousse à pharmacie, de l'alcool à 70 ou 90 degrés, sans doute modifié. En général, on utilise ce produit pour désinfecter les plaies. L'alcool présent dans les boissons alcoolisés est le même produit, à ceci près qu'il n'a subi aucune modification et qu'il n'est pas dilué : c'est de l'alcool pur, aussi appelé éthanol*. Munissez-vous, donc, de votre flacon d'alcool de pharmacie (à défaut, utilisez de l'eau). Remplissez une cuillère à soupe de ce liquide. Observez. Ce que vous avez devant les yeux correspond à la quantité d'éthanol présente dans un verre standard de n'importe quelle boisson alcoolisée : une grosse cuillère à soupe, soit 12 millilitres (10 grammes).

* Nos grands-parents achetaient autrefois de l'alcool à 90 degrés pour préparer de l'eau de vie ou d'autres liqueurs. Mais aujourd'hui, l'alcool vendu en pharmacie est modifié pour le rendre impropre à la consommation.

## LE VERRE STANDARD

L'indication en degré (°) sur les emballages des boissons alcoolisées correspond à la quantité d'éthanol contenue dans 100 ml de boisson. C'est l'équivalent d'un pourcentage. Si une boisson fait 5°, cela signifie que 100 ml de cette boisson contient 5 ml d'éthanol. Plus le degré est élevé, plus la boisson est concentrée en éthanol.

**Dans un verre standard de n'importe quelle boisson alcoolisée, il y a toujours l'équivalent d'une grosse cuillère à soupe d'éthanol (environ 12 ml).**

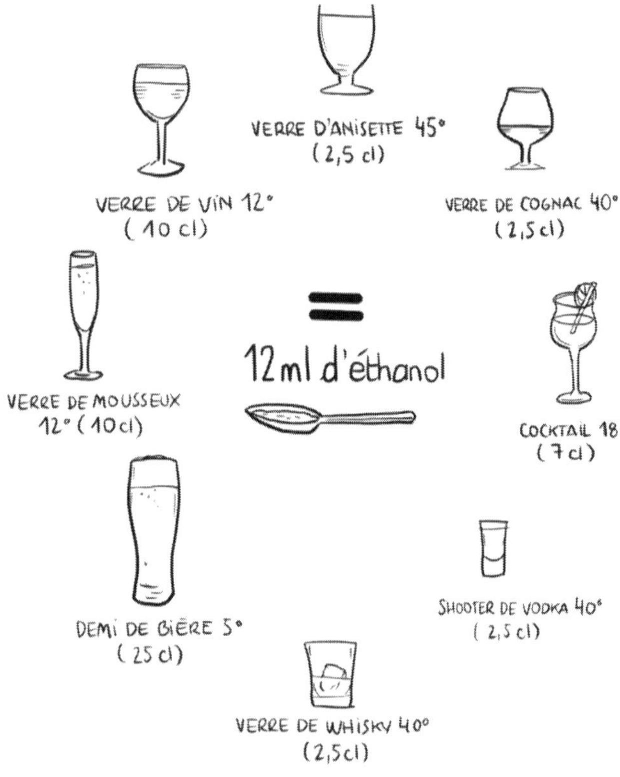
VERRE D'ANISETTE 45° (2,5 cl)
VERRE DE VIN 12° (10 cl)
VERRE DE COGNAC 40° (2,5 cl)
=
12 ml d'éthanol
VERRE DE MOUSSEUX 12° (10 cl)
COCKTAIL 18° (7 cl)
DEMI DE BIÈRE 5° (25 cl)
SHOOTER DE VODKA 40° (2,5 cl)
VERRE DE WHISKY 40° (2,5 cl)

**Attention ! Un enfant d'1 an peut mourir s'il absorbe l'équivalent d'une cuillère à soupe d'éthanol. Veillez à stocker les boissons alcoolisées hors de portée des petits, comme les autres produits toxiques.**

S'il n'est pas nécessaire d'entrer dans les détails avec un enfant, il est utile d'expliquer la notion de verre standard aux adolescents. Dites-lui qu'il y a la même quantité d'alcool dans n'importe quel verre standard de boissons alcoolisées. Expliquez-lui qu'un verre standard correspond à la dose qui est servie dans les bars et les restaurants (c'est pourquoi on l'appelle aussi « dose-bar »). Avec les plus âgés, vous pouvez expliquer qu'à la maison et en soirée, on se sert en général une plus grande quantité d'alcool que celle qui est contenue dans un verre standard. Pour savoir à combien de verres standard correspond la quantité d'alcool qu'on a l'habitude de boire, on peut utiliser un verre gradué conçu à cet effet*. Cet accessoire ressemble à un verre mesureur de cuisine. Il est doté de repères horizontaux indiquant, par type de boisson, à quelle quantité d'alcool correspond le volume de boisson versée.

Vous pouvez ensuite faire savoir à votre jeune que les autorités de santé ont adopté des repères concernant le nombre de verres d'alcool à ne pas dépasser si l'on veut limiter les risques pour sa santé [161]. Précisez-lui que ces « repères de consommation à moindre risque » s'adressent aux adultes en bonne santé uniquement. Rappelez-lui, pour éviter toute possibilité de malentendu, que le message sanitaire pour les mineurs est « zéro alcool » et que dans l'idéal, un jeune ne devrait pas boire avant que son cerveau ne soit totalement mature, vers 24 ou 25 ans. Dites-lui également que les personnes prévoyant de faire un bébé, les femme enceintes, les personnes qui prennent des médicaments et/ou souffrent de certaines maladies chroniques, ainsi que les conducteurs d'engins et de véhicules scolaires (entre autres) doivent s'abstenir de boire. Enfin, faites-lui savoir que, repères ou pas repères, le meilleur choix pour sa santé est de ne pas boire du tout.

---

* Vous pouvez acheter un verre gradué en ligne, par exemple sur le site justdose.fr. Les professionnels en distribuent parfois sur les stands de prévention, en festival et ailleurs.

Voici donc ces fameux repères :

- Pas plus de deux verres standard par jour
- Au moins deux jours par semaine sans boire d'alcool
- Pas plus de dix verres d'alcool standards au total par semaine

Si le sujet intéresse votre jeune, vous pouvez lui préciser que ces normes ont été choisies, car elles correspondent à un niveau de risque que la plupart d'entre nous seraient, en théorie, prêts à accepter, à savoir un risque de l'ordre d'1 % à 1 ‰. Pour le dire autrement, sur 1000 personnes qui boivent 2 verres par jour (pas tous les jours) entre 1 et 10 d'entre elles mourront à cause de l'alcool. Pour le dire encore autrement : ce niveau de consommation ne tue qu'1 à 10 personnes sur mille. Enfin, si votre jeune est méga intéressé(e), précisez-lui que chaque pays fixe ses propres repères. Le choix se fait sur la base des données scientifiques, mais aussi en fonction de ce que le gouvernement considère entendable par la population (et par les industriels du secteur). Les repères officiels du Canada, par exemple, sont bien plus bas que ceux de la France. Les autorités canadiennes recommandent à la population de « ne pas boire plus de deux ou trois verres par semaine » ce qui, indiquent-elles, « permet généralement d'éviter les conséquences de l'alcool pour vous-même et pour les autres ».

Voilà. Votre enfant et vous-mêmes êtes désormais incollables sur les repères de consommation à moindre risque.

---

À vous de jouer

Vous vous demandez si votre consommation d'alcool est supérieure aux repères de Santé publique France ? Un outil très simple, l'alcoomètre, vous permettra de vous situer en quelques minutes et de recevoir des conseils personnalisés. Rendez-vous sur Alcool info service pour le trouver.

---

# 64. Vigilance en cuisine

*Que ta nourriture soit ton médicament et que ton médicament soit dans ta nourriture.* Hippocrate

Au détour d'une conversation, un ami prof de chimie m'apprit que lorsqu'on met de l'alcool dans un plat, en cuisine, celui-ci ne disparaît pas complètement à la cuisson. Cette information me surprit. Je croyais que l'alcool s'évaporait en cuisant. Mon ami m'envoya peu après quelques articles, dont je vous résume l'essentiel.

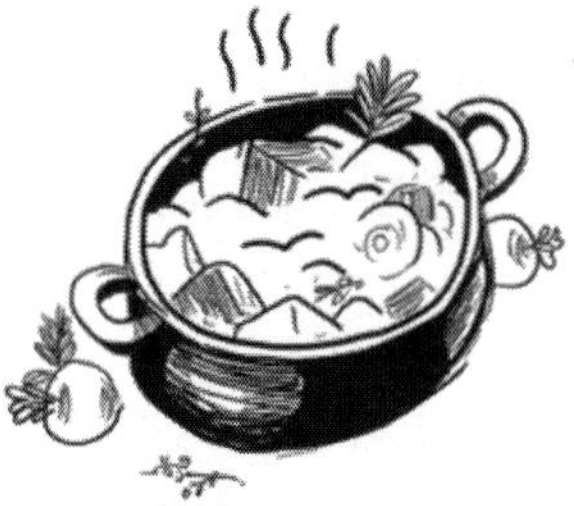

Il reste toujours un peu d'alcool dans les plats, même si ces derniers ont longuement mijoté. L'option la plus sécuritaire est donc de ne pas servir aux enfants de plats préparés avec de d'alcool. Il en va de même pour les femmes enceintes et les personnes évitant tout contact avec l'alcool. Il est difficile de prédire la quantité d'alcool qui restera dans un plat, une fois cuisiné. Cela dépend du type de boisson, de la température de cuisson, de la forme du plat, de la présence ou non d'un couvercle, du temps de cuisson et enfin de la quantité que vous versez dans le plat. Un véritable casse-tête. Même après avoir mijoté pendant deux heures, un plat à base de vin contiendra toujours un peu d'alcool. Voici quelques précisions.

- Plus la teneur en alcool de la boisson utilisée est élevée, plus il sera difficile de faire disparaître la molécule. Si vous utilisez un spiritueux (rhum, cognac, vodka...), il restera davantage d'alcool après cuisson que si vous employez une même quantité de vin, de cidre ou de bière.
- Pour que l'éthanol s'évapore, la température de cuisson doit être supérieure à 78 degrés Celsius.
- Plus la cuisson sera longue, moins il restera d'alcool.
- L'alcool s'évapore mieux lorsqu'il est versé en début de cuisson, avant les autres ingrédients.

- La cuisson à couvert empêche l'alcool de s'évaporer. Mieux vaut donc laisser mijoter le plat sans couvercle.
- Lorsqu'il est flambé, par exemple pour préparer des crêpes Suzette (miam), l'alcool ne s'évapore presque pas. Il en reste les trois quarts dans le plat. Pareil avec le vin chaud, les grogs et les fruits macérés.
- Les desserts ne cuisent pas assez longtemps pour permettre à l'alcool de disparaître.
- Attention avec les confiseries. Ne faites pas comme moi, qui ai offert à Noël par mégarde à mes enfants, alors qu'ils étaient encore tout petits, des papillotes fourrées au kirch (comme quoi les cordonnières sont parfois les plus mal chaussées). Attention aussi avec les desserts. Le tiramisu, par exemple, contient généralement 1 % d'alcool. En cas de doute, consultez attentivement la liste des ingrédients.

Tout ceci vous a sapé le moral ? Pas de panique. Des solutions existent. Dans vos recettes, vous pouvez remplacer les boissons alcoolisées par une version sans alcool. Il existe des vins désalcoolisés, des bières sans alcool et même des spiritueux sans alcool (vérifiez tout de même sur l'étiquette que le zéro alcool est bien garanti, car ce n'est pas toujours le cas). Voici d'autres remplacements possibles :

| | |
|---|---|
| Vin rouge | Jus de raisin, vinaigre de vin rouge |
| Vin blanc | Jus de pomme, vinaigre de vin blanc |
| Cidre | Jus de pomme |
| Bière | Jus de pomme, ginger ale |
| Cognac | Jus d'abricot, de poire ou de pêche |
| Rhum | Jus d'ananas |
| Liqueur | Jus de pomme, d'orange ou de canneberge |

Même dans la casserole, prévention égale substitution. Bon appétit !

---

À vous de jouer
Partagez avec moi votre recette traditionnelle en version sans alcool.
Je préparerai un petit guide à télécharger sur sapremierecuite.fr.

---

## 65. Zéro alcool pour les mineurs

*Désormais, nous savons que non seulement, l'éducation à boire dans le milieu familial, ne présente pas de bénéfice pour le comportement futur en matière de consommation d'alcool, mais surtout qu'elle favorise les comportements ultérieurs à risque.* Association Addictions France[162]

Dans les années 80, il était courant de servir un verre d'alcool à des mineurs lors de repas ou de fêtes de famille. Aujourd'hui, cette pratique tend à disparaître. Les parents qui servent de l'alcool à leur ado sont minoritaires. Un parent sur quatre seulement déclare le faire. C'est encore beaucoup, mais nous avons drôlement progressé, grâce à quoi la proportion d'enfants de 11 ans ayant déjà bu de l'alcool a diminué de moitié entre 2018 et 2022 (passant de 60 % à 30 %). Les enquêtes montrent néanmoins que nous restons tiraillés entre le souci de protéger la santé de nos enfants et l'attachement aux anciennes « traditions ».

Deux sondages sur l'alcool et la parentalité réalisés en 2023[163] mettent en lumière notre ambivalence vis-à-vis de l'initiation familiale à l'alcool. Si nous, parents, désapprouvons massivement la consommation d'alcool des mineurs, nous n'en sommes pas moins partagés quant à la possibilité de faire de petites entorses à la règle. La moitié des parents juge acceptable de faire boire un peu d'alcool à un mineur durant les fêtes de fin d'année, à titre exceptionnel. L'autre moitié non. Nous faisons preuve de la même ambivalence lorsqu'un membre de la famille propose un verre à notre enfant. La moitié d'entre nous s'en offusque, l'autre non. Nous tolérons certaines boissons (cidre, vin ou champagne), mais pas d'autres (whisky, rhum, vodka), quand bien même toutes contiennent de l'alcool. Il nous arrive même parfois, lorsque nos enfants sont invités à une fête ou en organisent une à la maison, de leur fournir de l'alcool nous-mêmes. En notre for intérieur, nous préférerions qu'ils n'en boivent pas. Mais nous pensons que si nous leur achetons des boissons faiblement alcoolisées, ils renonceront à boire des spiritueux. C'est le cas de Peter, papa et beau-papa de trois ados, qui approvisionne régulièrement ses jeunes en mojitos faits maison. « Je mets moitié moins de rhum, histoire de ne pas charger la mule » me confie-t-il. Il reconnaît que ce n'est pas top, car ça reste de l'alcool, mais, dit-il, « je préfère qu'ils boivent mes petits mojitos artisanaux plutôt que ces fichus mélanges avec des doses de cheval de whisky ou de vodka ». Le raisonnement de Peter paraît logique. Il est préférable que nos ados consomment des boissons peu alcoolisées plutôt que des boissons fortement dosées. Il est certain, en outre, que boire de l'alcool sous la supervision parentale est moins risqué que boire entre ados, loin du regard des adultes. Devons-nous pour autant continuer à fournir de l'alcool à nos ados ? Si vous aussi vous vous sentez partagé(e), voici des éclairages pour vous forger votre propre opinion.

1) Des chercheurs [164] ont suivi 2566 jeunes Américains et Australiens sur une période de presque 20 ans. Leur objectif était d'étudier le devenir des individus qui avaient été autorisés, à l'adolescence, à boire de l'alcool en présence d'un adulte, en comparant leur situation à celle des individus à qui l'alcool avait été interdit. Les résultats de leur recherche sont sans appel : les sujets qui pouvaient boire de l'alcool sous supervision familiale sont nettement plus nombreux que les autres à présenter, à la trentaine, une consommation excessive d'alcool. Ils sont également plus nombreux à conduire en état d'ébriété. Les chercheurs indiquent que les résultats sont similaires dans les 2 pays.

2) D'autres chercheurs [165] se sont intéressés à l'impact de la pratique parentale consistant à fournir de l'alcool aux adolescents. L'équipe a suivi près de 2 000 parents et adolescents, sur une période de 7 ans. Leurs résultats, publiés dans la revue *The Lancet*, révèlent que les mineurs qui reçoivent des boissons alcoolisées de la part de leurs parents boivent davantage et sont plus souvent ivres que les autres. Le fait d'être approvisionnés en boissons alcoolisées par leurs parents n'empêche pas les ados de se fournir ailleurs. C'est même tout l'inverse, puisque ces mêmes jeunes sont plus nombreux à se procurer de l'alcool par d'autres biais, en dehors du cadre familial. Les auteurs de cette

recherche recommandent de faire savoir aux parents, dans un souci de prévention, que fournir de l'alcool à son ado est contre-productif.

D'autres études montrent, à l'instar de celles que je viens d'évoquer, que les adolescents dont les parents ont une attitude tolérante envers l'alcool commencent à boire plus tôt que les autres. Ils ont une consommation plus fréquente et sont plus souvent ivres[166]. Les jeunes, initiés à l'alcool par leurs parents, qui souhaitent leur « apprendre » à boire de manière « responsable », apprennent surtout... à boire tout court. Ils consomment en effet plus souvent et en plus grande quantité que les autres. C'est pourquoi il est recommandé de ne pas servir d'alcool à son ado, de ne pas lui en fournir soi-même pour ses soirées et de refuser que quiconque lui en offre ou lui en vende.

Ne culpabilisez pas si votre pratique ne correspond pas à cet idéal ou si vous avez par le passé servi de l'alcool à votre enfant. Vous êtes tout sauf un cas isolé. Initier les plus jeunes à l'alcool ne choquait personne, autrefois. Ce fut même encouragé, un temps, par les pouvoirs publics. Ainsi, dans les années 30, un « comité national de propagande en faveur du vin » a été créé sous l'égide du ministère de l'Agriculture pour promouvoir la consommation de vin jusque dans les écoles. Il n'était pas rare, il n'y a pas si longtemps encore, que des personnalités publiques affirment que faire goûter un peu de vin aux enfants était un moyen de les éduquer, et ainsi de prévenir l'alcoolisme. Et ce n'est qu'en 1981, hier donc, que l'interdiction de servir de l'alcool aux mineurs dans les cantines scolaires, qui ne s'appliquait jusque-là que pour les moins de 15 ans, a été étendue à *tous* les mineurs. Nous revenons de loin. Vous êtes le parent. C'est à vous et à vous seul(e) (ainsi qu'à l'autre parent bien sûr) de décider de ce qui est le mieux pour votre famille. Prenez le temps d'y réfléchir, renseignez-vous, pesez le pour et le contre, puis décidez. La loi vous interdit d'offrir de l'alcool à votre enfant, s'il est mineur, lorsque vous êtes dans un lieu public (bar, restaurant, festival, stade...). En revanche, vous ne serez pas verbalisé(e) si vous le faites dans un cadre privé, chez vous par exemple. Dans tous les cas, faire boire ou laisser boire votre ado jusqu'à l'ivresse est passible de poursuites lourdes. Vous pourriez vous voir retirée l'autorité parentale ou être obligé(e) de suivre un stage de responsabilité parentale. La législation varie selon les pays. En Australie, par exemple, si vous recevez un mineur chez vous et que vous lui servez de l'alcool sans avoir obtenu au préalable l'autorisation explicite du parent ou du tuteur légal, vous êtes passible de sanctions (cette autorisation peut être donnée verbalement, par courrier, par email ou par SMS). Dans certains pays, les parents n'ont pas le droit de donner de l'alcool à leur ado avant ses 18 ans, voire plus tard comme aux États-Unis (21 ans).

Ne laissez personne servir de l'alcool à votre enfant si vous considérez qu'il ou elle n'est pas en âge de boire. Si l'un de vos proches insiste lourdement, n'hésitez pas à lui faire savoir qu'il n'a pas à remettre en question votre autorité parentale. Une de mes amies, habituellement polie et mesurée, m'a raconté qu'elle avait fini par craquer un jour et avait littéralement hurlé sur son cousin, lors d'une fête familiale, en lui disant : « Si un jour mon gamin se retrouve aux urgences en pleine nuit après avoir bu, c'est moi que l'hôpital appellera, pas toi ! Alors ta *p# !%&* de bière, tu te la carres où je pense. Pigé ? » Cette mise au point, m'a-t-elle dit, lui avait fait « un bien fou ».

---

À vous de jouer

Je vous propose un retour dans le passé grâce à cette vidéo postée sur la chaîne Public Sénat. Nous sommes en 1984. Un débatteur explique qu'il faut « apprendre aux enfants à déguster du vin ».

Vous trouverez la vidéo en saisissant « Il faut apprendre aux enfants à déguster du vin » dans un moteur de recherche. Vous pouvez aussi y accéder en scannant le QR code.

---

## 66. Préparez-le à dire non

*Celui qui n'a pas d'objectifs ne risque pas de les atteindre.* (Sun Tzu)

Au travail comme dans la vie privée, il est parfois bien utile de se fixer des objectifs. Dans le monde de l'entreprise, on dit qu'un objectif doit être « SMART », pour « spécifique, mesurable, accessible, réaliste et temporalisé ». En prévention, c'est un peu la même chose. Si je vous dis « je veux que mon enfant, plus tard, boive de l'alcool avec modération », vous trouverez sans doute que mon objectif est flou. Difficile de savoir ce que j'entends par là, n'est-ce pas ? En revanche, si je vous dis « je veux que mon adolescent dise non si quelqu'un lui propose de l'alcool », vous trouverez probablement qu'il s'agit d'un objectif parfaitement clair. Il est SMART. Si vous êtes l'heureux parent d'un(e) pré-ado et que vous souhaitez repousser au maximum sa première consommation d'alcool, ainsi que sa première ivresse, je vous recommande fortement de décider qu'à partir de maintenant, votre objectif est d'apprendre à votre ado à dire non. Peu importe la manière dont vous allez vous y prendre. Ce que vous voulez, et vous n'en dérogerez pas, c'est que si quelqu'un lui propose un verre, il ou elle réponde « non, merci ». Voici quelques pistes pour vous aider.

La première des choses à faire, bien entendu, est d'expliquer à votre jeune pourquoi il ou elle devrait dire non. Normalement, à ce stade de votre lecture, vous ne devriez pas avoir de mal à trouver des arguments pour le ou la convaincre que boire de l'alcool à son âge serait une très mauvaise idée. Prenez-le temps d'en parler. Vérifiez que vos arguments font mouche. Si tout va bien, votre pré-ado n'aura pas envie de boire de l'alcool. Mais attention, votre conversation ne doit pas s'arrêter là. S'il ou elle n'est pas préparé(e), même le ou la plus motivé(e) des ados peut ne pas y arriver. Refuser un verre, ce n'est pas toujours facile. Votre jeune a besoin de s'entraîner. Prévenez-le qu'il doit s'attendre à ce qu'un jour, des personnes lui proposent un verre. Dites-lui que ces personnes pourraient insister lourdement, se moquer d'elle, lui lancer des défis et ne pas la lâcher jusqu'à ce qu'elle finisse par craquer. Mettez votre garçon en situation.

Faites jouer des saynètes à votre fille. Faites en sorte qu'il ou elle ne soit pas pris(e) au dépourvu le jour venu. Éveillez l'esprit critique de votre enfant en lui demandant, par exemple, ce qu'il ou elle pense des gens qui (dans la vie en général) incitent quelqu'un à faire quelque chose de désagréable, mauvais ou risqué, alors que la personne n'a pas envie de le faire. Invitez-le à trouver des parades pour refuser un verre. Par exemple : « J'ai un match de foot demain, je veux être en forme », « Si je bois mes parents ne me laisseront plus sortir », « Je n'aime pas l'alcool », « L'alcool me rend malade », « Je préfère aller danser » ou encore « Je veux garder l'esprit clair ». Dites à votre ado que personne ne devrait avoir à se justifier parce qu'il ne boit pas. Faites-lui savoir que vous avez confiance en lui et que vous pensez qu'elle sera imaginative. Précisez tout de même que si, un jour, il ou elle venait à boire de l'alcool, vous serez là pour en parler avec lui.

Une dernière chose : n'oubliez pas de briefer votre enfant dans l'éventualité où la proposition ne viendrait pas d'un copain, mais d'un adulte. Un ami proche m'a raconté que son fils de 14 ans s'était vu proposer une piña colada par son grand-père, lors d'un week-end à la mer « entre hommes ». Le jeune homme ne s'était pas démonté. Il avait décliné l'offre en déclarant : « Papy, je suis mineur. Tu n'es pas censé me proposer de l'alcool. » À son retour, le garçon expliqua à son père qu'il avait trouvé « trop chelou » la proposition du grand-père. La morale de cette histoire, c'est que les pressions à boire ne proviennent pas nécessairement des autres jeunes.

---

À vous de jouer

Essayez de trouver un argument (autre que ceux que j'ai cités) qu'un(e) ado pourrait utiliser pour refuser un verre d'alcool.

---

# 67. Rendez les boissons sans alcool attractives

*Il est une boisson dont on ne se lasse jamais : l'eau ; il est un fruit dont on ne se fatigue jamais : l'enfant.* Proverbe indien

Un enfant, lorsqu'il parle des boissons alcoolisées que boivent les adultes, évoque très souvent l'odeur de celles-ci (« le pastis ça sent l'anis »). Certains parlent de la couleur (« le vin c'est comme de la grenadine foncée ») ou du bruit (« le Champagne ça fait pschut »). Ceux qui en ont déjà goûté font la grimace en disant « ça pique ». Les petits évoquent ainsi l'univers de l'alcool *à partir de leurs sens*. Avec un peu de créativité, nous pouvons leur proposer une découverte sensorielle plus adaptée à leur âge, avec des boissons sans alcool. Ce n'est pas forcément compliqué. Il n'y a rien de plus simple que de faire pousser de la menthe ou de la verveine dans un coin du jardin, ou sur le rebord de la fenêtre. Les enfants seront contents de couper quelques tiges pour parfumer le pichet d'eau. Une rondelle de citron et un peu d'eau pétillante suffisent à sublimer leur sirop. Pensons également aux épices : une pointe de piment (pas trop !) dans leur nectar d'abricot, un peu de cannelle dans leur chocolat chaud. Il suffit parfois d'un petit rien pour apporter une touche festive au plus simple des breuvages.

Dans ma famille, durant la période des fêtes, nous préparons du jus de pomme chaud. La recette est la même que celle du vin chaud, mais nous remplaçons le vin par du jus de pomme. Tout le monde, petits et grands, adore. Une de mes amies a pour habitude, lorsqu'elle reçoit du monde, d'inventer avec ses enfants des cocktails sans alcool (certains appellent cela des *mocktails*) à base de jus de fruits, d'épices et de sirops divers, conçus en fonction de la saison et de l'humeur du jour. Prendre l'apéro chez elle est un pur bonheur. Il n'y a pas d'alcool, mais des boissons toutes plus belles à regarder les unes que les autres et incroyablement savoureuses. C'est en allant chez elle que j'ai réalisé que les apéros traditionnels ne sont pas si conviviaux que cela. D'un côté il y a celles et ceux qui boivent de l'alcool, et de l'autre les enfants (et les personnes qui ne boivent pas), ce qui, finalement, limite le partage intergénérationnel. Chez mon amie, tout le monde, petits et grands, boit la même chose, ce qui change la donne en matière de « convivialité ».

Avec un peu d'imagination, vous pouvez même impressionner un groupe d'ados. Une tournée générale de bubble tea maison, par exemple, fait toujours son petit effet (le bubble tea est une boisson à base de perles de tapioca. Vous pouvez le préparer vous-même si vous avez les ingrédients, mais il existe des kits prêts à l'emploi dans les épiceries asiatiques). Pensez également au kombucha (une boisson fermentée), au ginger ale (un soda au gingembre qui nous vient du Canada) ou encore au kéfir (une autre boisson fermentée, facile à faire à la maison si vous avez une souche). L'idée, vous l'aurez compris, c'est de rendre le pack de bières insipide. Un couple de ma connaissance, parents de deux jeunes filles, a investi dans une machine incroyable, qui prépare toutes sortes de cappuccino, macchiato et autres boissons au nom se terminant en « o ». « C'est un petit investissement, m'ont-ils confié, mais ça rend la maison *attractive* ». De fait, leur salon est rapidement devenu le quartier général des jeunes du quartier. Pour couronner le tout, ils ont déniché un babyfoot dans une brocante (je ne vous dis pas l'ambiance). Certains parents se sentiraient envahis. Pas eux. Ils trouvent au contraire que c'est l'occasion de faire la connaissance des ami(e)s de leurs filles et de savoir tout ce petit monde en sécurité. J'aime bien cette idée de « rendre la maison attractive ». Les ados ont besoin de liberté, mais c'est rassurant pour eux de savoir qu'ils sont toujours les bienvenus dans leur port d'attache, où ils trouveront des adultes accueillants et une ambiance joyeuse (ainsi que des boissons sans alcool).

---

À vous de jouer

Envoyez-moi la recette de votre boisson sans alcool préférée ! Je réaliserai un livre de recettes que je mettrai en ligne sur le site de Sa première cuite. guylaine@sapremierecuite.fr

---

### Recette du bubble tea

Préparez une tasse de thé (vert ou noir). Laissez-la refroidir et réservez-la au réfrigérateur.

Dans une casserole, faites bouillir 200 ml d'eau. Versez 40 g de perles de tapioca et laissez cuire environ 30 min. (Si vous souhaitez colorer les perles, il vous suffit d'ajouter quelques gouttes de colorants alimentaires.)

Égouttez les perles de tapioca, puis mettez-les dans un bol.

Ajoutez une cuillère de sirop de votre choix (grenadine, mangue, pêche...) et mélangez.

Laissez refroidir et réservez au réfrigérateur.

Lorsque le thé et le tapioca sont bien froids, versez-les ensemble dans un grand verre, et mélangez avec 3 cuillères à soupe de lait (végétal ou de vache).

### Recette du bubble tea aux perles de fruits

Pour cette recette, vous aurez besoin de 50 g de perles de fruits toutes prêtes (en vente dans les épiceries asiatiques).

Préparez une tasse de thé (vert ou noir) et laissez-le refroidir.

Ajoutez 10 cl de lait (végétal ou de vache).

Ajoutez une cuillère à soupe de sirop de votre choix (grenadine, mangue, pêche...).

Mélangez bien.

Ajoutez 50 g de perles de fruits. C'est prêt !

Les ingrédients de ces recettes sont pour une personne. Il vous suffit de multiplier les quantités par le nombre de convives. Le bubble tea se sert dans des grands verres, avec une paille de gros diamètre pour pouvoir aspirer les perles de tapioca. Il existe mille et une versions. Vous trouverez facilement des recettes sur Internet.

**Recette de jus de pomme chaud**

Versez 800 ml de jus de pomme et 200 ml d'eau dans une casserole.

Ajoutez un bâton de cannelle, une cuillère à café de gingembre en poudre, quelques clous de girofle, une ou deux badianes, une pointe de muscade et quelques grains de poivre écrasés.

Faites chauffer à feu moyen.

Coupez le feu dès que le mélange est sur le point de bouillir.

Laissez infuser une dizaine de minutes.

Filtrez avant de servir.

Buvez bien chaud.

Cela fonctionne aussi avec du jus de raisin, de framboise ou de canneberge. Et sans doute avec d'autres fruits, mais nous n'avons pas testé. Si vous le souhaitez, vous pouvez ajouter au mélange d'épices du zeste de citron ou le jus d'une orange pressée. Pour vous simplifier la tâche, vous pouvez utiliser un mélange d'épices spécial vin chaud du commerce.

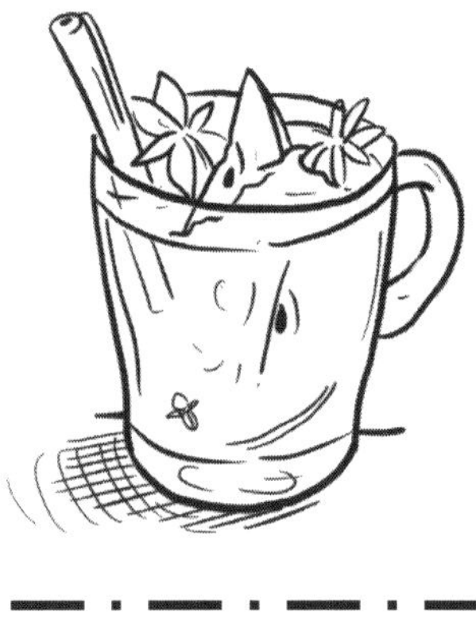

# 68. L'alcool pour de faux : pas pour les ados

*Les produits sans alcool sont fabriqués et emballés pour ressembler aux produits alcoolisés existants. Beaucoup portent la même marque d'entreprise que la version alcoolisée, ce qui brouille les frontières entre les deux offres.* European Center for Monitoring of Alcohol Marketing[167]

Vous l'avez sans doute remarqué, les boissons imitant l'alcool sont de plus en plus tendance. En quelques années, les rayons des supermarchés ont été littéralement envahis de breuvages ressemblant à s'y méprendre à des boissons alcoolisées, tout en s'affichant « sans alcool ». Autrefois, l'offre se résumait grosso modo à la Tourtel, au Pacific et au Champomy. Ce temps est révolu. Bon nombre de marques d'alcool se déclinent désormais en version *soft*. C'est particulièrement vrai pour les bières industrielles : Grimbergen, Guinness, Heineken, Kronenbourg, 1664, Desperados... Tous ces produits existent en version sans alcool. Les vins aromatisés destinés à une cible jeune et féminine s'y sont mis, eux aussi. Même au rayon enfant, l'offre a explosé, avec une palette invraisemblable de boissons évoquant le cidre ou le vin mousseux (→21). Que penser de ces produits ? Sont-ils anodins ? Pouvons-nous en offrir à nos jeunes ?

Pour les addictologues, le boom des boissons sans alcool est plutôt une bonne chose pour les adultes qui souhaitent réduire leur consommation d'alcool. Ils ont désormais un grand choix de produits. Pour ce qui est de nos enfants, c'est une autre histoire. Le phénomène inquiète sérieusement la communauté de santé publique, à tel point que l'Organisation mondiale de la Santé (OMS) a lancé en 2023 une alerte sur l'essor de ce marché. Dans un rapport[168] très documenté, l'agence fait état de dérives commerciales inquiétantes et dénonce des effets délétères sur les mineurs. Les grandes marques d'alcool profiteraient en effet de leur version « sans alcool » pour contourner la législation et s'inviter très tôt dans l'univers des plus jeunes. Leurs produits pourraient servir, selon l'OMS, de « porte d'entrée vers la consommation d'alcool ». L'agence explique en outre que le marketing ambigu de ces produits sème la confusion dans l'esprit des consommateurs, notamment chez les jeunes, les femmes enceintes et les personnes souffrant d'un trouble de l'usage d'alcool.

En France, des alertes similaires sont lancées par des addictologues et des associations de consommateurs. L'agence nationale Santé publique France s'inquiète de voir les marques d'alcool promouvoir leur nom, grâce à leur version 0 alcool, vers les publics jeunes et dans les lieux où la publicité des boissons alcoolisées est interdite par la loi Évin. Cette promotion déguisée à destination des mineurs pourrait, selon l'agence « faciliter un passage à la consommation de boissons alcoolisées[169] ». Même son de cloche de la part de médecins. Le docteur David Mété, entre autres, déconseille aux parents de servir ces produits aux mineurs. « Une bière ou un vin sans alcool, explique-t-il, peut, par analogie, constituer un facteur de confusion, comme l'ont été les cigarettes en chocolat en leur temps, et qui ont été interdites depuis[170]. » L'addictologue conseille en outre aux personnes qui évitent tout contact avec l'alcool de se méfier, car certaines boissons sans alcool contiennent... de l'alcool. Aussi étonnant que cela puisse paraître, la dénomination « sans alcool » ne signifie pas zéro alcool. Une bière affichant un degré inférieur ou égal à 1,2 % d'alcool peut être qualifiée de « sans alcool ». La mention vin désalcoolisé peut être apposée sur un vin qui contient jusqu'à 0,5 % d'alcool.

En résumé : ces boissons ont l'odeur de l'alcool, elles ont le goût de l'alcool et parfois, *ce sont* de l'alcool.

---

À vous de jouer

La prochaine fois que vous irez dans un supermarché, essayez de repérer les faux alcools. À quoi ressemblent-ils ? Où sont-ils positionnés dans le magasin ? Sont-ils proposés à « prix cassé » ?

---

# 69. Apprenez-lui à décrypter les publicités

*Les enfants ne possédant pas la maturité cognitive pour prendre du recul face à des techniques [de marketing] de plus en plus redoutables, ils représentent une cible idéale. Les multinationales sont donc en train de prendre possession de leur cerveau.* Valérie Halfon[171]

La psychologue suisse-américaine Aletha Solter, spécialiste du développement de l'enfant, recommande aux parents d'apprendre très tôt à leur jeune (entre 6 et 12 ans) à se méfier des messages véhiculés par la publicité et les médias. Nous devrions, selon elle, expliquer sans détour aux enfants que des entreprises font tout leur possible pour convaincre les gens d'acheter leurs produits, même si ceux-ci sont dangereux pour la santé[172]. Dans son livre intitulé « How to Raise a Drug-Free Kid » (Comment éduquer un enfant sans drogue) l'ancien secrétaire d'état à la Santé des États-Unis Joseph A. Califano Jr. invite, lui aussi, les adultes à aiguiser l'esprit critique des jeunes. Les parents, explique-t-il, sont la source d'information la plus crédible aux yeux de leurs enfants. Ils ont donc le pouvoir de contrecarrer les messages délétères transmis par la publicité et les médias. « Faites savoir à votre enfant, écrit-il, que le monde est rempli de vendeurs malins qui se soucient davantage de lui vendre des cigarettes, de la bière, de la vodka et des boissons alcoolisées sucrées plutôt que de protéger sa santé. »*

Apprendre aux enfants à décrypter les stratégies des publicitaires n'est pas bien compliqué. Le plus simple, c'est d'utiliser les situations du quotidien. Avec un petit, vous pouvez par exemple expliquer que si cette publicité est affichée devant son école, ou à proximité de la maternité du quartier, c'est pour donner l'impression aux passants que l'alcool est un produit très « chouette » et pas dangereux du tout. Dites-lui que des personnes mal intentionnées veulent donner envie aux jeunes de boire de l'alcool et que ce n'est vraiment pas bien de faire cela, car l'alcool est dangereux. Lorsque vous passez avec votre enfant devant une pub, évitez de faire comme si celle-ci

---

* [Traduction de l'autrice.]

n'existait pas. Nous préférerions tous ne pas avoir à commenter les publicités. Malheureusement, à force d'en voir, nos enfants se familiarisent avec les marques, qui finissent par faire partie de leur univers (→10, 23). Nous devons les avertir que ces boissons ne sont pas aussi anodines que ce qu'on veut leur faire croire. Commentez aussi souvent que possible ce que votre enfant voit et entend. Soyez attentif lorsque vous écoutez la radio. Certaines chaînes diffusent en boucle, à certains moments de la journée, des publicités pour des boissons alcoolisées. Si votre enfant surfe sur le net, mettez-le en garde. La publicité y est massive. Vous devez être particulièrement vigilant(e) vis-à-vis des réseaux sociaux. Certaines marques s'associent avec des influenceurs et des artistes prisés des jeunes. Nous voyons régulièrement des stars d'Internet poster des contenus les mettant en scène, dans des contextes de fêtes ou de vacances, avec des bouteilles d'alcool. Ils ou elles laissent à penser qu'il s'agit de leur vie, en se gardant bien de mentionner l'accord conclu avec la marque. Addictions France intente régulièrement des actions en justice, mais les moyens de l'association sont dérisoires au regard des budgets déployés par les géants du secteur pour atteindre les jeunes[173].

Vous trouverez dans les encadrés qui suivent des éléments pour vous aider à décrypter avec votre jeune les stratégies déployées par les communicants des boissons alcoolisées. Les ados sont généralement sensibles à tout ce qui concerne la communication mensongère. Beaucoup d'entre eux détestent la manipulation. Le sujet devrait par conséquent les intéresser. N'hésitez pas à encourager votre jeune à mener de plus amples recherches. Indépendamment de la question de l'alcool, ce sujet concerne le futur citoyen et consommateur qu'il sera.

---

À vous de jouer

Le tableau en page 206 présente huit messages véhiculés par les marques d'alcool. Essayez d'en trouver d'autres, qui ne seraient pas dans la liste. Écrivez-moi pour les partager avec moi.

guylaine@sapremierecuite.fr

---

## MESSAGE À VOTRE ADO

L'objectif d'une pub, que ce soit par une affiche, à la radio, à la télé ou sur Internet, c'est d'attirer ton attention pour te donner **envie** d'acheter le produit (maintenant ou dans quelques années si tu es encore trop jeune). Une publicité pour une marque d'alcool donne parfois quelques informations sur la boisson, comme par exemple son goût ou sa couleur, mais ce n'est pas son objectif. Ce que veulent les personnes qui créent ces pubs, c'est te **séduire**. D'ailleurs, tu remarqueras qu'une publicité n'évoque jamais les défauts du produit. Au contraire, son but est de te faire oublier ses aspects négatifs pour te mettre en confiance et te donner **envie** d'en consommer. Les publicitaires vont faire en sorte de susciter chez toi des **émotions** favorables. Ils sont très forts pour cela. Ils se font aider par des psychologues, des sociologues et même des spécialistes des **neurosciences** pour savoir ce qui plaît aux jeunes et comment fonctionne leur cerveau. Ils paient des artistes, qui créent des univers fabuleux dont le but est de te faire **rêver**. Ils utilisent différentes techniques, grâce aux images, aux couleurs ou à la musique, par exemple, pour te suggérer des messages sans passer par un texte. Ce qu'ils veulent, c'est te faire rêver en te faisant croire que grâce à leur boisson, tu vivras une **expérience** fabuleuse. Les publicitaires veulent te faire croire que leur produit est sans danger. Ils ne veulent pas que tu saches que le breuvage dont ils te vantent les charmes est, en réalité, un produit cancérigène. Ils évitent d'afficher trop en évidence le pictogramme obligatoire qui rappelle que leur produit est ultra-dangereux durant la grossesse. Ils ne te mentionnent pas non plus qu'il est toxique pour ton cerveau et pour tout ton corps. Leur but est de détourner ton attention de ce qui pourrait te rendre méfiant(e). Ces gens sont des manipulateurs, mais tu ne te laisseras pas faire.

| Le message suggéré | Tactique utilisée |
|---|---|
| Je suis un simple jus de fruit. | Des couleurs vives, jaunes et orangées, des fruits, des palmiers. |
| En me buvant tu ressentiras plus intensément l'exaltation des manifestations sportives. | Des bouteilles aux effigies des différents pays lors des grandes manifestations sportives. |
| Ce sont les hommes virils qui me boivent. | Des hommes à la mâchoire carrée dans un paysage sauvage ou devant de grosses machines. |
| Si tu aimes ta patrie, il faut me boire. | Des drapeaux français, des paysages, les mots « terroir » « tradition » ou « savoir-faire ». |
| Le monde deviendra plus doux lorsque tu m'auras bue. | Une ambiance estivale, un parasol, le reflet de l'eau d'une piscine. |
| Je te rafraîchis pendant la canicule. | Des glaçons, des couleurs froides, des vagues. |
| En me buvant tu vivras une expérience exaltante. | De superbes créations d'art contemporain aux couleurs *flashy* intégrant des fruits, des formes abstraites, des feuilles ressemblant à du cannabis, etc. |
| Si tu me bois, toi aussi, tu seras désirable. | Une personne belle et jeune, fille ou garçon, charismatique, qui se tient derrière un bar ou qui fait le service. |
| Si tu me bois, tu seras plus féminine. | Beaucoup de fleurs, des plantes, des touches de rouge vif (on pourrait penser que c'est une pub pour un parfum). |
| Je suis l'amie des enfants : avec moi, tu es en sécurité. | Un personnage de dessin animé (pirate, diablotin...), une mascotte (pélican, éléphant rose...). |

# 70. Parlez-lui du coût social de l'alcool

*Le constat est de plus en plus criant au fil du temps : les priorités de l'action publique en matière de santé sont déconnectées de la hiérarchie des dommages et du coût pour la société. Il serait temps que le gouvernement prononce la phrase qui s'impose : « l'alcool est une priorité », et mette son énergie au service de cet objectif.* Dr Bernard Basset[174]

Certaines personnes croient que si l'État fait preuve de mansuétude à l'égard des industriels de l'alcool, c'est parce que le commerce des boissons alcoolisées lui rapporte gros. Elles se trompent. L'État ne tire aucun profit de la vente d'alcool, bien au contraire. Ce produit lui coûte (nous coûte) un « pognon de dingue ». Les recettes engrangées par Bercy grâce aux taxes ne sont rien comparé à tout l'argent que les organismes de sécurité sociale et les différents ministères déboursent chaque année pour prendre en charge les dommages de l'alcool. Les seuls à faire des profits, ce sont les marques d'alcool et leurs partenaires commerciaux (grandes surfaces, groupes publicitaires, débits de boissons, cabinets d'influence, etc.). Découvrons ce que les chercheurs ont à dire à ce sujet.

Pierre Kopp est professeur à l'université du Panthéon-Sorbonne (Paris I) et chercheur au Centre d'Économie de la Sorbonne. Il est l'auteur d'un rapport sur le coût social des drogues en France, réalisé pour l'Observatoire français des drogues et des tendances addictives[175] (OFDT). Les études de coût social ont pour objectif d'estimer le poids pour la société d'un problème social. Leur but est d'éclairer les décideurs pour leur permettre de faire les bons choix budgétaires. Les économistes utilisent une méthode complexe répondant à des standards internationaux précis. Pierre Kopp a utilisé cette méthode pour calculer ce que l'alcool et les autres drogues coûtent à la société. Le résultat de son travail est le suivant : l'alcool coûte chaque année 102 milliards d'euros à la société française. C'est un peu moins que le tabac (156 milliards), mais c'est nettement plus que les drogues illicites (7,7 milliards).

Certes, l'État perçoit 4 milliards d'euros par an grâce aux taxes sur la vente de boissons alcoolisées. Mais il lui faut en contrepartie soigner toutes les personnes souffrant d'une maladie causée par la consommation d'alcool, ce qui coûte 8 milliards par an. Le déficit pour les finances publiques est donc de 4 milliards. Si nous prenons en considération les autres dépenses, à savoir les coûts pour la prévention, la sécurité routière ou encore la justice, sans oublier les coûts liés à l'absentéisme au travail et à la perte de vie, la facture s'alourdit encore. Au final, on arrive à un coût social de l'alcool, c'est-à-dire un coût total pour la société, de 102 milliards d'euros par an. C'est vertigineux.

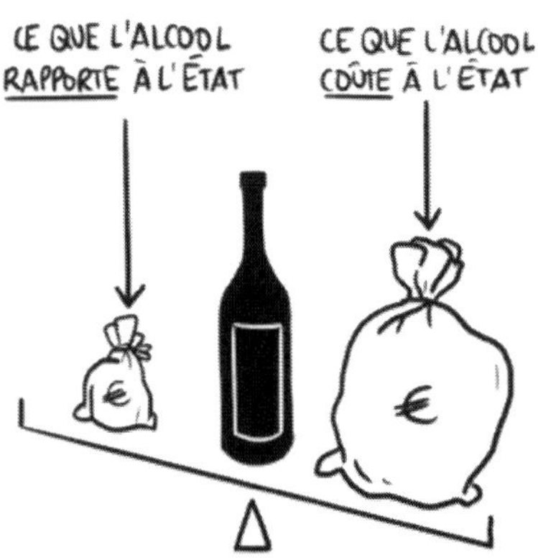


L'Organisation de coopération et de développement économiques (OCDE) s'est intéressée, de son côté, à l'impact économique qu'aurait l'adoption, en France, d'une politique de prévention qui suivrait les préconisations de l'Organisation mondiale de la Santé (OMS). Cette dernière recommande, en effet, aux États d'adopter les mesures présentant le meilleur rapport coût-efficacité (augmentation de la fiscalité, prix plancher, encadrement de la publicité, réduction de l'accessibilité à l'alcool, contrôles routiers et renforcement du repérage et de la prise en charge des troubles de l'usage d'alcool). L'OMS estime que chaque dollar investi aujourd'hui dans ces mesures permettrait de générer 9,13 $ par habitant et par an d'ici 2030. D'après l'OCDE[176], en adoptant une politique de l'alcool efficace, la France réduirait ses dépenses de santé de 2,8 milliards d'euros par an (l'alcool est la première cause d'hospitalisation en France). L'espérance de vie augmenterait d'un an. Le secteur de l'emploi gagnerait en productivité grâce à la baisse de l'absentéisme (l'alcool est l'une des premières causes d'absentéisme au travail). Enfin, nous verrions diminuer les coûts pour le système de répression, pour la justice et pour les services sociaux. La société entière y gagnerait. Si les gens qui nous gouvernent se comportaient « en bons pères et bonnes mères de famille », comme disent les comptables, ils adopteraient de toute urgence les mesures permettant de réduire le coût social de l'alcool. Mais ils s'y refusent. Cela, il faut le faire savoir à nos jeunes. Ce sont eux qui auront demain à subir les conséquences des décisions déplorables prises aujourd'hui par nos dirigeants. Pour notre génération, c'est probablement trop tard. Nous avons pris l'habitude de boire. Beaucoup d'entre nous souffrent d'addiction. Nos proches tués par l'alcool ne reviendront pas. Mais pour nos enfants, il est encore temps de changer l'ordre des choses.

C'est bien beau, me direz-vous, mais nous ne pouvons pas mettre au chômage toutes les personnes qui travaillent dans le secteur des boissons alcoolisées. Je vous rassure. Les économistes considèrent qu'une diminution des ventes de boissons alcoolisées n'entraînera pas nécessairement des pertes d'emploi. Au lieu d'acheter de l'alcool, les ménages orienteront leurs dépenses vers d'autres produits, ce qui dynamisera d'autres filières. Un organisme anglais a calculé qu'un consommateur moyen dépense au cours de sa vie 74 000 € pour acheter des boissons alcoolisées[177]. Imaginez tout ce que nous pourrions faire avec cet argent, et tous les emplois que cela créerait. Madame Simone Veil, lorsqu'elle était ministre de la Santé, avait tenté d'amorcer une transformation de notre modèle économique. Elle considérait insensé de maintenir un modèle de production intensive d'alcool (alors largement dominé par la viticulture). Pour elle, il fallait encourager les exploitants à se reconvertir[178]. Nous étions en 1978, et personne ne l'a écoutée. Il serait temps de se mettre au travail. Nous ne pourrons pas dire à nos enfants que nous ne savions pas.

---

À vous de jouer

Essayez de résumer en une phrase ce que vous venez d'apprendre et ce que vous aimeriez que votre jeune sache.

---

## LE MARCHÉ MONDIALISÉ DES BOISSONS ALCOOLISÉES

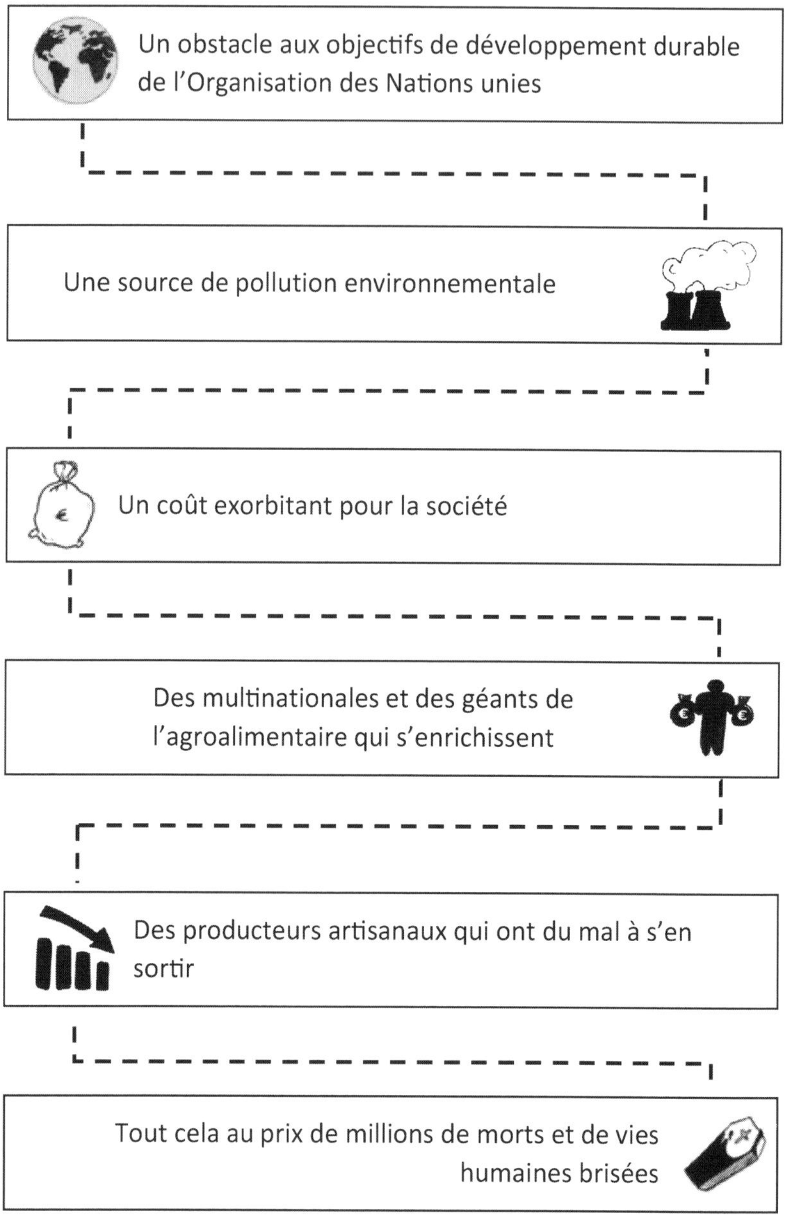

# 71. Parlez-lui de l'impact de l'industrie de l'alcool sur la planète

*L'éducation est l'arme la plus puissante qu'on puisse imaginer pour changer le monde.* Nelson Mandela

Tout le monde ou presque sait que l'alcool est mauvais pour la santé. On parle moins, en revanche, des effets de l'alcool sur la santé... de la planète. Ce sujet devrait intéresser votre ado. Les jeunes sont souvent sensibles aux questions environnementales et sociétales. Aborder le thème de l'alcool par ce prisme est une manière originale de les intéresser à la santé publique.

Les données scientifiques sont peu nombreuses, mais elles existent. Plusieurs organisations non gouvernementales (ONG) se sont penchées sur la question. C'est le cas de Movendi International, un mouvement mondial réunissant un demi-million de personnes, et du Institute of Alcohol Studies (IAS), un organisme de recherche britannique. Les rapports publiés par ces deux organisations[179] mettent en lumière une face cachée de nos apéros. Le secteur de l'alcool, expliquent les experts, est un obstacle à l'atteinte de 13 des 17 objectifs de développement durable fixés par l'Agenda 2030. Voyons de quoi il s'agit.

En 2015, les 193 États membres de l'Organisation des Nations unies (ONU) ont adopté un programme de développement durable, connu sous le nom de « Agenda 2030[180] ». Ce programme, qui s'organise autour de 17 objectifs concrets, vise à réduire les inégalités, améliorer la santé et l'éducation, lutter contre le changement climatique et protéger la biodiversité. Si les chercheurs considèrent que le marché des boissons alcoolisées représente un obstacle à 13 de ces objectifs, c'est parce que les dommages associés à ces produits affectent de nombreuses dimensions de la vie des populations. L'alcool est impliqué dans une part importante des phénomènes de violence (notamment faites aux femmes) et des accidents. Il augmente les inégalités sociales de santé, l'insécurité urbaine, les atteintes aux droits des enfants. Les dommages se font ressentir en matière de santé maternelle et infantile, mais aussi en ce qui concerne les maladies infectieuses, les maladies non transmissibles et les problèmes de santé mentale. Enfin, les multinationales de l'alcool, expliquent les chercheurs, s'accaparent des terres agricoles au détriment de productions alimentaires essentielles. Leurs activités engendrent une lourde pollution environnementale. La fabrication artisanale de boissons alcoolisées a presque disparu au profit d'une production industrielle de masse. Une boisson alcoolisée parcourt souvent des centaines, parfois des milliers de kilomètres, avant d'être consommée. L'impact environnemental se fait ressentir à chaque étape du cycle de vie des produits : production, emballage, transport, réfrigération et recyclage. Les matières premières agricoles nécessaires à la fabrication des boissons impliquent généralement beaucoup d'intrants (engrais chimiques et pesticides), en plus d'être très gourmandes en eau. Les systèmes de production (broyage, distillation…) ainsi que la réfrigération des produits consomment énormément d'énergie. Voici quelques données[181] :

- Il faudrait 870 litres d'eau pour produire un litre de vin.
- Produire un litre de spiritueux rejetterait 1,5 kg de $CO_2$ dans l'atmosphère.
- Au Royaume-Uni, une bouteille de whisky écossais parcourrait en moyenne 879 kilomètres (546 miles).
- Consommer une bière par jour pendant un an équivaudrait, en matière d'émissions de gaz à effet de serre, à parcourir 1000 km en voiture.

---

À vous de jouer

J'espère que vous aimez les maths.

En 2023, il s'est vendu en France 33,5 millions de canettes de Heineken et 26,8 millions de canettes de Desperados Original[182]. Combien de tonnes de déchets cela représente-t-il une fois les bières consommées (une canette vide pèse 20 g) ?

La réponse se trouve dans le *Cahier de travaux pratiques*.

---

## 72. Expliquez-lui que les lobbys nous saoulent

*En 1975, Coluche disait « le pinard, ça devrait être obligatoire. » Il n'imaginait pas à l'époque le poids qu'allaient prendre les lobbys de l'alcool en France.* Yann Alex G.[183]

« L'influence des industriels de l'alcool sur le gouvernement ». Ce sujet ne manquera pas d'intéresser votre jeune adulte. La nouvelle génération est en effet sensible aux questions d'éthique en politique. Une étude réalisée par YouGov révèle que la communication mensongère est la principale raison, avec les atteintes à l'environnement, poussant les 18-25 ans à boycotter une marque[184]. Les jeunes consommateurs voient d'un mauvais œil, également, les profits excessifs et les mesures pour minimiser les taxes. Nos enfants ont conscience des dommages politiques et sociaux liés aux activités d'influence des industries nocives. Il est de notre devoir de leur expliquer les rouages du lobby de l'alcool. Ils sont directement concernés.

Au cours des 30 dernières années, les marques d'alcool ont obtenu quasiment tout ce qu'elles voulaient de nos dirigeants. Hormis quelques mesurettes de principe, nous dit la Cour des comptes, rien ou presque n'a été fait par les gouvernements successifs pour lutter contre la consommation d'alcool des jeunes[185]. Au contraire. Les industriels du secteur ont réussi à réduire à peau de chagrin la loi Évin, conçue, entre autres, pour protéger les mineurs de leurs publicités. La fiscalité sur les boissons alcoolisées ? Sanctuarisée. Un prix minimum pour l'alcool ? Impensable. L'agrandissement, même minime, du pictogramme d'avertissement pour les femmes enceintes ? Non-négociable. La liste des ingrédients sur les étiquettes ? Inconcevable. De grandes campagnes de prévention du cancer ? À la poubelle. De la publicité pour des marques d'alcool sur les réseaux sociaux ? Oui. Des aides financières pour se développer et promouvoir ses produits ? Bien entendu. Quel est donc le secret des dirigeant(e)s des compagnies du secteur des boissons alcoolisées ? Comment ces gens font-ils pour se mettre toute la

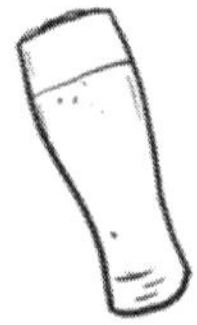

PRINCIPALES ORGANISATIONS
DÉFENDANT LES INTÉRÊTS DU
SECTEUR DES BOISSONS
ALCOOLISÉES EN FRANCE

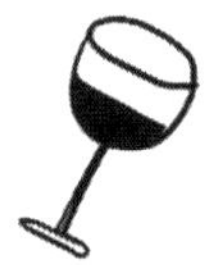

**Brasseurs de France** (présidé par l'ancien ministre de l'Intérieur Matthias Fekl) est le principal syndicat professionnel de la brasserie française.

La **Fédération Française des Spiritueux** (FFS) regroupe des entreprises et des syndicats de la filière des spiritueux.

La **Fédération Française des Vins d'Apéritif** (FFVA) réunit des producteurs et des distributeurs de vins d'apéritif.

Les **Vignerons Indépendants de France** est un syndicat professionnel de vignerons.

**Prévention et modération** réunit Brasseurs de France, La Fédération Française des Spiritueux et la Fédération Française des Vins d'Apéritif.

**Vin & Société** réunit des interprofessions régionales et des organisations professionnelles de la filière vin. L'organisation a longtemps été dirigée par Audrey Bourolleau (ex-conseillère agricole d'Emmanuel Macron).

**Des groupes de parlementaires**

- Le groupe d'études « Vigne, vin et œnologie » de l'Assemblée nationale réunit une centaine de député(e)s.
- Le groupe d'études « filière brassicole » de l'Assemblée nationale réunit une quarantaine de député(e)s.
- Le groupe d'études « Vigne et vin » du sénat réunit environ 70 sénatrices et sénateurs.
- L'Association Nationale des Élus de la Vigne et du Vin (ANEV) réunit des élus locaux et nationaux et des collectivités locales.

classe politique, ou presque, de droite comme de gauche, dans la poche ? La réponse se situe du côté de la « communication d'influence » et de leur réseau parmi les « élites ».

Le terme « communication d'influence » désigne les procédés auxquels une entité peut avoir recours pour convaincre un décideur de faire des choix allant dans son intérêt. Il existe deux grands modes opératoires pour cela. Le premier consiste à agir sur l'opinion publique, par exemple, en prenant la parole dans les médias pour rallier la population à sa cause. Un(e) dirigeant(e) politique sera en effet plus enclin(e) à défendre une mesure ou une organisation si celle-ci fait consensus dans la société. L'autre stratégie, c'est ce que l'on appelle le lobbying. On va dans ce cas directement s'adresser aux personnes que l'on souhaite influencer, en organisant des rencontres, en adressant des courriers, etc.

La Haute Autorité pour la transparence de la vie publique (HATPV) poste en ligne les déclarations d'activités de lobbying des acteurs privés. Ces derniers sont en effet obligés de déclarer les actions qu'ils mènent et les sommes engagées. On découvre que les marques d'alcool ont dépensé des *millions* d'euros (sic) entre 2021 et 2023 pour organiser des rencontres avec des personnalités politiques (ministres, parlementaires, collaborateurs de cabinets, élus...). Le champion toutes catégories est le groupe Pernod Ricard (propriétaire de Absolut vodka, Jameson, Malibu, Havana Club...), qui a déboursé près de 1,4 million en 3 ans, suivi par la Fédération Française des Spiritueux (environ 1,2 million), Heineken (800 000 euros), Brasseurs de France (700 000 euros), etc. Des actions de lobbying en faveur de l'alcool sont également déclarées par des cabinets privés, comme par exemple Thomas Marko & Associés, et même par l'Association nationale des industries alimentaires (ANIA), puissant lobby du secteur agroalimentaire. Les communicants réalisent un travail de fourmi, jour après jour. Ils rencontrent des parlementaires, diffusent de l'information jusque dans les cabinets ministériels, organisent des rencontres avec des élus locaux et même des dégustations. Ils offrent des cadeaux. Ils remettent même des médailles aux élus qui les soutiennent le plus[186]. Ils ont leurs entrées à l'Élysée[187]. Impossible aux associations de prévention, en face, de rivaliser. Elles n'en ont tout simplement pas les moyens.

Le tableau ne serait pas complet sans évoquer le travail de communication d'influence réalisé par le secteur de l'alcool pour obtenir le soutien de l'opinion publique. Vous vous en doutez, une grande marque d'alcool n'envoie jamais son PDG expliquer en personne qu'il est contre l'augmentation de la fiscalité ou qu'il demande l'annulation d'une campagne de prévention qu'il juge déplacée. Ceux qui prennent majoritairement la parole dans les médias, ce sont les représentants de la filière viticole[188]. Vous entendez des porte-parole de Vin et Société, des vignerons indépendants et parfois

**Où trouver plus d'informations ?**

Si votre jeune souhaite approfondir sa connaissance du sujet, par exemple pour préparer un exposé en classe ou dans le cadre d'une recherche universitaire, voici quelques ressources.

**1) Sur les pratiques des lobbys de l'alcool**

- L'ouvrage collectif *Alcool. Santé, prévention, marketing et lobbying*, publié en 2024 aux éditions Hygée.
- Les dossiers de « Décryptage », et les rapports annuels de l'Observatoire des pratiques des lobbies de l'alcool, téléchargeables sur le site Internet de l'Association Addictions France, ainsi que le chapitre 8 du rapport de l'Inserm *Réduction des dommages associés à la consommation d'alcool*, consacré au lobbying de la filière alcool (→23).

**2) Sur les lobbys agroalimentaires en général**

- *Des lobbys au menu. Les entreprises agro-alimentaires contre la santé publique*, co-écrit par les sociologues Daniel Benamouzig et Joan Cortinas Muñoz.
- *Mange et tais-toi. Un nutritionniste face au lobby agroalimentaire*, écrit par Serge Hercberg, le père du logo d'information nutritionnelle Nutriscore.

**3) Et si le sujet le passionne**

- *Les gardiens de la raison. Enquête sur la désinformation scientifique*, par Stéphane Foucart et Stéphane Horel (journalistes au *Monde*) et Sylvain Laurens (sociologue).

des parlementaires membres de groupes défendant les intérêts du secteur du vin. Mais jamais, au grand jamais, le responsable marketing d'une marque de vodka, et encore moins d'un prémix visant les jeunes. Pourtant, leurs revendications, lorsqu'il s'agit de s'en prendre à la prévention, sont les mêmes.

Une dernière stratégie, enfin, consiste à se doter d'une image philanthrope en finançant des campagnes, par exemple de sécurité routière, ou en prétendant être mobilisés contre le *binge drinking* des jeunes. L'Organisation mondiale de la Santé indique que l'efficacité des campagnes soutenues par l'industrie de l'alcool n'est pas démontrée [189] . Ces initiatives servent essentiellement de faire-valoir à leurs financeurs. Sachez enfin que les multinationales de l'alcool[190] se sont réunies au sein d'une organisation mondiale défendant leurs intérêts communs, l'International Alliance for Responsible Drinking (IARD). Celle-ci regroupe des géants tels Heineken, Pernod Ricard et Carlsberg. Les manœuvres de l'IARD ont été analysées par des chercheurs[191]. Ces derniers expliquent que l'organisation porte un projet de liberté de marché pour les marques d'alcool. Elle s'oppose à l'adoption de mesures de prévention efficaces. Elle oriente les messages de prévention vers des groupes ou des thématiques ciblés, comme l'alcool au volant ou les femmes enceintes, de façon à limiter les campagnes s'adressant à la population générale. Elle occulte le lien alcool-cancer et sème le doute dans l'esprit du grand public à travers des recherches manipulées et orientées.

Vous l'aurez compris : tous ces lobbys nous saoulent.

---

À vous de jouer

Prenez connaissance avec votre jeune du contenu du tableau ci-derrière. Il apprendra ainsi à repérer les personnes qui défendent les intérêts du secteur de l'alcool. Celles-ci ont tendance à utiliser des phrases toutes faites. Cet exercice lui sera profitable pour sa vie future, au-delà de la question de l'alcool. Les communicants qui travaillent pour les industries polluantes ou dans d'autres secteurs nuisibles utilisent des éléments de langage assez proches.

---

| Quand ils disent | Il faut comprendre |
|---|---|
| « Nous faisons de la prévention ! » | Nous voulons réduire les experts au silence et décider nous-mêmes de la politique de santé, pour être sûrs de ne pas être embêtés. |
| « Nous encourageons la consommation responsable ! » | Nos produits rendent accros beaucoup de jeunes gens, mais ce n'est pas notre problème. Tant pis pour eux s'ils ne savent pas se contrôler. On n'y est pour rien. |
| « La prévention doit cibler seulement certains publics ! » | Nous ne voulons pas que la population générale soit informée de tous les risques associés à la consommation de nos produits. |
| « Nous défendons notre liberté d'expression ! » | Nous voulons faire de la publicité intensive partout, y compris devant les établissements scolaires et les centres d'alcoologie. |
| « On est pour la consommation modérée 12 mois dans l'année ! » | Nous ne voulons pas que les consommateurs fassent le Défi de janvier, car ça fait chuter les ventes et c'est mauvais pour notre image. |
| « Il faut laisser vivre les Français ! » | L'important c'est que les gros buveurs achètent nos produits. Tant pis s'ils en meurent. |
| « Les acteurs de la santé publique sont des hygiénistes ! » | Nous n'avons pas d'arguments susceptibles de remettre en cause les données scientifiques, c'est pourquoi nous préférons insulter les gens. |
| « Augmenter les taxes sur l'alcool ne sert strictement à rien ! » | Nous ne voulons pas plus de taxes, car on sait que cela réduit les achats d'alcool. Si le système de santé n'a pas les moyens de soigner les gens malades à cause de nos produits, ce n'est pas notre problème. |
| « Un prix plancher ne résoudra pas les problèmes d'alcoolisme ! » | Nous voulons vendre en masse des produits à prix cassés, car c'est ce qui permet aux géants de l'alcool et à la grande distribution de faire d'énormes marges. |
| « La loi Évin est compliquée. Elle est impossible à appliquer ! » | À cause d'elle on ne peut pas faire de publicité excessive ou mensongère. On ne peut pas communiquer vers les mineurs. On est obligés de se creuser la tête pour trouver des manières de la contourner, quelle poisse... |
| « Les addictologues s'attaquent à notre culture, à nos terroirs et à nos traditions ! » | En réalité, je défends les intérêts des multinationales de l'alcool et ceux de la grande distribution, mais je ne peux pas le dire ouvertement... |

# Partie 7

# FIESTA, SOIRÉE, JAVA VOTRE JEUNE FAIT LA FÊTE

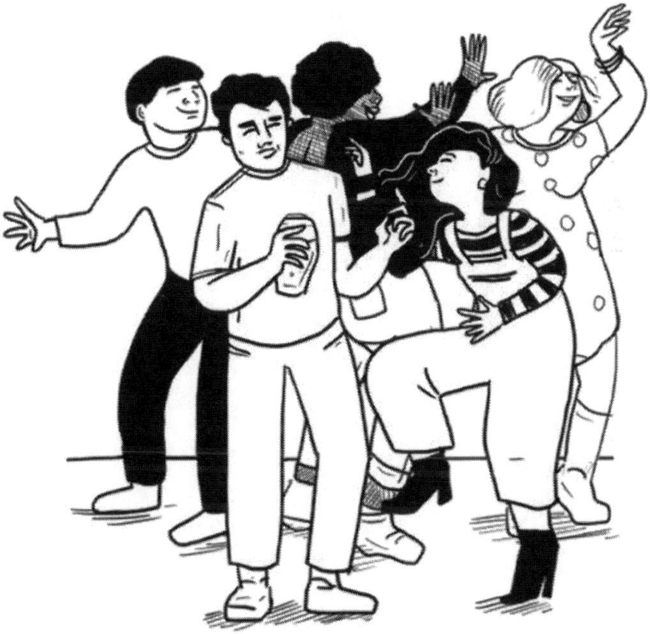

Vous n'avez pas vu le temps passer mais, ça y est, votre enfant est un grand adolescent. Lui, qui adorait passer du temps avec vous, préfère maintenant organiser des activités avec ses copains. Elle, qui aimait discuter en famille, est devenue secrète. Elle passe des heures sur les réseaux sociaux à échanger avec ses ami(e)s. Un beau matin, votre fils vous demande s'il peut aller boire un verre en ville avec des copains. Votre fille est invitée à une fête.

Votre jeune prendra probablement goût à ces soirées. Faire la fête est un besoin fondamental. À l'adolescence, c'est presque vital. Vous le comprenez. Mais les interrogations fusent. Pas question que votre enfant prenne autant de risques que vous à l'époque. Vous êtes conscient(e) des dangers et tenez à le protéger. Vous savez qu'il ou elle risque de se voir proposer de l'alcool, des cigarettes et d'autres produits. Vous lui faites confiance, mais vous êtes lucide. Il ou elle sera probablement tenté(e). Comment s'assurer qu'il ne lui arrive rien ? Jusqu'à quand lui interdire de boire ? Comment réagir si elle ne respecte pas la règle ? Que lui dire s'il rentre ivre ? Faut-il punir ? Menacer ? Est-ce efficace ? Quels messages de sécurité faut-il impérativement lui transmettre ? Et que lui dire si elle prend l'habitude de boire ?

Les parents se posent beaucoup de questions. C'est bien légitime. Ils ne savent pas toujours quelle posture adopter et comment s'y prendre pour sécuriser le mieux possible cette période. Par chance, des chercheurs se sont intéressés au sujet. Leurs travaux nous éclairent quant aux attitudes parentales les plus efficaces, et celles qu'il vaut mieux éviter. Voyons donc ensemble ce sur quoi il convient d'être vigilant et ce que nous pouvons faire, concrètement, pour protéger notre jeune fêtard(e) tout en lui permettant de s'amuser.

# 73. Débusquez les mythes anti-prévention

*Les idées reçues sont des maladies contagieuses.* Esther Rochon

Si nous voulons être efficaces en prévention, nous devons commencer par nous débarrasser de certaines idées reçues, qui parasitent notre pensée et nous empêchent d'agir. Je les appelle les mythes « anti-prévention ». Ce sont des clichés sans fondement scientifique à propos de l'alcool, des ados ou encore du rôle des parents. En voici quelques-uns.

**Mythe #1 :** Les ados se fichent des risques à long terme. Il est inutile de leur parler de cancer, d'addiction ou de cirrhose.

**Les faits :** C'est faux. Les nouvelles générations s'intéressent de plus en plus aux questions de santé et de bien-être. Les adolescents sont généralement demandeurs d'informations sur les effets à long terme de l'alcool. Une étude australienne[192] révèle même que les 12-17 ans qui savent que l'alcool est cancérigène boivent moins que ceux qui n'ont pas cette information[193].

**Mythe #2 :** Il faut éviter de parler des risques aux adolescents parce que cela pourrait leur donner envie d'essayer.

**Les faits :** Il n'existe aucune preuve de cette affirmation. Le véritable danger consiste, au contraire, à ne pas informer les jeunes. Il est bien entendu nécessaire, lorsqu'on prévient une personne de l'existence d'un risque, de lui donner des conseils concrets sur la manière de s'en protéger et de l'encourager à respecter les consignes de sécurité.

**Mythe #3 :** Tous les jeunes boivent, c'est normal à cet âge.

**Les faits :** C'est faux. Les jeunes ne boivent pas tous de l'alcool. Ceux qui en boivent ne le font pas forcément en quantité importante. Les jeunes qui déclarent prendre régulièrement des cuites sont très minoritaires. On assiste même à une diminution de la consommation des adolescents, qui se détournent de plus en plus de l'alcool. Aujourd'hui un mineur de 17 ans sur cinq n'en a jamais bu, contre un sur dix seulement en 2000.

**Mythe #4 :** Les ados boivent, mais c'est une phase, ça leur passe en grandissant.

**Les faits :** C'est faux. Les alcoolisations massives s'espacent certes avec l'âge, mais elles ne disparaissent pas. Les plus de 30 ans pratiquent eux aussi le *binge drinking*. En outre, plus on vieillit plus on prend l'habitude de boire au quotidien. Beaucoup de jeunes gens deviendront des consommateurs chroniques, et certains développeront une dépendance à l'alcool au cours de leur vie.

**Mythe #5 :** Les jeunes ne veulent pas parler de sujets tels que l'alcool ou la drogue avec les adultes.

**Les faits :** C'est faux. Les jeunes gens sont en demande de discussions avec des adultes. Les professionnels de prévention qui tiennent des stands ou interviennent en milieu scolaire sont énormément sollicités par les ados, qui leur posent beaucoup de questions. Des études montrent en outre que les parents et l'entourage sont la source d'information la plus crédible aux yeux des 14-29 ans, avant Internet et les réseaux sociaux.

**Mythe #6 :** On ne peut pas être alcoolique à 20 ans.

**Les faits :** C'est faux. Les addictologues nous disent que, non seulement, il est possible d'être alcoolique à 20 ans, mais qu'en outre on peut l'être bien plus tôt. Ils sont nombreux à sonner l'alerte, car ils constatent un rajeunissement de leur patientèle. De plus en plus de jeunes viennent les consulter pour des problèmes d'alcool. Les jeunes filles sont particulièrement concernées. Certaines n'ont pas 20 ans et souffrent déjà d'une forte dépendance à l'alcool.

---

À vous de jouer

Que répondriez-vous à une personne qui énoncerait ces idées reçues ?

« L'alcool ce n'est pas grave comparé à la drogue. »

« Une petite cuite de temps en temps, ça ne leur fait pas de mal. »

« S'ils ne conduisent pas, ce n'est pas un problème. »

« Ce qu'il faut, c'est apprendre aux jeunes à boire avec modération. »

---

# 74. Votre mission : supervision

*Le degré de surveillance de l'enfant a des conséquences directes sur l'apparition ou non de problèmes comportementaux. Quand ses parents se tiennent au courant de l'endroit où il est et de ses activités, l'ado est bien moins susceptible d'avoir des comportements à risque.* Pr Alan E. Kazdin[194]

Des études ont montré que les adolescents ayant des parents qui suivent de près ce qu'ils font sont moins consommateurs d'alcool (et d'autres drogues) que ceux dont les parents n'exercent pas cette supervision. Tout l'enjeu pour les familles est de trouver un juste équilibre. Les adolescents ont besoin de prendre leur indépendance et d'être responsabilisés. Ils ont également besoin de sentir que leurs parents leur posent des limites. Pour eux, c'est rassurant. Prendre sa liberté est une étape grisante, mais c'est aussi très inquiétant. Un oisillon qui prend son envol découvre le monde à l'intérieur d'un territoire bien délimité par ses parents. Il évolue librement dans un espace certes contraint, mais rassurant. Lâchez ce même oisillon seul au-dessus de l'océan. Ce serait la panique. Il en va de même pour votre ado : accordez-lui des libertés, mais restez attentif(ve) et présent(e). Vous vous demandez peut-être comment superviser ce que fait votre jeune sans pour autant lui donner l'impression de le « fliquer » ou de l'emprisonner. L'idée même de « supervision » vous semble probablement un peu floue. Voici quelques éclairages.

La supervision consiste à savoir à tout moment où est votre ado, avec qui, et ce qu'il ou elle fait. Expliquez à votre jeune que vous l'aimez, que vous vous souciez de lui ou d'elle, et que tant qu'il ou elle est mineur(e), vous êtes son responsable légal. Dites-lui que vous lui faites confiance, mais que votre rôle est, comme pour tout parent, de le protéger et de superviser ses activités. Les mots que vous employez sont importants. Vous braquerez à coup sûr votre ado si vous lui dites « Je t'interdis d'aller quelque part sans me prévenir. Et je veux savoir avec qui tu traînes. Tu feras ce que tu veux quand tu seras majeur(e), mais pour l'instant c'est moi qui décide ! » Il sera nettement plus efficace de vous y prendre avec tact. Vous pouvez par exemple lui dire : « Tiens-moi au courant de ce que tu fais, s'il-te-plaît. J'ai besoin d'être rassuré(e) et de savoir que tout va bien pour toi. »

Dans son livre *Éduquer sans s'épuiser ! Les outils pour une éducation positive qui pose des limites*, le pédopsychiatre Alan Kazdin partage une astuce utile. Si vous souhaitez savoir ce que fait votre jeune après les cours, dit-il, la manière la plus efficace de vous y prendre est la suivante. Le matin, avant que votre enfant ne quitte la maison, abordez le sujet d'une voix calme. Demandez-lui de vous appeler après les cours pour vous dire que tout va bien, sans oublier de prononcer le mot *s'il te plaît*. Durant votre échange, faites-en sorte d'avoir un langage corporel qui exprime de l'affection. Le professeur Kazdin explique qu'il est plus efficace d'avoir cette conversation le matin pour le jour même plutôt que la veille. Plus le temps est court entre votre échange et ce que vous attendez de votre ado, plus vous avez des chances que cela fonctionne. Lorsque votre enfant vous appelle le soir, remerciez-le. Exprimez votre plaisir de l'entendre et de savoir que tout va bien.

**Supervision des ados : des parents racontent**

« Nous nous tenons au courant de ce qui se passe dans son lycée. Nous suivons de près son emploi du temps et nous échangeons régulièrement avec ses profs. »

« Notre ado sait qu'elle doit être joignable à tout moment. Si elle rentre plus tard que prévu, elle nous prévient. »

« Lorsque mon fils sort, on se met d'accord sur une heure limite, et on décide ensemble des conditions de retour. »

« Quand notre ado nous demande l'autorisation d'aller à une fête, on prend le temps d'y réfléchir ensemble, mon épouse et moi, avant de lui répondre. En général, on contacte les parents de la personne qui invite pour savoir s'ils seront présents et vérifier qu'il n'y aura pas d'alcool. »

« On a décidé ensemble, avec notre fils, des règles pour les sorties. On lui laisse beaucoup de liberté. En contrepartie, on s'est entendus sur les sanctions en cas de transgression. »

« On est ok pour qu'elle aille en soirée, mais on ne la laisse ni rentrer seule ni dormir sur place. C'est nous qui allons la chercher, toujours, même à 4 heures du matin s'il le faut. »

Certains parents utilisent une application leur permettant de géolocaliser le téléphone portable de leur ado. Ils peuvent ainsi savoir en temps réel où se trouve leur jeune, et même avoir l'historique de ses déplacements. Certaines personnes ont un avis bien tranché sur la question, considérant qu'il s'agit d'une forme de surveillance digne de Big Brother. D'autres, au contraire, considèrent que bien utilisé, cet outil est utile. Certains jeunes se disent rassurés de savoir que leurs parents peuvent à tout moment venir à leur secours. D'autres ne supportent pas cela. C'est à vous, et à vous seul, de décider en famille du système qui vous convient. Si vous souhaitez utiliser la géolocalisation, parlez-en avec votre enfant, car son adhésion est préférable. N'attendez pas trop de cet outil. Il ne suffira pas à protéger votre jeune en cas de danger. Surtout, il ne remplacera jamais le dialogue que vous avez avec votre enfant et l'intérêt que vous portez à son quotidien. Enfin, n'oubliez pas que votre enfant a le droit d'avoir son jardin secret. Il s'agit même d'une notion juridiquement reconnue. L'article 16 de la Convention internationale des droits de l'enfant ainsi que le Code civil garantissent en effet *le droit des mineurs au respect de la vie privée*[195]. Les parents doivent ainsi veiller à protéger leurs jeunes sans toutefois atteindre à ce droit fondamental.

Vous l'aurez compris, superviser n'est pas fliquer. Superviser, c'est aimer et protéger. Un déficit de supervision parentale est souvent vécu par l'ado comme de l'indifférence à son égard. Ayez confiance en vous. Votre rôle est essentiel. Ne lâchez rien.

---

À vous de jouer

Pour approfondir, vous pouvez consulter « le coin des parents » sur le site Internet du Centre régional d'information et de prévention du sida et pour la santé des jeunes (CRIPS Île-de-France). Vous y trouverez des interviews d'experts, des articles, des questions réponses et une « lettre aux parents » réunissant des conseils utiles.

---

## 8 PRINCIPES DE L'ÉCOUTE ACTIVE

1

Laissez parler votre enfant sans l'interrompre. Permettez-lui d'aller au bout de son raisonnement.

2

Regardez votre enfant lorsqu'elle vous parle. Envoyez-lui des signaux montrant que vous l'écoutez attentivement. Vous pouvez, par exemple, hocher la tête, ou encore dire simplement « je comprends ».

3

Demandez à votre enfant de préciser ce qu'il veut dire, lorsque vous ne comprenez pas bien. Reformulez ses propos, puis demandez-lui si c'est bien cela.

4

Demandez-lui ce qu'elle ressent, cherchez à comprendre les émotions sous-jacentes à son propos.

5

Ne jugez pas, ne blâmez pas, ne critiquez pas.

6

Si vous souhaitez exprimer ce que vous ressentez, parlez au « Je ». Évitez les reproches et les leçons de morale.

7

Ne la bombardez pas de conseils. Invitez-la à réfléchir par elle-même et à trouver ses propres solutions.

8

Une fois la conversation terminée, dites à votre enfant que vous avez apprécié cet échange. Remerciez-le de s'être confié à vous. Dites-lui qu'il peut venir vous parler à tout moment, et que vous serez là pour lui.

# 75. Communiquez efficacement

*Celui qui sait écouter deviendra celui qu'on écoute.* Vizir Ptahhotep

Une des difficultés les plus souvent exprimées par les participants de mes formations, concerne la communication parent-ado. « Il ne m'écoute pas », disent-ils. « Dès que je lui parle, elle se braque. » « Elle finit toujours par partir en claquant la porte. » Transmettre de simples messages de sécurité est parfois impossible. Une maman raconte : « Lorsque mon fils part en soirée, j'essaie de lui dire de ne pas trop boire et d'être prudent, mais il m'envoie balader en me disant "Lâche-moi, tu me saoules." Que puis-je faire pour qu'il m'écoute ? »

L'adolescence est une période de grands changements. Nos jeunes cherchent à construire leur propre identité et à se détacher de nous, ce qui implique de nous faire tomber de notre piédestal. Cet enfant qui vous adorait se met à contester systématiquement votre point de vue ? C'est normal, pas de panique. Il vous aime toujours, et même s'il ou elle ne le montre pas, ce que vous dites compte (→50). Le mieux est de rester zen en toutes circonstances pour éviter l'escalade et maintenir une relation de qualité. Ce n'est pas toujours facile. Heureusement, il existe des méthodes pour désamorcer les situations conflictuelles et avoir des échanges sereins. La communication non violente (CNV)* et l'écoute active sont deux approches complémentaires ayant fait leur preuve. Elles reposent sur quelques techniques simples : écouter notre interlocuteur sans l'interrompre, reformuler ses propos, rechercher les émotions et besoins sous-jacents de l'un et l'autre, adapter sa communication non-verbale et se montrer ouvert(e). On évitera les erreurs « anti-dialogue » telles que blâmer, culpabiliser, faire de l'ironie, faire du chantage, exagérer, menacer, faire la morale, etc. Souvent, lorsque notre jeune se braque ou refuse de nous écouter, c'est parce que nous avons utilisé l'un de ces ressorts. Les remarques telles que celles-ci sont donc à bannir :

---

* L'appellation fait référence au mouvement de non-violence de Gandhi. L'idée est en effet de communiquer avec autrui sans lui nuire.

« Si j'apprends que tu as bu, ça va barder ! », « C'est débile de boire autant, je ne vois pas l'intérêt de se mettre la tête à l'envers comme ça. » ou encore « Regarde-toi. Tu vas finir alcoolique. »

Les méthodes de communication efficace s'apprennent à tout âge. En général, les parents qui se forment constatent une amélioration rapide du climat familial. Les professionnels témoignent, eux, de l'efficacité de ces approches, grâce auxquelles les messages de prévention, disent-ils, passent beaucoup mieux. Vous trouverez facilement des livres sur ce sujet. *Les Mots sont des fenêtres (ou bien ce sont des murs)*, de Marshall Rosenberg, est un grand classique. Mon préféré entre tous s'intitule *Parler pour que les enfants écoutent, écouter pour que les enfants parlent*. Il a été écrit par deux Américaines, Adele Faber et Elaine Mazlish. Il existe une version sur les adolescents. L'idéal, si vous le pouvez, est de participer à un atelier ou à une formation. Certaines associations de soutien à la parentalité en proposent. Vous pouvez également vous renseigner auprès de votre employeur. Certaines entreprises offrent de telles formations à leurs employés, ces méthodes ayant largement fait leur preuve dans le monde du travail. Pensez à votre compte personnel de formation (moncompteformation.gouv.fr). Si vous avez des droits, vous pourriez vous inscrire en quelques clics à une formation proche de chez vous.

---

À vous de jouer

Sur une échelle de 1 à 10, quelle note vous attribueriez-vous en matière de compétences en communication ? Une marge de progression est-elle envisageable et si oui, comment ?

---

| À éviter | Privilégier |
| --- | --- |
| *Le parent fait les yeux noirs* Viens ici s'il te plaît. Il faut que je te parle. Je crois qu'on a des choses à se dire, toi et moi ! | *Le parent sourit* J'aimerais te parler de quelque chose. Es-tu disponible ? Je nous ai préparé un petit goûter. |
| Je sais que certains de tes amis picolent et fument des pétards. Ne me dis pas le contraire, je les ai vus au parc l'autre jour. Il y avait des bières et du cannabis. C'est inadmissible de traîner comme ça à votre âge ! | Mercredi, en traversant le parc, j'ai vu des élèves de ton collège. J'ai été étonné(e) de voir qu'ils avaient des bières et que certains fumaient. Est-ce que beaucoup de jeunes de ton âge font cela ?<br>*Le parent écoute attentivement*<br>Et toi, qu'en penses-tu ?<br>Est-ce qu'on t'a déjà proposé de l'alcool (cigarette/joint) ? |
| J'espère, au moins, que tu n'as jamais bu d'alcool en soirée ! | As-tu déjà bu de l'alcool ? |
| Je t'avertis : si jamais j'apprends que tu as touché à l'une de ces m..., tu auras de mes nouvelles. Je t'interdis strictement de boire, et encore plus de fumer. C'est compris ? | Si jamais, pour une raison ou pour une autre, tu consommes un jour de l'alcool ou n'importe quelle autre drogue, et qu'il y a un problème, n'hésite pas à m'appeler. Je viendrai t'aider, à tout moment. Je ne te passerai pas un savon. Je ne veux pas que tu consommes, tu le sais, on en a parlé. Mais ma priorité, c'est que tu sois en vie et en bonne santé. Je t'aime et je serai toujours là pour toi. Je te fais confiance. |

Pourquoi ne pas signer avec votre ado un contrat de sortie ? Certaines familles adoptent ce fonctionnement. Le principe est simple. Il s'agit de discuter ensemble des règles concernant les sorties, puis d'écrire sur un papier ce sur quoi chacun s'engage. Votre ado sera bien plus motivé(e) à suivre les règles qu'il ou elle aura contribué à élaborer. Un mot d'ordre : négociation. Cédez sur certaines demandes même si elles vous contrarient (un piercing, un petit tatouage, des cheveux colorés ou des pantalons déchirés… est-ce vraiment grave ?), mais ne lâchez rien en ce qui concerne la santé ou la sécurité de votre jeune.

NOTRE CONTRAT FAMILIAL

*Zoé s'engage à ne pas boire d'alcool, à ne pas fumer et à ne tester aucune drogue. Elle s'engage à rentrer en VTC et à être à la maison avant 2 heures.*

*Maman et papa s'engagent à laisser Zoé sortir un soir par semaine et à la laisser partir en vacances cet été avec Margaux.*

*Maman et papa autorisent Zoé à se faire poser un piercing sur le nombril et à teindre ses cheveux en vert à la fin de l'année.*

*Si Zoé ne respecte pas ses engagements, maman et papa s'arrogent le droit d'interdire le piercing, les cheveux verts et/ou les vacances avec Margaux.*

*Contrat signé par maman, papa et Zoé*
*Tel jour à telle heure.*

# 76. Exprimez clairement vos attentes

*J'ai compris que tout le malheur des hommes venait de ce qu'ils ne tenaient pas un langage clair. J'ai pris le parti alors de parler et d'agir clairement.*
Albert Camus

Un conseil éducatif fort utile me fut donné il y a quelques années par une surveillante de baignade. Ce jour-là, j'étais à la piscine avec mes petits garçons, qui étaient particulièrement en forme. J'étais à bout de nerfs, épuisée d'avoir à répéter : « On ne court pas ! On ne saute pas ! » La maître-nageuse s'approcha de nous avec un grand sourire. Elle s'accroupit et murmura à mes enfants : « On marche lentement sur le bord de la piscine. Et pour se mettre à l'eau, on descend tranquillement par l'échelle. » En se redressant, elle me dit ceci : « En général ça fonctionne mieux quand on décrit aux enfants ce qu'on attend d'eux plutôt que de leur dire ce qu'on *ne veut pas* qu'ils fassent. Leur cerveau *imprime mieux.* » Cela fonctionna. Mes enfants passèrent un bon moment à s'entraîner à marcher et à emprunter l'échelle. J'appris par la suite que les chercheurs en psychologie comportementale recommandent cette approche, qui serait, d'après les études, particulièrement efficace.

Une consigne claire formulée de manière positive, sans avoir recours, donc, à la négation, est plus facile à comprendre et à respecter qu'un interdit ou une phrase floue. Étonnamment, lorsque nous parlons d'alcool avec nos ados et nos jeunes adultes, nous avons tendance à utiliser la négation et/ou des phrases ambiguës. Lorsque nous leur disons « il faut boire avec modération », « ne bois pas trop » ou « ne te mets surtout pas en danger », nous ne sommes pas clairs. Or, le secret d'une prévention efficace repose sur *la clarté* de nos consignes. Des recherches ont montré que lorsqu'on apprend aux parents à exprimer clairement à leurs enfants ce qu'ils attendent d'eux en matière d'usage d'alcool, la consommation des jeunes diminue. En Suède, par exemple, il existe le programme EFFEKT-Örebro, pour apprendre aux parents d'ados à fixer des règles adaptées autour de la consommation d'alcool. L'évaluation de ce programme montre que les jeunes dont les parents ont suivi la formation boivent moins d'alcool et ont moins d'épisodes d'ivresse que ceux dont les parents ne l'ont pas suivie[196]. Cela signifie que lorsque les règles parentales vis-à-vis de l'alcool se clarifient, la consommation des enfants diminue. C'est une bonne nouvelle, car à l'adolescence, chaque verre compte. Une ivresse en moins, c'est toujours cela de gagné. Voici quelques propositions pour vous aider à formuler des attentes claires concernant l'alcool. Bien entendu, vous les adapterez en fonction de votre enfant et des valeurs de votre famille. L'idéal est de discuter des règles avec votre jeune, en négociant si besoin, pour vous assurer qu'il ou elle les comprend, les accepte et se sent apte à les appliquer.

| Attente par la négative ou formulée de manière floue | Attente claire & formulée positivement |
|---|---|
| ⚠ Ne bois pas d'alcool | → Si quelqu'un te propose un verre d'alcool, dis-lui *non merci* et demande un soda, un jus de fruit ou un verre d'eau à la place. |
| ⚠ Ne bois pas trop | → Fixe-toi un nombre maximum de verres d'alcool que tu t'autorises ce soir et tiens-toi-y. |
| ⚠ Ne fais pas n'importe quoi | → Pense à toujours boire au minimum un verre d'eau entre deux verres d'alcool. |
| ⚠ Ne me laisse pas sans nouvelle | → Appelle-moi à 23 h 30 pour me dire où tu es et comment ça va. |
| ⚠ Ne rentre pas trop tard | → Prends un taxi pour rentrer, sois à la maison au plus tard à 2 h et préviens-nous en frappant à la porte de notre chambre, une fois arrivée. |

Vous optimiserez vos chances de succès en veillant à coconstruire avec votre enfant les règles concernant ses sorties et sa sécurité. Un(e) ado est plus susceptible de respecter une règle qu'il ou elle aura directement contribué à élaborer. Je dis parfois à mes stagiaires qu'une bonne règle est une règle VITALE, à savoir : **v**ivante, **i**ntelligible, **t**emporalisé, **a**ccessible, **l**ogique et **e**fficace (cf. encadré). Voici quelques conseils :

1. Veillez à avoir des attentes adaptées à la personnalité et à l'âge de votre enfant. Interdire l'alcool à votre ado mineur, cela s'entend. Exiger l'abstinence de votre fille de 21 ans, c'est tout autre chose.
2. Veillez à toujours être parfaitement clair(e) et compréhensible, lorsque vous donnez une consigne à votre enfant. Un bon « non » vaut mieux que deux « avec modération ».
3. Soyez ouvert(e) et disposé(e) à négocier sur certains points avec votre jeune. Tout l'art de cette négociation consistera à céder sur des aspects non essentiels, sans rien lâcher en ce qui concerne sa sécurité, le respect de la loi ou vos valeurs fondamentales. Par exemple, vous pourriez accepter que votre enfant rentre un peu plus tard ou sorte un peu plus souvent, en échange de son engagement à ne pas boire ou fumer.
4. Attention à ne pas assommer votre jeune de consignes et lui poser trop de restrictions. Trop de règles tue la règle. Concernant l'alcool, mieux vaut quelques consignes claires qu'une liste à rallonge imbuvable (sans jeu de mots).
5. Ayez confiance en vous. Lorsque vous posez des limites, vous protégez votre jeune. Il ou elle vous dira peut-être que les parents de ses amis sont plus cools que vous. Mais souvenez-vous : « Si votre jeune ne vous dit pas régulièrement que vous êtes relou, c'est que vous ne faites pas le job. »

---

À vous de jouer

Prenez une feuille et dessinez 3 colonnes. Dans la colonne de gauche, écrivez tout ce que vous autorisez à votre jeune. Notez dans celle de droite tout ce que vous lui interdisez, et qui n'est pas négociable. Au milieu, écrivez ce que vous préféreriez interdire, mais sur lequel vous pourriez éventuellement céder. Utiliser cette liste pour négocier les règles de sortie avec votre ado.

---

UNE BONNE RÈGLE C'EST UNE RÈGLE VITALE

**Vivante**

On l'élabore en famille, on en discute, on la négocie s'il le faut, on la commente, on la fait évoluer si besoin.

**Intelligible**

La consigne est claire. Elle est formulée par une phrase positive. Notre ado sait ce que nous attendons de lui et les sanctions encourues en cas de transgression.

**Temporalisée**

Notre ado sait si la règle évoluera avec le temps...
(ex : à son âge, elle n'a pas le droit de boire, mais lorsqu'elle sera majeure c'est elle qui décidera)
... ou si elle est définitive et absolue
(ex : il est strictement interdit et inacceptable de faire boire quelqu'un dans le but d'obtenir un rapport sexuel).

**Accessible**

Notre ado est capable d'appliquer la règle. Il a les compétences pour le faire. Il sait comment s'y prendre.

**Logique**

La règle a du sens. Elle est cohérente avec nos valeurs familiales.

**Efficace**

Nous avons choisi cette règle, car nous savons par expérience, ou grâce à nos lectures, qu'elle est pertinente et qu'elle fonctionne.

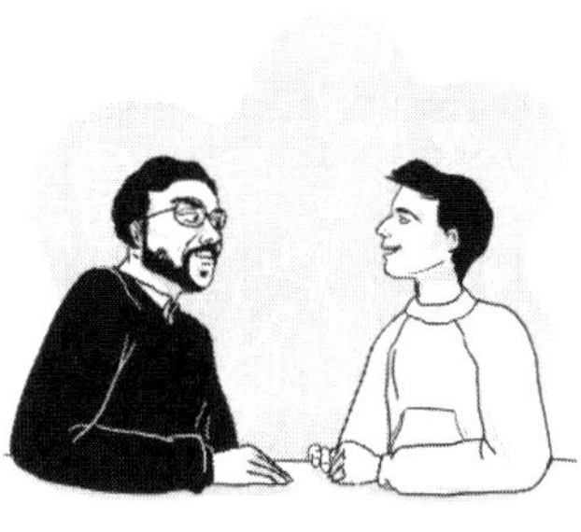

# 77. Les arguments chics du parent choc

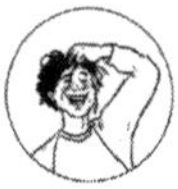
KID

Oh ça va, l'alcool c'est légal !

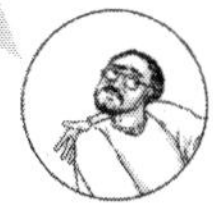
PAPA

Ça ne veut pas dire que ce n'est pas dangereux. L'alcool envoie chaque jour des ados de ton âge à l'hôpital. Il y a même des décès. C'est pour ça que la vente est interdite aux mineurs. Si je te dis non, c'est pour ta sécurité, parce que je t'aime. ♥

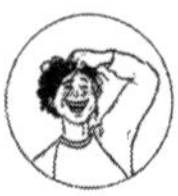
KID

☹ T'es pas cool. Mes potes boivent de l'alcool. Leurs parents ne disent rien, eux…

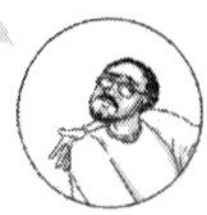
PAPA

D'une famille à l'autre parfois les règles changent. Maman et moi, on s'est beaucoup renseignés sur l'alcool. Tu connais notre position. On veut bien être cools sur d'autres sujets, mais là, il s'agit de ta santé et de ta sécurité, c'est trop important.

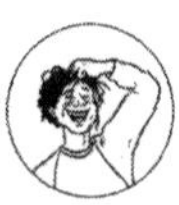
KID

Ben justement vous en buvez de l'alcool, maman et toi. Vous êtes mal placés pour en parler.

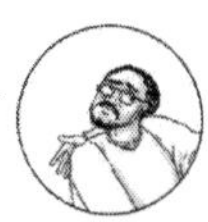
PAPA

Boire de l'alcool à notre âge, c'est moins risqué. Notre croissance est terminée depuis longtemps. Notre cerveau est adulte. Il est moins fragile que le tien. Les risques ne sont pas comparables.

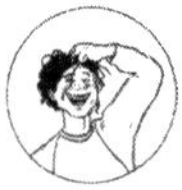

tkt je gère !!!

KID

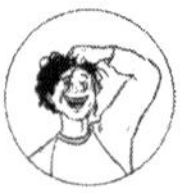

KID

Je te fais confiance. C'est de l'alcool dont je me méfie. Pas de toi. En soirée, n'importe qui peut perdre le contrôle de sa consommation. Les effets de l'alcool sont insidieux. Tu sais que ce sujet est important pour moi. Je tiens à toi et je veux te protéger.

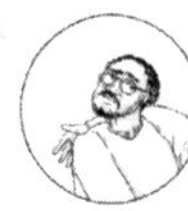

PAPA

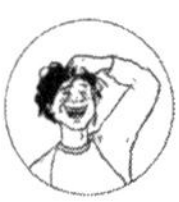

T'es relou depuis que tu lis ce livre !!!!

KID

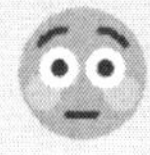

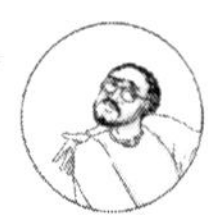

PAPA

---

À vous de jouer

Et vous, qu'auriez-vous répondu à la place de ce papa ?

---

# 78. Dégommez les fausses informations

*Il est crucial de permettre aux gens d'apprendre pendant toute leur vie et de se préparer à affronter les diverses étapes de cette dernière.*
Charte d'Ottawa pour la promotion de la santé

« L'alcool réchauffe. » « Boire un café permet de dessaouler plus vite. » « Un verre de vin par jour c'est bon pour le cœur. » Beaucoup de fausses informations circulent à propos de l'alcool. Certaines sont très dangereuses. Notre devoir de parent est de mettre en garde nos enfants contre ces idées reçues, et de leur transmettre à la place des informations rigoureuses et fondées.

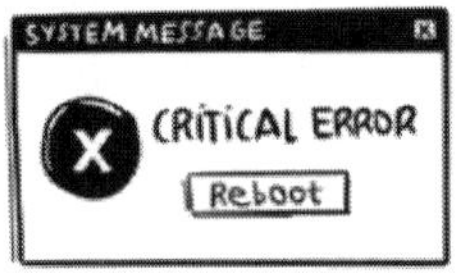


**L'alcool réchauffe.**
FAUX. L'alcool apporte une sensation de chaleur illusoire. En réalité, lorsque nous buvons, notre température corporelle diminue. Si nous avons l'impression d'avoir chaud, c'est uniquement parce que l'éthanol dilate les vaisseaux sanguins et transporte la chaleur interne à la surface du corps. Boire cinq verres d'alcool fait baisser d'un demi-degré notre température interne[197]. Il arrive que des personnes alcoolisées ayant quitté seules une soirée soient retrouvées mortes de froid.

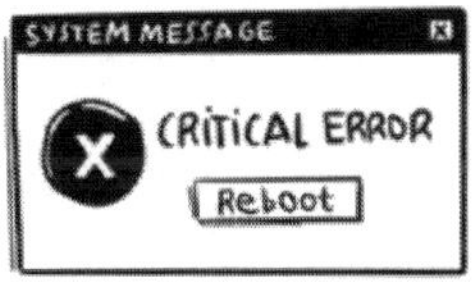


**Rien de tel qu'une bière fraîche pour s'hydrater lorsqu'il fait chaud.**
FAUX. C'est même tout l'inverse, puisque les boissons alcoolisées déshydratent. Lorsque nous buvons, nos reins produisent davantage d'urine, ce qui entraîne une perte d'eau. La perte en eau est supérieure à l'apport de liquide. C'est pourquoi en soirée, il faudrait toujours boire au moins un verre d'eau entre deux verres d'alcool, et bien s'hydrater avant de se coucher. Un corps déshydraté est en effet un corps qui souffre.

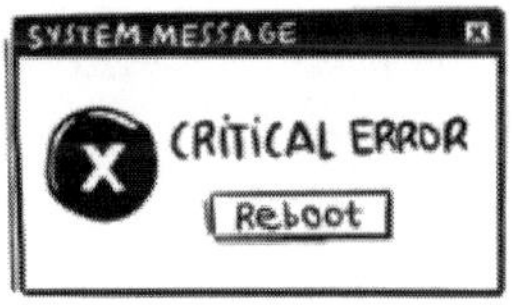


**L'alcool tue les microbes.**
FAUX. Dans les heures qui suivent une forte consommation, le système immunitaire est fragilisé, ce qui augmente le risque de tomber malade.

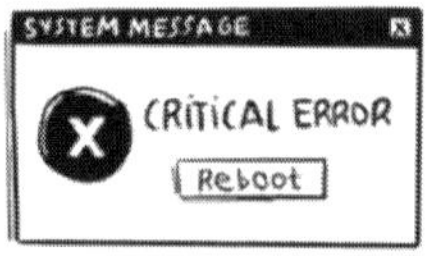


**Boire du café permet de dessaouler plus vite.**
FAUX. Boire un café, prendre une douche, faire du sport, rien de tout cela ne permet de dessaouler plus vite. La seule solution, c'est d'attendre que l'organisme élimine l'alcool, ce qui prend généralement deux bonnes heures par verre consommé.

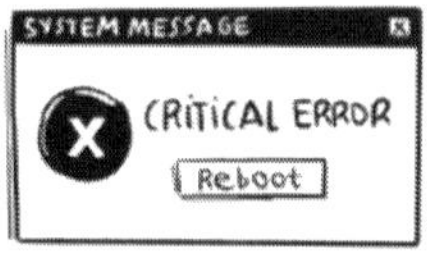


**Je ne crains rien, car je tiens bien l'alcool.**
FAUX. Une personne peu sensible aux effets de l'alcool aura tendance à boire davantage que les autres. Son alcoolémie sera ainsi plus élevée. Les addictologues considèrent qu'un(e) jeune qui tient bien l'alcool est plus à risque de développer une addiction au cours de sa vie. Enfin, une bonne tolérance s'explique parfois par un début d'addiction, le corps étant habitué à recevoir « sa dose ».

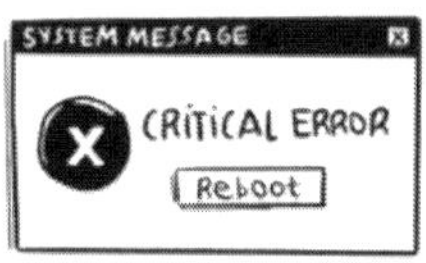


**Je peux prendre le volant si je dors quelques heures après une grosse soirée.**
FAUX. Il faut une douzaine d'heures pour éliminer cinq verres d'alcool. Après une soirée arrosée, l'alcoolémie sera positive une bonne partie de la journée. Il serait dangereux de prendre le volant.

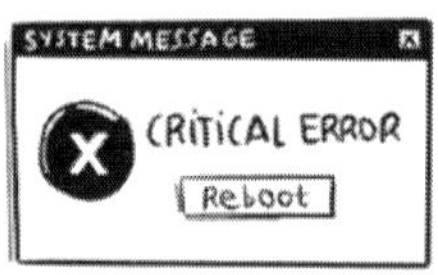


**On ne peut pas être alcoolique si on ne boit que le week-end.**
FAUX. La dépendance à l'alcool ne se définit pas par une fréquence de consommation. Certaines personnes sont dépendantes alors qu'elles ne boivent pas tous les jours. Une personne qui a systématiquement envie de boire le week-end est peut-être déjà dans une forme d'addiction. Le fait de ne pas réussir à s'arrêter de boire une fois que l'on a commencé pourrait aussi refléter un problème.

---

À vous de jouer

Il existe bien d'autres croyances erronées autour de l'alcool. Faites-en sorte de les débusquer et d'en parler en famille.

---

# 79. Apprenez-lui à évaluer son alcoolémie

*Sang. Liquide rouge qui circule dans les artères, les veines et les capillaires sous l'impulsion du cœur, et qui irrigue tous les tissus de l'organisme [...] Littéraire. Vie, existence : Payer de son sang.* Larousse

Votre jeune, surtout s'il ou elle consomme de l'alcool, devrait savoir ce qu'est l'alcoolémie, comment celle-ci évolue en fonction de la consommation et comment on l'évalue. S'il ou elle ne maîtrise pas le sujet, prenez le temps de tout lui expliquer. Pour vous aider, voici des réponses aux questions les plus fréquentes.

**Qu'est-ce que l'alcoolémie ?**
L'alcoolémie est le taux d'alcool pur, aussi appelé éthanol, présent dans le sang. On parle parfois de « taux d'alcoolémie », mais, vous l'aurez remarqué, c'est un pléonasme. L'alcoolémie se mesure en grammes par litre de sang ou en milligrammes par litre d'air expiré. Une alcoolémie de 1 g/litre signifie que si on prélevait un litre de sang à la personne, on pourrait extraire 1 g d'éthanol de la pochette remplie de sang.

**Comment évolue mon alcoolémie lorsque je bois ?**
Lorsqu'une personne absorbe une boisson alcoolisée, l'éthanol que celle-ci contient se propage dans le sang et dans tout le corps. Un verre standard apporte environ 0,2 g d'éthanol par litre de sang. La concentration est maximale au bout de 90 minutes (45 minutes si la personne a le ventre vide). L'organisme enclenche un mécanisme pour se débarrasser de l'éthanol, mais cela prend du temps. En une heure, le corps ne peut éliminer que 0,1 g d'éthanol par litre de sang. Il faut au moins deux heures pour éliminer un simple verre. Attention : la vitesse d'élimination de l'alcool varie d'une personne à l'autre.

**Comment puis-je connaître mon alcoolémie ?**
Une prise de sang est le moyen le plus fiable pour mesurer une alcoolémie. Il existe également des appareils, appelés éthylotests, qui repèrent la présence d'éthanol dans l'air qu'une personne expire. Pour cela, il suffit de souffler dans un embout. En présence d'éthanol, une pastille située sur l'appareil change de couleur. Celle-ci sera plus ou moins foncée selon le taux

d'éthanol. Il existe des éthylotests électroniques, qui affichent le résultat sur un écran digital. Les éthylotests à usage unique s'achètent en grande surface, en pharmacie et dans les points presse. Les débits de boissons ont l'obligation d'en mettre à disposition de leurs clients la nuit. En l'absence d'éthylotest, il est possible d'utiliser une application pour simuler son alcoolémie. Il en existe plusieurs (AlcooTel, Be my angel...) téléchargeables sur smartphone. Il faut saisir le sexe et le poids de la personne, ainsi que les verres consommés. L'algorithme calcule ensuite l'évolution de l'alcoolémie. Celle-ci est généralement représentée avec un visuel (voir ci-contre). Attention toutefois : ces applications considèrent que la personne a bu des verres standard. Or, en soirée, on a tendance à se servir des doses plus importantes. Il faut y penser lorsqu'on utilise une application, et adapter.

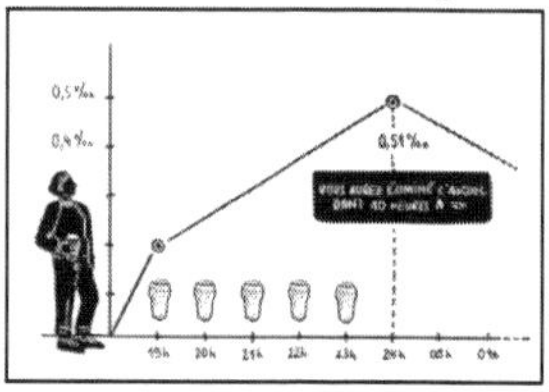


**Comment s'assurer de servir des verres standard ?**
Il existe de petits accessoires, les doseurs ou verseurs d'alcool, qui permettent de mesurer la quantité d'alcool que l'on sert. Certains se fixent sur la bouteille. Ils sont parfois équipés d'un mécanisme de dosage automatique. Une autre possibilité est de se procurer un verre gradué. Il est possible d'en commander sur Internet, par exemple sur justdose.fr. Cet accessoire ressemble à un mesureur de cuisine. Des repères horizontaux indiquent la quantité d'éthanol en fonction de la boisson versée.

Dernière petite information. Pensez à expliquer à votre jeune qu'une alcoolémie nulle ne signifie pas nécessairement une absence de danger. En fin de soirée, même si votre fille ou votre fils n'a pas bu, prendre le volant alors qu'il ou elle est fatigué(e) serait dangereux. Dites-lui qu'il arrive que des personnes s'endorment en conduisant, sans s'en rendre compte. Il est parfois plus sage de dormir sur place ou d'appeler un taxi.

---

À vous de jouer

Téléchargez une application sur votre smartphone et testez des simulations d'alcoolémie. Imaginez des situations fictives. Comparez les résultats selon le poids, le sexe et le nombre de verres saisis.

---

## 80. Briefez-le à propos de la gueule de bois

*Faites place car j'ai la gueule de bois [...] Point d'eau fraîche, et trop de vin je bois.* La Rioule des Compagnons du Monde

Connaissez-vous le véritable nom de la gueule de bois ? Il s'agit de *veisalgie*. Ce terme médical fait référence à cet état désagréable des lendemains de fête trop arrosée. Si la plupart d'entre nous en a déjà fait l'expérience, nous ne sommes néanmoins pas tous en mesure d'en expliquer le processus physiologique. Pourquoi avons-nous mal à la tête ? Qu'est-ce qui explique les nausées ? D'où viennent nos idées confuses et nos gestes lents ? On en rit beaucoup, on s'amuse à charrier la personne qui y est sujette (alors, pas trop mal aux cheveux ?), mais au fond, nous la connaissons mal. Nous ne réalisons pas qu'il s'agit d'une intoxication, assortie d'une déshydratation et d'une souffrance neurologique. Il est bon d'expliquer à votre jeune, surtout s'il ou elle a tendance à lever le coude en soirée, ce qu'est la veisalgie et les moyens de s'en protéger. Voici quatre informations clés.

**C'est quoi la gueule de bois ?**
La gueule de bois correspond à un état de malaise, résultant d'une forte consommation d'alcool. Les symptômes surviennent une dizaine d'heures après la consommation. Ils atteignent un pic au moment où l'alcoolémie revient à un taux proche de zéro. Ils peuvent durer 24 h, voire davantage. Plus la quantité d'alcool consommée est importante, plus forte est la gueule de bois. La personne est généralement très fatiguée. Elle se sent nauséeuse. Elle a mal à la tête. Elle a du mal à se mouvoir correctement. Ses capacités d'attention sont réduites. Mieux vaut éviter de prendre le volant lorsqu'on est dans cet état.

**Pourquoi a-t-on la gueule de bois ?**
Nous avons la gueule de bois parce que nous avons avalé une quantité importante d'éthanol, qui est un produit toxique. Les symptômes que nous ressentons résultent de la conjonction de plusieurs phénomènes. Nous sommes déshydratés. Notre glycémie, c'est-à-dire le taux de sucre dans notre sang, est chamboulé, tout comme notre équilibre hormonal est perturbé.

Nos tissus sont enflammés. La muqueuse de notre estomac est irritée. Nous produisons des radicaux libres. Bref, tout part à vau-l'eau dans notre organisme. Pour ne rien arranger, notre foie, qui fonctionne à plein régime pour éliminer le toxique, transforme celui-ci en *acétaldéhyde*, un produit franchement pas sympa qui provoque des maux de tête et des nausées (en plus d'être cancérigène). Et comme si cela ne suffisait pas, nous réagissons également aux éventuelles autres substances présentes dans la boisson, comme par exemple des sulfites ou encore des *congénères*, qui sont des sous-produits de la fermentation alcoolique.

**Comment ça se soigne ?**
Aucun médicament ne permet de faire disparaître la gueule de bois. Il faut attendre que l'organisme finisse d'éliminer l'acétaldéhyde et les autres sous-produits du métabolisme de l'alcool, et que l'activité du cerveau revienne à la normale. Il est important de boire beaucoup d'eau et de se reposer. Certaines personnes prennent du paracétamol pour soulager la gueule de bois, mais il convient d'être prudent pour ne pas surcharger davantage le foie.

**Comment la prévenir ?**
La seule solution pour éviter la gueule de bois est de ne pas boire d'alcool ou, si on boit, de se limiter à une petite quantité. Boire de l'eau tout au long de la soirée (au moins un verre d'eau entre deux verres d'alcool) et avant de se coucher permettra de limiter la déshydratation. Mieux vaut éviter en outre de boire le ventre vide. Méfiance avec les produits se présentant comme des solutions à la gueule de bois. Aucun n'a fait la preuve de son efficacité, si ce n'est à vous faire dépenser de l'argent inutilement[198].

---

À vous de jouer

À quand remonte votre dernière gueule de bois ? Comment aviez-vous passé la journée ?

---

## 81. Donnez-lui des conseils pour gérer sa consommation

*Je ne suis pas d'accord pour que tu consommes, mais mon rôle de parent est de prendre soin de toi et de te garder autant en sécurité et en bonne santé que possible. Si tu décides à un moment de consommer, malgré toutes ces informations, je veux que tu saches ces choses-là, qui sont très importantes...* Anne Bargiacchi et Dr Alexandre Hubert[199]

« Amuse-toi bien, mais fais attention à toi. » « Sois prudent. » « Ne bois pas trop. » « Si tu bois tu dors sur place. » Voici les consignes que nous donnons généralement à nos jeunes qui partent en soirée. Ces messages sont importants, mais ils ne sont pas suffisants. Pour vraiment protéger nos enfants, il nous faudrait aller plus loin et leur donner des astuces de gestion des consommations, adaptées aux différents contextes dans lesquels ils pourraient se retrouver. Les professionnels de santé publique appellent cette démarche la « réduction des risques et des dommages ». Quel que soit le produit (alcool, cannabis ou autre drogue), le message est le suivant : « Pour ta santé et ta sécurité, et celles des autres, le mieux est de ne pas consommer. Si jamais tu décides de le faire, voici les précautions que tu devrais prendre. »

Vous trouverez dans les pages qui suivent les messages clés à transmettre à votre jeune fêtard(e). N'ayez pas peur de lui « prendre la tête ». Cette liste n'est pas exhaustive. Complétez-la et tâchez de répéter régulièrement ces conseils à votre enfant. Joseph Califano écrit : « Si votre ado ne vous dit pas régulièrement que vous êtes pénible, c'est que vous ne faites pas le job. » Soyez donc pénible. Répétez et répétez. C'est d'ailleurs le principe des publicitaires pour faire entrer un message dans le cerveau des consommateurs. Dites à votre enfant que si vous rabâchez, c'est par amour, parce que vous tenez à lui. Soyez pénible, soyez relou. Pour paraphraser Califano : si votre jeune ne vous dit pas régulièrement que vous êtes relou, c'est que vous ne faites pas le job !

POUR GÉRER TA CONSOMMATION D'ALCOOL
EN SOIRÉE

1. Ne bois jamais le ventre vide. Assure-toi de prendre un bon repas avant de sortir.
2. Attends d'être sur place pour commencer à boire. Ne commence pas à la maison. En arrivant à la soirée, commence par un soft pour étancher ta soif.
3. Fixe à l'avance un nombre maximum de verres à ne pas dépasser et fais en sorte de le respecter.
4. Essaie de siroter ton verre le plus longtemps possible et fixe-toi une durée de pause entre deux verres d'alcool.
5. Bois au moins un verre d'eau (ou un soft) entre deux verres d'alcool.
6. Méfie-toi des boissons très sucrées qui dissimulent le goût de l'alcool (punch, sangria, prémix, whisky coca, etc.).
7. Privilégie les boissons peu alcoolisées, comme le cidre ou la bière (fais attention, car certaines bières titrent plus que le vin).
8. Si tu fais ton propre mélange, fais en sorte d'allonger tes consommations au maximum en ajoutant le plus possible d'eau pétillante ou de jus de fruits.
9. Évite de boire des boissons énergisantes. Elles peuvent te donner l'illusion d'être en forme en t'empêchant de réaliser que tu as déjà beaucoup trop bu.
10. Sois attentif(ve) à ce que tu ressens de façon à t'arrêter à temps.

Prévenez votre jeune que l'alcool, comme n'importe quelle autre drogue, peut avoir des effets différents d'une fois à l'autre. Il ou elle peut boire la même quantité à deux occasions distinctes et ressentir des effets totalement différents. Voici d'autres informations importantes que vous devez lui transmettre.

SOIS VIGILANT(E)

⚠ Lorsque tu bois de l'alcool, limite-toi à ce produit. Associer de l'alcool à du cannabis ou à une autre drogue décuple les effets de chaque substance.

⚠ Ne laisse jamais ton verre sans surveillance. Quelqu'un pourrait y verser du GHB ou une autre drogue.

⚠ Décline les propositions à participer à des jeux à boire et ne participe à aucun jeu dangereux.

⚠ Évite la logique des tournées, qui entraîne souvent à enchaîner les consommations.

⚠ Méfie-toi des lieux surchauffés, bruyants et bondés. Ces ambiances poussent à boire.

⚠ Méfie-toi également de la fatigue. Avoir sommeil incite à boire de l'alcool.

⚠ L'alcool augmente le risque d'avoir un rapport non protégé. Fais en sorte d'avoir des préservatifs avec toi. Mais veille à ne pas avoir de rapport sexuel avec une personne alcoolisée, car celle-ci n'est pas apte à donner son consentement.

⚠ Évite de boire lorsque tu prends des médicaments. Les deux ne font généralement pas bon ménage.

⚠ Si tu vomis, ta pilule contraceptive pourrait ne pas être efficace.

⚠ Ne prends jamais le volant après avoir bu, et ne monte jamais dans le véhicule d'une personne alcoolisée.

⚠ Ne quitte jamais seul(e) une soirée et ne laisse jamais un(e) ami(e) partir seul(e).

⚠ Tiens-toi à l'écart si une bagarre éclate, et appelle de l'aide si la situation risque de dégénérer.

⚠ Fais en sorte de toujours avoir un téléphone avec toi et de connaître les numéros de secours en cas d'urgence.

⚠ Jour et nuit, en cas de problème, appelle-moi.

Enfin, si votre jeune sort régulièrement, pensez à le ou la sensibiliser au risque d'addiction. Conseillez-lui de veiller à ne pas enchaîner les soirées et de ne pas systématiquement boire de l'alcool quand il ou elle sort. Expliquez-lui également que toute personne buvant régulièrement de l'alcool devrait songer à faire des pauses ponctuelles de consommation, une possibilité étant d'arrêter de boire chaque année au mois de janvier, dans le cadre du Défi de janvier – Dry January. C'est une manière simple et efficace de s'assurer qu'une addiction n'est pas en train de s'installer. Il est également utile d'installer sur son smartphone une application permettant de suivre sa consommation (vous en trouverez dans la liste de ressources à la fin de ce livre). Le principe consiste à saisir, par exemple pendant une semaine, le nombre de verres consommés, de façon à mieux se rendre compte de ses habitudes. Il est également conseillé aux buveuses et buveurs réguliers de faire de temps en temps des tests en ligne pour évaluer où ils et elles en sont avec l'alcool. Pour cela, il suffit de se rendre sur le site internet addictaide.fr, rubrique « évaluez une addiction ». Des questionnaires en ligne, scientifiquement validés, permettent d'évaluer en quelques minutes son risque d'addiction. Des tests sont également proposés pour le cannabis, le tabac, les écrans et différentes autres conduites addictives. Le tout étant bien entendu anonyme et gratuit.

> Si votre jeune ne vous dit pas régulièrement que vous êtes relou, c'est que vous ne faites pas le job.

Il va de soi que ces judicieux conseils sont également valables pour nous, les parents. :-)

---

À vous de jouer
Je vous propose de faire un tour sur le site d'Addict'AIDE, rubrique « évaluer une addiction », afin de découvrir les autotests en ligne.

---

# 82. Ne lésinez pas sur les consignes de sécurité

*Les jeunes ont besoin de vivre de nouvelles expériences, d'éprouver des sensations fortes, de flirter avec leurs limites. C'est néanmoins aux parents de décider ce qu'ils peuvent tolérer comme prises de risques et à quelles conditions. Cela ne veut pas dire qu'il faille tout permettre ou tout interdire, mais plutôt chercher avec votre enfant la manière de gérer au mieux ces risques et limiter les dangers.* Lettre aux parents[200]

Récemment, des lycéens m'ont raconté un incident survenu en marge d'une soirée. En rentrant chez eux, vers deux heures du matin, ils ont remarqué un jeune homme endormi sous un porche. Ils sont immédiatement allés vérifier si celui-ci ne faisait pas un coma éthylique. Ne réussissant pas à le réveiller, ils ont eu le réflexe de l'installer en position latérale de sécurité et d'appeler le 112. Sans leur intervention, ce garçon serait peut-être mort dans la nuit. J'ai fait part à ces lycéens de mon admiration pour leur sang-froid. Ils m'ont expliqué qu'un policier était venu quelques mois auparavant dans leur classe pour parler des risques en soirée. Un des jeunes m'a raconté qu'après cette intervention, il avait discuté de ce qu'il avait appris avec ses parents, qui lui avaient alors proposé de s'entraîner « au cas où ». Ensemble, ils avaient répété les gestes de secours. Ces parents ont eu une excellente idée.

Je vous encourage, vous aussi, à proposer à votre enfant de telles mises en pratique. Imaginez des situations de danger et invitez-le ou la à réagir, puis débriefez ensemble. Vous trouverez dans les pages suivantes des consignes de sécurité à lui transmettre. N'hésitez pas à faire des recherches complémentaires. Demandez à votre enfant ce qu'il ou elle a appris dans son établissement scolaire. Il ou elle aura sans doute bénéficié à l'école du dispositif « apprendre à porter secours ». Une formation aux gestes qui sauvent est également inscrite au programme des collèges, tout comme le PDC1 (prévention et secours civiques de niveau 1). Ces notions ne devraient donc pas être entièrement nouvelles pour votre enfant.

CONSIGNES DE SÉCURITÉ
LES GESTES QUI SAUVENT

Si tu es témoin d'une situation dangereuse, tu dois absolument intervenir, en portant secours à la personne et en alertant les secours. Si tu ne le fais pas, tu pourrais être condamné(e) pour non-assistance à personne en danger. Il s'agit d'un délit passible d'une forte amende et même d'emprisonnement.

**⚠ Comportement dangereux**
Si une personne alcoolisée devient agressive ou représente un risque pour elle ou pour autrui (elle veut prendre le volant, escalader un mur, marcher sur la voie ferrée), tu dois essayer de la retenir, sans te mettre en danger. Si la personne est ingérable, il faut appeler la police (17).

**⚠ Disparition**
Si une personne alcoolisée décide de rentrer seule chez elle et/ou disparaît, tu dois prévenir son entourage et/ou les secours. La personne pourrait avoir un accident, être victime d'une agression ou faire une mauvaise chute. En cas de grand froid, elle risque l'hypothermie. Il faut donc se lancer rapidement à sa recherche et la retrouver.

**⚠ Intoxication aiguë**
Si une personne perd conscience ou présente les signes d'une conscience limitée, le premier réflexe est de la mettre en sécurité et de l'allonger sur le côté, en position latérale de sécurité (PLS). Appelle immédiatement les secours (112). Une overdose d'alcool peut entraîner un coma éthylique. Il s'agit d'une urgence médicale.

**⚠ *Bad trip***
Si une personne fait un *bad trip* (angoisse intense, tremblement, confusion, hallucination), il est important de ne pas la laisser seule. Conduis-la au calme et rassure-la en lui parlant doucement. Reste auprès d'elle jusqu'à ce qu'elle se sente mieux. N'hésite pas à appeler les secours.

**⚠ Violence**
Si une personne alcoolisée est violente, tu ne dois en aucun cas répondre à ses provocations physiques ou verbales. Reste calme, évite les gestes brusques, tiens-toi à distance. Sois prudent(e). Appelle les secours si besoin.

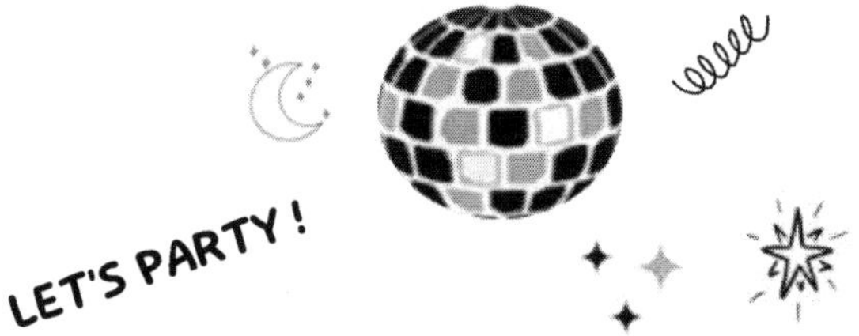


RETOURS DE SOIRÉE À MOINDRE RISQUE

1. Lorsque tes amis et toi organisez une soirée, discutez ensemble des conditions de retour et assurez-vous de prendre les précautions nécessaires (parent faisant la navette, taxi ou chauffeur VTC, nuit sur place).
2. Assure-toi de bien comprendre comment évolue l'alcoolémie lorsqu'une personne boit et comment la mesurer. Fais en sorte d'avoir toujours un ou des éthylotest(s) avec toi.
3. Ne bois pas d'alcool si tu dois prendre le volant, ton scooter ou ta bicyclette. Informe tes amis de ton objectif de sobriété dès le début de la soirée, et demande-leur de t'aider à le respecter.
4. Ne monte jamais dans une voiture ou sur un deux-roues conduit par une personne alcoolisée, même pour une courte distance.
5. Ne laisse jamais une personne alcoolisée prendre un véhicule. Si tu ne réussis pas à empêcher la personne de partir, préviens la police en composant le 17. Si tu ne le fais pas et que la personne a un accident, tu risques d'être poursuivi(e) pour mise en danger de la vie d'autrui.
6. Si tu es témoin d'un accident, préviens immédiatement les secours en composant le 112.

## NUMÉROS D'URGENCE

| | |
|---|---|
| **112**<br>NUMÉRO D'URGENCE EUROPÉEN | Tu peux composer ce numéro gratuitement à partir d'un téléphone fixe ou portable, où que tu sois en France et dans toute l'Union européenne. Il te mettra directement en communication avec les services d'urgence (police, pompiers ou SAMU). |
| **15**<br>SAMU<br>(Service d'Aide Médicale Urgente) | Si tu ne penses pas au 112, tu peux composer le 15 pour obtenir l'intervention d'une équipe médicale lors d'une situation de détresse vitale. Par exemple, si quelqu'un se blesse, fait un malaise, un coma éthylique, un *bad trip* ou pour toute autre situation médicale. |
| **17**<br>POLICE SECOURS | Le 17 te permet de signaler une infraction qui nécessite l'intervention immédiate de la police. Par exemple, si tu viens de te faire agresser ou voler, mais aussi si tu es témoin d'un acte de violence. |
| **18**<br>SAPEURS-POMPIERS | Tu peux composer le 18 pour signaler une situation de péril sur des biens ou des personnes, et obtenir leur intervention rapide. Par exemple, en cas d'incendie, ou si tu es témoin d'un accident. |
| **114** | Si tu as du mal à entendre ou à parler, si tu ne peux pas parler à voix haute, envoi un SMS au 114.<br>(Numéro d'urgence pour les personnes sourdes et malentendantes) |

Votre enfant devrait toujours avoir avec lui ces numéros. Vous pouvez également lui conseiller d'installer sur son smartphone une application permettant d'appeler de l'aide en cas de situation d'insécurité (voir « ressources » à la fin du livre). Montrez-lui enfin comment actionner la touche « appel d'urgence » de son smartphone. Celle-ci est active même si son forfait est épuisé.

# 83. Coma éthylique : les gestes de secours

*Il est des nôtres, il a bu son verre comme les autres.* Chanson populaire

Un mineur de 17 ans sur cinq déclare avoir déjà observé un coma éthylique dans son entourage amical[201]. Le coma éthylique est probablement l'urgence médicale la plus répandue chez les jeunes. Il est important d'expliquer à notre ado ce qu'est ce phénomène et la conduite à tenir lorsque cette situation survient. Voici les informations à lui transmettre[202].

**Qu'est-ce qu'un coma éthylique ?**

Un coma éthylique est une perte profonde de connaissance provoquée par une *overdose d'alcool* (le terme médical est *intoxication éthylique aiguë*). Cela survient lorsqu'une personne consomme plus d'alcool que son corps ne peut en absorber. Ses fonctions vitales (régulation de la température, fréquence cardiaque, respiration...) ne peuvent plus fonctionner correctement. Cette intoxication peut entraîner des lésions au cerveau et même la mort.

**Comment se manifeste un coma éthylique ?**

Dans un premier temps, la personne a du mal à se déplacer. Elle manque de tonus musculaire. Elle souffre de confusion mentale. La personne perd ensuite connaissance et tombe dans un coma profond. Elle ne réagit pas lorsqu'on tente de la réveiller. Cet état peut durer quelques heures, voire plusieurs jours, en fonction de la quantité absorbée. Sans intervention médicale, la personne risque l'arrêt cardiaque ou respiratoire.

**Quelle quantité d'alcool provoque un coma éthylique ?**

Il est impossible de répondre précisément à cette question. La survenue d'un coma éthylique dépend de plusieurs facteurs, comme le poids, la taille et le sexe de la personne. Cela ne dépend pas seulement de la quantité d'alcool absorbée. À quantité égale, une personne qui n'a pas l'habitude de consommer de l'alcool sera plus à risque de faire un coma éthylique qu'une personne consommant régulièrement. Les filles sont plus à risque, car elles métabolisent l'alcool moins vite que les garçons. Lorsque la consommation se fait sur un laps de temps court, le risque est plus élevé. En moyenne, l'alcoolémie en cas de coma éthylique se situe entre 2 à 4 g par litre de sang.

**Comment reconnaître un coma éthylique ?**
Lorsqu'une personne semble profondément endormie et qu'on ne réussit pas à la réveiller, cela peut signifier qu'elle fait un coma éthylique. En général, la victime présente une respiration saccadée. Sa peau est froide et moite. Il s'agit d'une urgence vitale. Il faut appeler immédiatement les secours.

**Comment réagir si quelqu'un fait un coma éthylique ?**
La première chose à faire consiste à placer la personne sur le côté, en position latérale de sécurité (PLS). Bien qu'inconsciente, il se pourrait en effet que la victime vomisse, son corps cherchant à évacuer la substance. Si elle est allongée sur le dos, elle risque de s'étouffer. Assurez-vous que sa bouche et son nez sont dégagés. La personne est également à risque d'hypothermie. Il faut donc la couvrir d'un vêtement chaud ou d'une couverture. Il est indispensable d'appeler les secours, en composant le 112. Il s'agit d'une obligation légale. Si vous ne le faites pas, vous pourriez être poursuivi(e) pour non-assistance à personne en danger. En arrivant, les secouristes vérifieront les fonctions vitales de la personne. Si le coma est avéré, celle-ci sera placée sous assistance respiratoire et transportée d'urgence vers un service de réanimation, où elle sera prise en charge.

---

À vous de jouer

Ce soir, regardez avec votre ado le tuto des pompiers de Paris « Position latérale de sécurité (PLS) ». Vous le trouverez sur la chaîne YouTube des pompiers de Paris. Vous pouvez également y accéder en scannant le QR code ci-contre.

---

## CONDUITE À TENIR
## EN CAS D'OVERDOSE D'ALCOOL

Il faut réagir vite en cas d'overdose d'alcool. Chaque seconde compte. Voici ce que tu dois faire si tu es en présence d'une personne inconsciente ou qui semble endormie.

1. Vérifie que la personne respire.
2. Essaie de la réveiller.
3. Aide la personne à se placer dans une position de son choix, dans laquelle elle se sent confortable. Si elle ne réussit pas ou si elle est inconsciente, place-la en position latérale de sécurité (PLS), comme sur le dessin ci-dessous.
   - Couche-la sur le côté.
   - Place un de ses bras sous sa tête de façon à légèrement relever celle-ci.
   - Vérifie que sa bouche et son nez sont bien dégagés.
4. Appelle les urgences en composant le 112.
5. Ne raccroche pas avant d'en avoir l'autorisation.
6. Ne laisse pas la personne seule.
7. Couvre la personne d'un vêtement chaud ou d'une couverture.
8. Ne tente pas de la faire vomir.
9. Reste près d'elle jusqu'à l'arrivée des secours.

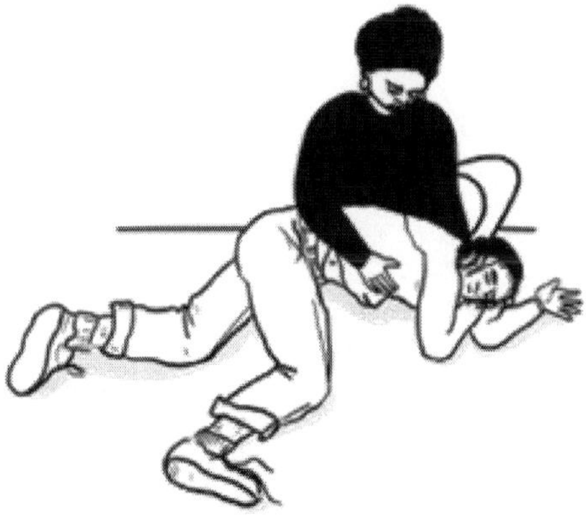

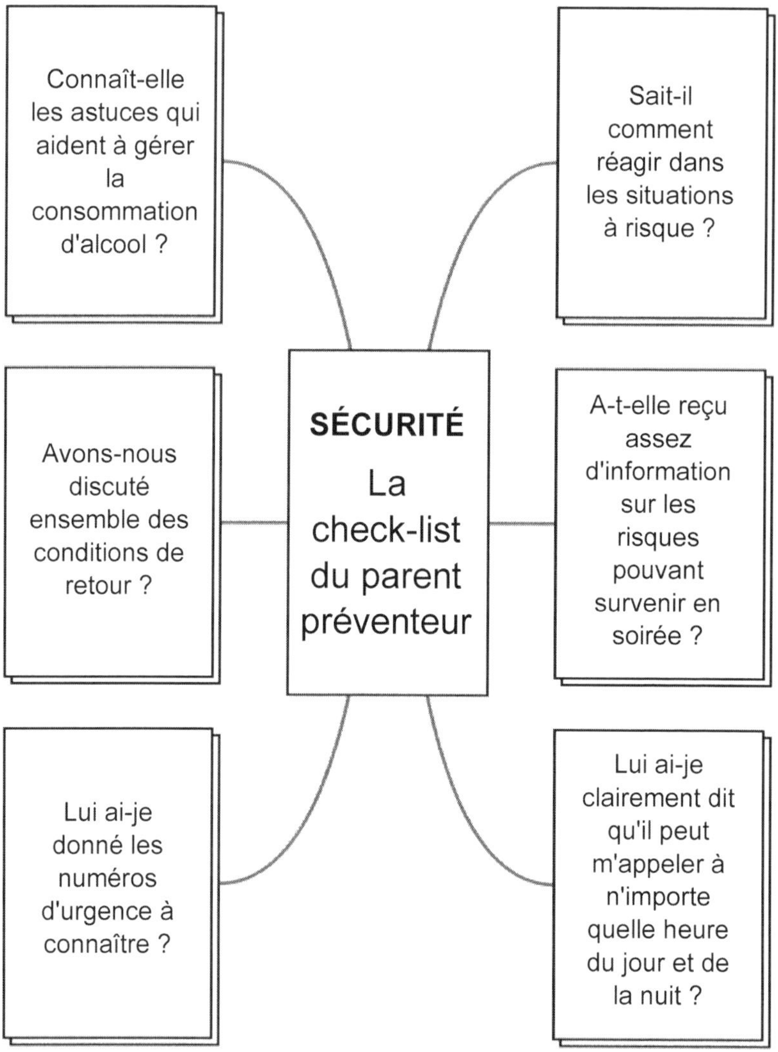
SÉCURITÉ
La check-list du parent préventeur
Connaît-elle les astuces qui aident à gérer la consommation d'alcool ?
Sait-il comment réagir dans les situations à risque ?
Avons-nous discuté ensemble des conditions de retour ?
A-t-elle reçu assez d'information sur les risques pouvant survenir en soirée ?
Lui ai-je donné les numéros d'urgence à connaître ?
Lui ai-je clairement dit qu'il peut m'appeler à n'importe quelle heure du jour et de la nuit ?

# 84. Attention si vous lui laissez la maison

*Les amitiés de l'adolescence, rien ne peut en effacer complètement la trace dans notre cœur. Ce que nous avons de meilleur, nous le devons à la pureté et à la grandeur des sentiments qu'elles nous ont fait éprouver.*

Robert Charbonneau

Un jour ou l'autre, votre ado vous demandera de lui laisser la maison, car il ou elle souhaite organiser une soirée. Cette première fête est un événement important dont il ou elle se souviendra toute sa vie. C'est presque un rite de passage. Pour rien au monde vous ne voudriez lui gâcher le plaisir. Mais une fête d'ados présente certains risques, surtout s'il y a de l'alcool. Il vous faudra donc bien réfléchir au cadre que vous déciderez de poser. Pour vous aider, voici quelques informations.

Lorsque vous recevez sous votre toit des mineur(e)s, vous êtes légalement responsable de tout ce qui peut leur arriver. Si la soirée dérape, vous pourriez avoir des comptes à rendre. Un couple bordelais a été condamné à verser plusieurs milliers d'euros à la famille d'une adolescente qui avait bu de l'alcool et s'était blessée lors de la fête d'anniversaire de leur jeune[203]. Laisser un groupe d'ados en *free style* avec des boissons alcoolisées (ou toute autre drogue) est toujours périlleux. Il est préférable d'interdire la consommation d'alcool lorsque vous recevez des mineur(e)s chez vous. Si votre enfant insiste, en vous disant par exemple que personne ne viendra s'il n'y a pas d'alcool, prenez le temps d'en discuter ensemble. Vous n'êtes pas obligé(e) de céder. Cherchez des compromis. Si vous choisissez d'autoriser l'alcool, pensez à vérifier que les autres parents sont d'accord. Mieux vaut rester sur place ou demander à quelqu'un de passer vérifier de temps en temps que tout va bien. Savoir qu'un adulte veille est toujours dissuasif.

---

À vous de jouer

Vous souvenez-vous de votre première fête ?

C'était comment ?

---

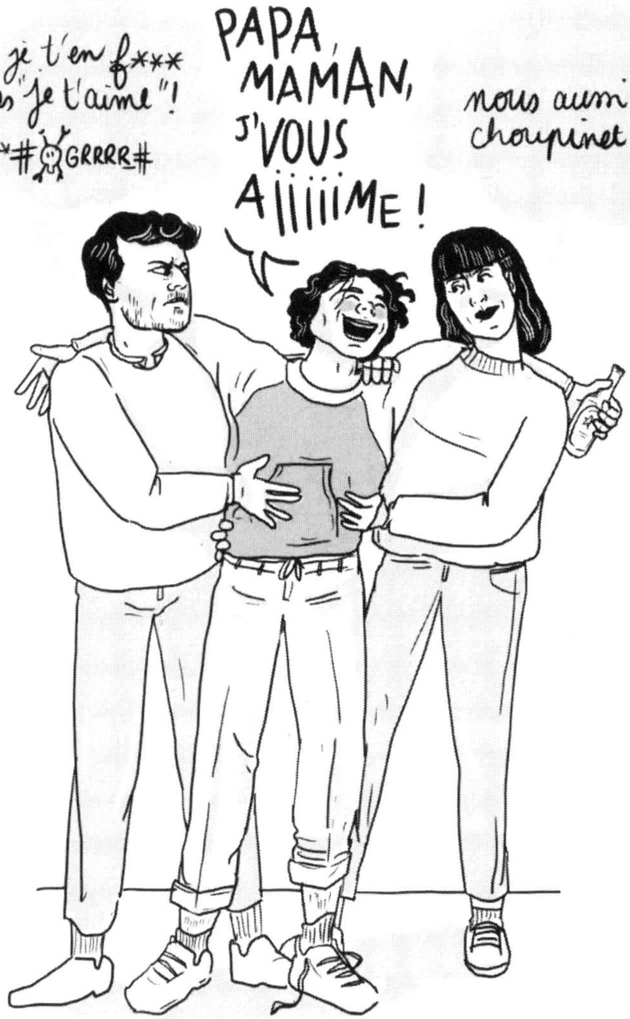
je t'en f*** des "je t'aime" ! *#GRRRR#
PAPA, MAMAN, J'VOUS AIIIIIIME !
nous aussi choupinet...

# 85. La soirée a dérapé ? Pas de panique

*Et même si demain mon haleine me trahit, mes yeux ne mentiront pas quand je rejoindrai ma famille dans cet état.* Miossec

Votre ado ne respectera peut-être pas toujours la règle. Aucune famille, même la plus engagée en prévention, n'est à l'abri. Pensez à vous préparer mentalement au cas où une soirée déraperait. Que lui diriez-vous s'il rentrait ivre à la maison ? Quelle serait votre réaction si l'hôpital vous appelait pour vous annoncer qu'elle a été admise pour coma éthylique ? Ces situations ne se présenteront probablement pas, mais au cas où, voici quelques conseils.

**1. Respirez**
Sur le moment, vous serez probablement traversé(e) par les émotions. Certains parents paniquent. D'autres se fâchent. D''autres encore font de l'humour alors qu'au fond, ils n'en mènent pas large. Certaines personnes sont tristes et déçues. Ces émotions sont légitimes, mais votre enfant a besoin de vous. Inspirez profondément. Détendez-vous.

**2. Vérifiez que votre jeune est en sécurité**
Assurez qu'il ou elle ne risque rien. Rappelez-vous que l'alcoolémie atteint son pic une à deux heures après la dernière consommation d'alcool. L'état de votre enfant pourrait donc se dégrader. Ne le ou la laissez pas sans surveillance. Il ou elle pourrait faire une chute, se blesser ou perdre conscience (→83). Au moindre doute, appelez les secours en composant le 112.

**3. Attendez le lendemain pour en parler à tête reposée**
Inutile de chercher à avoir une conversation tant que votre enfant n'est pas dans son état normal. Laissez passer la nuit. Vous discuterez lorsque tout le monde sera apaisé.

**4. Discutez à froid de ce qui s'est passé**
Votre objectif est de comprendre ce qui s'est passé et pourquoi votre enfant a agi comme il ou elle l'a fait. Évitez de vous lancer dans une tirade de reproches. Ouvrez le dialogue calmement. Interrogez votre enfant et donnez-lui la possibilité de vous raconter sa version des faits. Écoutez attentivement. Ne faites

pas de leçon de morale. Utilisez la méthode DESC si vous la connaissez (il s'agit d'une technique de communication et de résolution des conflits en 4 étapes). Exprimez toutefois votre mécontentement et faites part de vos attentes. Revenez sur les consignes de sécurité.

DESC

1. Ouvrir la conversation en **D**écrivant objectivement ce qui s'est passé. Ex : *lorsque tu es rentré à 4 h fortement alcoolisé...*

2. **E**xposer son ressenti. *J'ai été déçue, car nous avions un accord.*

3. Ouvrir vers une recherche de **S**olution. *J'aimerais que l'on discute de ce qui s'est passé, si tu veux bien, et qu'on trouve ensemble des solutions pour éviter que cela ne se reproduise.*

4. **C**onclure positivement. *J'ai confiance en toi. Je sais qu'on forme une bonne équipe, toi et moi.*

Utilisée essentiellement dans le monde de l'entreprise, cette méthode a vu le jour dans les années 70 sous l'impulsion de Bower et Bower, auteurs d'un livre intitulé *Asserting Yourself*.

Si des sanctions étaient prévues en cas de non-respect d'une règle par votre enfant, appliquez-les. La sanction doit être adaptée à l'erreur commise, non démesurée, et mise en œuvre rapidement. Une punition lointaine est rarement efficace. Ne faites pas comme si ce qui s'était passé n'avait pas d'importance.

Une petite histoire pour terminer. Une de mes amies a dû veiller toute une nuit au chevet de son garçon, rentré ivre à la maison. Elle lui donnait une tapette sur la joue toutes les 15 minutes pour vérifier qu'il n'était pas inconscient. Le lendemain, le jeune homme, tout penaud, est parti faire les courses, puis il a cuisiné un bon repas à sa maman pour se faire pardonner. Mon amie était fâchée, mais elle ne lui a pas fait la morale. Ils ont pris le temps d'échanger sur ce qui s'était passé. Et cela ne s'est plus jamais produit.

À vous de jouer

Comment vos parents auraient-ils réagi dans ce genre de situation ?

# 86. Transgression n'est pas trahison

*Maman, maman, empêche moi d' sortir le soir.* Nina Morato

La plupart des parents, lorsqu'ils apprennent que leur enfant fume en cachette, boit de l'alcool ou sèche les cours, ont l'impression que le ciel leur tombe sur la tête. « Je pensais pouvoir lui faire confiance ! » « Elle m'a trahie ! » « Il ne me respecte pas ! » Leur déception est d'autant plus grande qu'ils misaient tout sur le rapport de confiance et l'honnêteté dans leur relation avec leur jeune. « Il m'avait promis. » « Elle s'était engagée à... » « Comment a-t-il pu me faire ceci ? » « Pourquoi m'a-t-elle menti ? » Si cela vous arrive, dites-vous bien que « transgression » n'est pas synonyme de « trahison ». Je tiens cette phrase d'une amie psychiatre qui, avec ces simples mots, nous rappelle l'essence même de l'adolescence. Nos jeunes ont *besoin* de franchir des limites pour explorer l'inconnu. Quelle que soit votre règle familiale, votre enfant ressentira peut-être un attrait pour le tabac, le cannabis, l'alcool ou la vitesse. Il ou elle fera sans doute son possible pour ne pas vous décevoir mais poussé(e) par la curiosité, et sous la pression du groupe, il ou elle pourrait finir par craquer. N'oubliez pas que le cerveau des ados est encore en construction. Respecter un interdit et anticiper les conséquences d'une décision leur est plus difficile qu'à nous. Si votre enfant enfreint la règle, ce n'est pas pour le plaisir de vous blesser et encore moins de vous trahir. Il ou elle en est probablement sincèrement désolé(e), même si cela ne se voit pas. Il est normal que vous soyez déçu(e), blessé(e) et fâché(e). Il est important de le faire savoir à votre enfant. Mais c'est son comportement que vous n'aimez pas. Ce n'est pas sa personne.

Essayez, dans cette épreuve, de garder le lien avec votre ado et de « profiter » de cette « occasion » pour lui montrer que vous êtes de son côté, quoi qu'il arrive, prêt(e) à pardonner, tout en restant intransigeant(e) sur les règles de sécurité.

---

À vous de jouer

Quelle est la pire « bêtise » que vous ayez faite à l'adolescence ?

---

## MÉTHODE DESC

**Décrire les faits**

*Lorsque ...*

**Exprimer ses émotions**

*Je me sens...*

**Spécifier des solutions**

*J'aimerais que...*

**Conclure de manière positive**

*J'ai confiance en...*

Pense-bête à accrocher sur le réfrigérateur de votre cuisine (ou ailleurs).

## 87. L'impliquer en prévention : stratégie 100 % gagnante

*Seul, on va plus vite. Ensemble, on va plus loin.* Proverbe africain

Les associations font de plus en plus appel à des jeunes gens pour participer à des dispositifs de prévention des conduites addictives. Si votre jeune est intéressé(e) par le domaine et qu'il ou elle a envie de s'engager bénévolement, d'étudier ou même de s'orienter professionnellement vers les métiers de la prévention, n'hésitez pas à l'encourager en ce sens. S'impliquer en prévention est toujours profitable pour un(e) jeune. C'est généralement l'occasion de découvrir des professions peu connues, de faire des rencontres et d'acquérir une expérience inoubliable. C'est aussi une excellente manière d'en apprendre davantage sur les conduites addictives et les façons de s'en protéger, ce qui lui sera directement bénéfique. Voici sept idées de ce qu'il ou elle pourrait faire.

1. Devenir bénévole au sein d'un dispositif de « réduction des risques en milieu festif », comme par exemple *Les Noxambules* à Angers, *Plus Belle La Nuit* à Marseille, *Dispositif Noz'ambule* à Rennes, *Fêtez Clairs* à Paris, etc. Il ou elle serait amenée(e) à tenir des stands, aller à la rencontre des publics ou distribuer du matériel, lors de rassemblements festifs ou dans les centres-villes, le soir. Pour renseignement : votre mairie, les antennes régionales de l'association Addictions France ou encore l'association Avenir santé.

2. S'engager dans une association étudiante qui organise des actions de prévention dans son université. Certaines associations sont réunies au sein de la Fédération des Associations Générales Étudiantes (FAGE).

3. Rejoindre l'équipe de Nightline, qui organise des actions en faveur de la santé mentale des étudiants et des jeunes (nightline.fr/devenir-benevole).

4. Rejoindre une association proche de son domicile, en consultant la plate-forme « Je Veux Aider » de la Réserve Civique, qui recense des missions de bénévolats émanant d'associations ou de collectivités territoriales (JeVeuxAider.gouv.fr).
5. Effectuer un service civique dans le domaine de la prévention des conduites addictives. La plate-forme service-civique.gouv.fr propose un moteur de recherche pour trouver une mission en fonction de la thématique et de la zone géographique de son choix (www.service-civique.gouv.fr/trouver-ma-mission).
6. Suivre une formation de secourisme (secourisme-pratique.com) ou de secourisme en santé mentale (pssmfrance.fr).
7. Faire des études en santé publique (ce qui est un excellent choix ! Dites à votre jeune que je l'encourage). Plusieurs universités et grandes écoles françaises proposent des cursus en santé publique. L'École des hautes études en santé publique, basée à Rennes, offre un large éventail de formations reconnues sur l'ensemble des thématiques de la santé publique.

---

À vous de jouer

Pourquoi ne pas vous aussi vous impliquer, par exemple en devenant bénévole au sein de l'association Addictions France ou dans une autre organisation œuvrant dans le domaine de la prévention des conduites addictives ?

---

## 88. La check-list du parent préventeur

*Avant de traverser la route, prends ma main. La vie, c'est ce qui t'arrive lorsque tu es occupé à faire d'autres projets.* John Lennon

Khalil Gibran a écrit un très beau texte à propos de la parentalité. Voici ses mots : « Vos enfants ne sont pas vos enfants. Ils sont les fils et les filles de l'appel de la Vie à elle-même. Ils viennent à travers vous mais non de vous. Et bien qu'ils soient avec vous, ils ne vous appartiennent pas. »

Nos enfants, un jour, quitteront le nid pour vivre leur propre vie. Ce que nous leur aurons transmis les accompagnera dans ce voyage. Vous vous souvenez des trousseaux que nous préparions avant leur départ en colo, avec la liste des affaires à mettre dans leur bagage ? Faire de la prévention, c'est un peu pareil. Jour après jour, l'amour que nous donnons à nos enfants, les informations que nous leur délivrons, les compétences que nous leur transmettons, tout cela, ce sont autant de ressources qui les accompagneront en chemin. Boire ou ne pas boire ? Gravir cette montagne ou bien descendre cette rivière ? Ces décisions seront les leurs, mais elles dépendront en partie de nous, qui sommes les premiers influenceurs. C'est pourquoi nous devons veiller à ne rien oublier.

Prenez le temps, à l'occasion, de faire le point. Vous pourriez même rédiger une petite *check-list* de parent préventeur, sur laquelle vous noteriez vos priorités pour votre enfant. Quelles informations souhaitez-vous lui transmettre pour l'éclairer ? Quelles valeurs, quels comportements ? Quels outils ? Comme la liste de départ en colo, mais pour sa vie.

---

À vous de jouer

Quelle idée forte retenez-vous de ce livre ? Faites la liste de ce que vous souhaitez changer dans votre manière de faire et des informations que vous souhaitez transmettre à votre enfant.

---

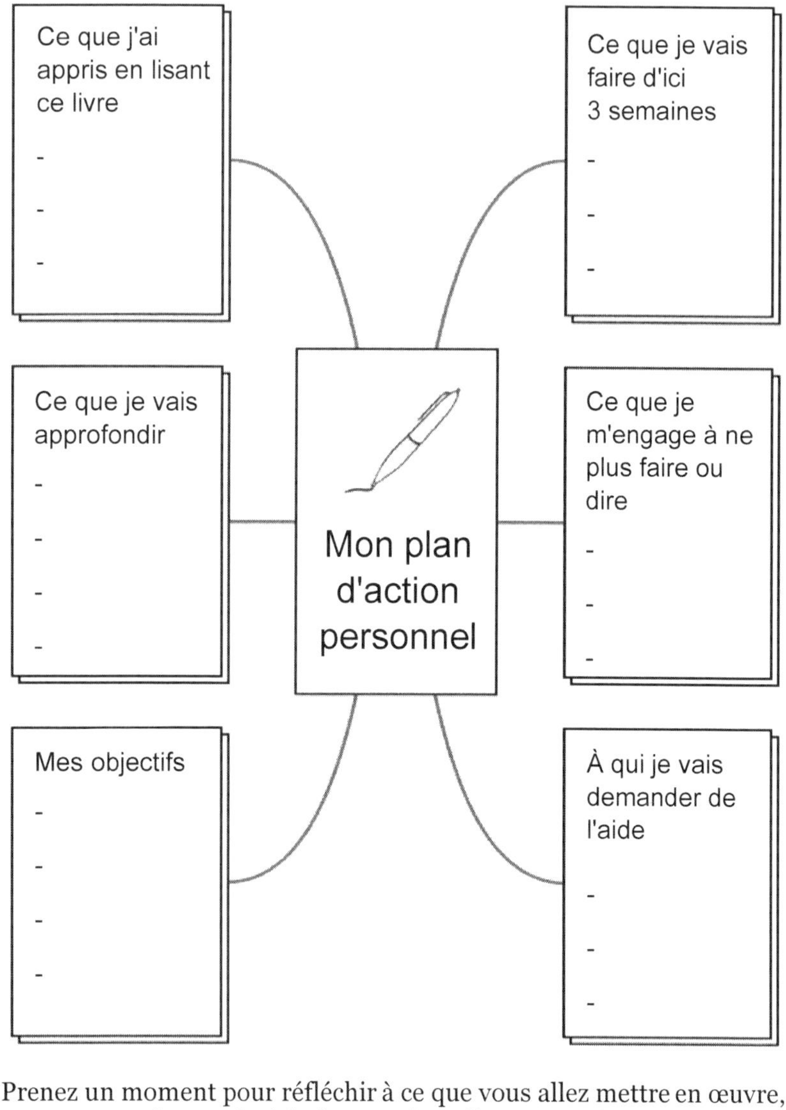


Prenez un moment pour réfléchir à ce que vous allez mettre en œuvre, avec votre enfant, suite à la lecture de ce livre. Remplissez ensuite les cadres de votre plan d'action personnel (cet outil est à retrouver dans le *Cahier de travaux pratiques* téléchargeable sur sapremierecuite.fr).

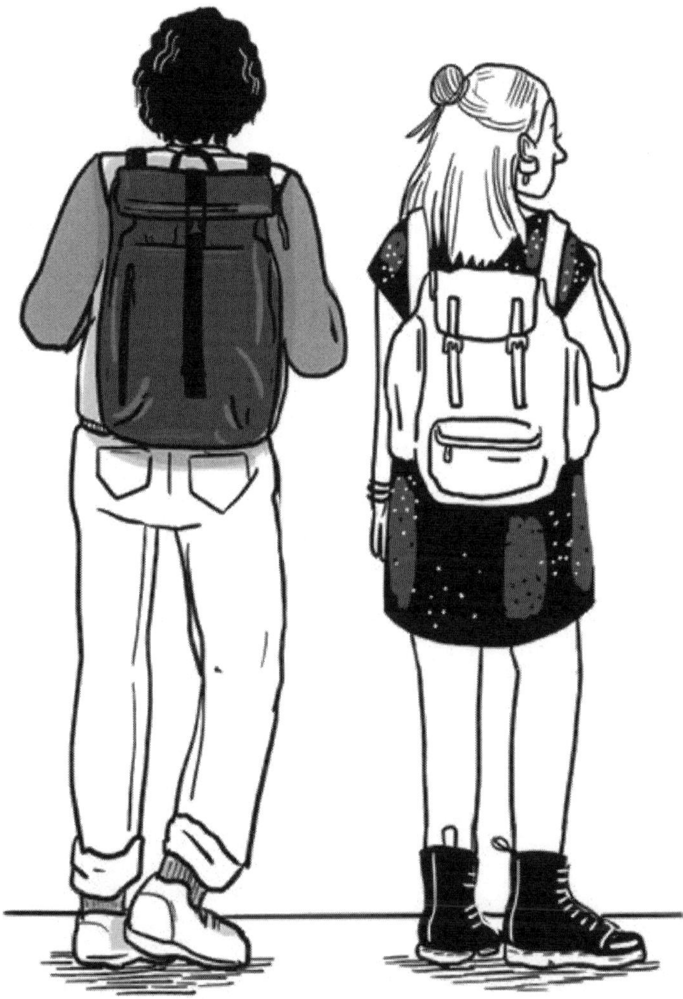

Courage, ne lâchez pas l'affaire, les efforts que vous faites aujourd'hui seront payants à long terme.

# Partie 8

# SON COMPORTEMENT VOUS INQUIÈTE

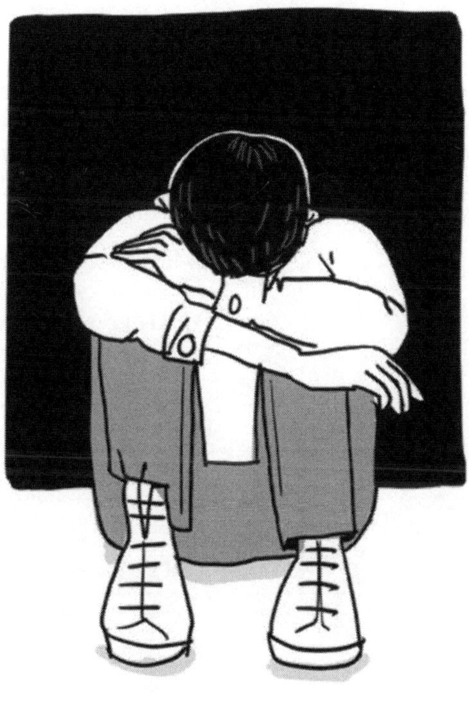

# LIGNES D'ÉCOUTE

| | |
|---|---|
| **3114** | **Numéro national de prévention du suicide**<br>Pour les personnes en détresse et celles qui s'inquiètent pour un(e) proche. |
| **0 800 235 236** | **Fil santé jeunes**<br>Ligne d'écoute pour les jeunes de 12 à 25 ans. Des professionnels répondent aux questions des jeunes sur la santé, la sexualité, l'amour, le mal-être. |
| **0 980 980 930** | **Alcool Info Service**<br>Ligne d'écoute sur l'alcool. Les répondants vous conseillent. Ils peuvent vous donner les coordonnées d'une Consultation Jeunes Consommateurs (CJC) |
| **nightline.fr** | **Nightline**<br>Un service d'écoute nocturne tenu par des étudiant(e)s bénévoles dans plusieurs villes étudiantes : Paris, Saclay, Lille, Lyon, Toulouse, Nantes, Angers et Rouen. |
| **0800 05 95 95** | **Viols Femmes Informations**<br>Numéro gratuit destiné aux victimes de viol ou d'agression sexuelle, à leur entourage et aux professionnels concernés. |
| **0 800 23 13 13** | **Drogues Info services** |
| **0 980 980 940** | **Écoute cannabis** |
| **09 72 39 40 50** | **SOS Amitié** |
| **01 48 06 42 41** | **SOS Homophobie** |

# 89. Repérez les signes d'alerte

*Rappelons ensuite qu'être adolescent, c'est vivre des mutations majeures dans son corps, dans son âme, et dans ses représentations du monde. Cela induit souvent une fragilité psychologique, qui peut être plus ou moins teintée d'un mal-être diffus. Ce dernier peut devenir, dans certains cas, envahissant et délétère. Il est alors inconsidéré et dangereux de n'invoquer que « la crise de l'adolescence ».* Marie Rose Moro et Jean-Louis Brison [204]

On dit de la Bretagne qu'elle offre les quatre saisons en une seule journée, tant la météo y est variable. Il en va de même avec les adolescents, qui passent en un clin d'œil du rire aux larmes. Votre fils était affectueux il y a quelques minutes. Le voici bougon et distant. Votre fille riait tout à l'heure. Pourquoi pleure-t-elle maintenant ? L'adolescence est une période de hauts et de bas émotionnels. Distinguer un changement d'humeur « normal » d'un malaise plus profond n'est pas toujours aisé. Certains jeunes dissimulent très bien leurs difficultés, pour protéger leurs parents et leur éviter des soucis, ou bien par peur d'être jugés. D'autres sont plongés dans un mal-être profond qui les empêche de demander de l'aide. Les addictologues disent souvent qu'il ne faut « ni banaliser ni dramatiser, mais toujours évaluer ». Soyez attentif(ve) à votre enfant. Réagissez sans tarder si son comportement vous inquiète. Un problème pris à temps se règle généralement vite. Voici quelques indices (cf. encadrés page suivante) laissant à penser que votre enfant a une consommation problématique d'alcool. Les alcoologues reçoivent des patients de plus en plus jeunes [205]. Il ne faut donc pas négliger cette piste. Une conduite addictive, cependant, est toujours la cause ou la conséquence d'un autre problème (dépression, phobie scolaire, harcèlement...). Une approche globale de ce qu'il ou elle vit est toujours nécessaire.

---

À vous de jouer
Comment va votre jeune ? Est-il bien dans sa peau ?
Vous semble-t-elle heureuse de vivre ?

---

1. Quand il rentre de soirée, il évite de vous croiser. Sa démarche est incertaine, il a des difficultés à s'exprimer.

2. Elle enchaîne les soirées et comate une partie de la journée.

3. Il boit de l'alcool à chaque repas et fête familiale. Vous remarquez qu'il a une « bonne descente ».

4. L'alcool occupe une place importante dans sa vie. Elle en parle beaucoup et a toujours des anecdotes de soirée à raconter.

5. À l'inverse, il ne parle jamais de sa consommation d'alcool. Il fait comme si celle-ci n'existait pas.

6. Sa consommation d'alcool lui a déjà causé des problèmes (dispute, accident, interpellation...).

Au moindre doute, demandez de l'aide, en contactant Alcool Info Service ou un autre numéro d'urgence (cf. encadré). Ne restez jamais seul(e) avec une inquiétude. Il serait dommage de passer à côté d'un problème. D'autre signes, plus généraux, peuvent évoquer une situation de mal-être chez votre jeune.

⚠ Baisse des résultats scolaires, absentéisme, remarques négatives de l'équipe enseignante ou de son maître de stage.

⚠ Isolement, repli sur soi, tendance à la dissimulation, comportement fuyant.

⚠ Agressivité, paroles provocatrices, gestes violents.

⚠ Changement d'habitudes de vie (sommeil, alimentation, appétit, hygiène corporelle...).

⚠ Problèmes de santé récurrents : maux de tête, maux de ventre, rhumes et autres petites infections à répétition.

⚠ Difficultés à se concentrer, petites pertes de mémoire.

⚠ Perte d'intérêt pour les loisirs qu'il aimait auparavant.

⚠ Changement de fréquentations.

**Ces listes ne sont pas exhaustives.**
**Soyez attentif(ve).**

# 90. Ouvrez le dialogue avec votre jeune

*Portez votre attention sur le problème, pas sur la personne.*
Richard Templar[206]

Si le comportement de votre jeune vous inquiète, le mieux est d'en discuter directement avec lui. Dans leur livre *J'accompagne mon adolescent face aux drogues*, les docteurs Jeanne et Franc conseillent aux parents de faire tout leur possible pour maintenir une proximité affective avec leur jeune. « La communication, expliquent-ils, sera tout au long du chemin votre arme principale, et quoi qu'il arrive, malgré les émotions contradictoires que vous pourrez ressentir, un de vos objectifs sera de maintenir le dialogue ouvert avez votre enfant[207]. » Si vous ne savez pas comment vous y prendre pour engager la conversation, voici quelques conseils.

**1. Choisissez le bon moment**
Ne proposez pas à votre enfant de discuter s'il ou elle n'est pas disponible ou n'est pas d'humeur propice. Pensez également à préparer des conditions favorables au dialogue. Choisissez un moment où vous êtes tous deux tranquilles, dans un lieu calme, en dehors de toute sollicitation extérieure. Pourquoi ne pas lui proposer d'aller prendre un café en ville ou marcher en forêt ? À la maison, préparez un thé, mettez une musique douce, un peu comme si vous receviez un(e) ami(e).

**2. Amorcez la conversation de manière positive**
Pour lancer la conversation, vous pouvez utiliser des phrases telles que « J'ai l'impression qu'il se passe quelque chose d'assez grave, voudrais-tu me parler de ce qui t'arrive ? » ou encore « Il me semble que quelque chose a changé dans ta vie. Pourrions-nous en parler ensemble ? » Si vous êtes mal à l'aise, n'hésitez pas à le dire à votre jeune. « C'est difficile pour moi d'engager cette conversation, j'ai peur de mal m'y prendre. »

**3. Placez-vous dans une posture d'écoute active**
Mettez votre enfant à l'aise. Laissez-le s'exprimer librement, sans lui couper la parole, en lui montrant que vous comprenez ce qu'il vit, et que vous ne le jugez pas. S'il sent que votre but est de le convaincre d'arrêter de boire ou de lui faire avouer qu'il consomme en cachette, le

dialogue risque de tourner court. Posez des questions avec tact, sans être inquisiteur. Cherchez à évaluer la gravité de ce qu'il ou elle traverse. Voici quelques exemples d'informations qui pourraient vous éclairer. Dans quel contexte et pour quelles raisons boit-il ? Combien de verres consomme-t-elle, en moyenne, lorsqu'elle boit ? Prend-il d'autres drogues ? A-t-elle déjà essayé de réduire sa consommation ? Où trouve-t-il l'argent pour acheter le produit ?

**4. Considérez son comportement, pas sa personne**
Vous pouvez bien entendu exprimer votre inquiétude, votre déception ou même votre colère à l'égard de la situation, mais ne critiquez pas la personnalité de votre enfant. Votre rôle est de lui donner la force de s'en sortir, pas de l'enfoncer davantage. Pour exprimer votre ressenti, parlez au « je ». Ne dites pas « boire comme *tu* le fais, c'est stupide ». Dites plutôt « *je* m'inquiète de te voir boire aussi souvent ». Ne dites pas « je veux que *tu* arrêtes de boire », mais « *j'aimerais* que l'on réfléchisse ensemble à ce qui pourrait t'aider à contrôler ta consommation ».

**5. Surveillez votre langage corporel**
Sourcils froncés, bras croisés, rictus sur les lèvres. Méfiez-vous de votre langage corporel, qui pourrait exprimer le contraire de vos paroles. Votre jeune le remarquera tout de suite.

**6. Évitez les erreurs les plus courantes**
Ne vous positionnez ni en sauveur (« je m'occupe de tout à ta place »), ni en victime (« tu nous causes tellement de soucis »), ni en persécuteur (« tu vas me dire exactement combien de verres tu as bu hier soir et avec qui ! »). Ces trois postures, qui forment ce qu'on appelle le « triangle dramatique[208] », sont contre-productives.

Pensez à demander à votre enfant ce que vous pouvez faire pour l'aider, et ce qu'il ou elle attend de vous. S'il ou elle exprime des idées noires, parlez-en rapidement avec un professionnel. Vous pouvez contactez le 3114, qui est la ligne Info suicide, ou une autre ligne d'écoute.

---

À vous de jouer

Je vous invite à découvrir le podcast « Le Dernier Verre », de Marianne Moing (disponible sur toutes les plateformes). La jeune femme, qui a arrêté de boire à 26 ans, témoigne, avec d'autres jeunes, de ce qu'est « la vie de picole, de bitures et de teufs », mais aussi du cheminement vers la sobriété. Le podcast aborde également des thèmes autour de la santé mentale, et des conduites à risque en général. Il est très bien fait.

---

## COMMENT FONT LES PROFESSIONNELS ?

Les professionnels et bénévoles d'addictologie utilisent des méthodes proches de l'écoute active et de la communication non violente. Beaucoup sont formés à la technique de *l'entretien motivationnel*, qui consiste à guider le ou la jeune dans sa réflexion sans pour autant lui souffler ce qu'il ou elle devrait penser ou faire. Le but est de l'aider à trouver sa propre solution. Certains spécialistes utilisent des grilles d'évaluation qui aident à juger la gravité de la situation. Par exemple, pour les 14-17 ans, le test ci-dessous, intitulé ADOSPA (ADOlescent et Substances Psycho-Actives), permet de détecter un éventuel problème avec l'alcool ou une autre drogue. Il est constitué de 6 questions auxquelles l'ado peut répondre soit tout seul(e), soit de vive voix en entretien. 2 réponses affirmatives indiquent un usage à risque. Un score supérieur à 3 indique que le risque est élevé. Plus l'adulte et l'ado auront une relation de confiance et de respect réciproque, plus le test sera utile et permettra d'engager la discussion. L'intérêt de cet outil réside dans le fait que chaque question invite à réfléchir à une motivation possible pour changer de comportement. Il est intéressant pour vous, parent, de connaître l'existence de cet outil. Vous pouvez, bien entendu, vous inspirer de ces questions lorsque vous dialoguez avec votre enfant. Mais attention : un parent n'est pas un soignant. Votre rôle est essentiel, mais un professionnel de santé sera moins impliqué émotivement.

**TEST ADOSPA**

1. Es-tu déjà monté(e) dans un véhicule (auto, moto, scooter) conduit par quelqu'un (toi y compris) qui avait bu ou qui était défoncé ?
2. Utilises-tu de l'alcool ou d'autres drogues pour te détendre, te sentir mieux ou tenir le coup ?
3. As-tu déjà oublié ce que tu avais fait sous l'emprise de l'alcool ou d'autres drogues ?
4. Consommes-tu de l'alcool ou d'autres drogues quand tu es seul(e) ?
5. As-tu déjà eu des problèmes en consommant de l'alcool ou d'autres drogues ?
6. Tes amis ou ta famille t'ont-ils déjà dit que tu ferais bien de réduire ta consommation de boissons alcoolisées ou d'autres drogues ?

UN CHANGEMENT NE SURVIENT PAS
DU JOUR AU LENDEMAIN

Une personne en difficulté avec une addiction est généralement traversée de sentiments contradictoires. Le cheminement pour se libérer du produit (ou du comportement) est parfois tumultueux. Les addictologues décrivent un processus en 6 étapes. Voici donc ce que votre jeune vivra, probablement, s'il ou elle décide de changer son rapport à l'alcool. Attention, ce parcours est rarement linéaire. Des allers-retours sont possibles. D'une personne à l'autre, le cheminement se fait plus ou moins lentement. Lorsque vous échangez avec votre ado, essayez de repérer à quelle étape de ce cycle il ou elle se situe. Cela vous permettra d'adapter votre écoute et vos éventuels conseils.

**Pré-contemplation (parfois appelé déni)**

*Il n'y a aucun problème, je gère, tout le monde consomme, lâchez-moi avec ça, je ne suis pas alcoolique, tout va bien.*

**Contemplation**

*Je sais bien qu'il y a un problème, mais je ne sais pas comment faire, je ne suis pas certain(e) d'avoir envie d'arrêter.*

**Préparation**

*J'ai bien réfléchi, je me sens prêt(e) à faire quelque chose, je me suis renseigné(e), je vais essayer de changer.*

**Action**

*Je passe à l'acte. J'arrête totalement de boire (c'est une option) ou bien je fais en sorte de contrôler ma consommation (autre option). Je me fais aider.*

**Maintien**

*C'est encore fragile, mais je tiens le coup.*

**Rétablissement**

*Je me sens enfin libéré(e) et pour rien au monde je ne voudrais revenir en arrière.*

À tout moment, une ré-alcoolisation peut survenir. Pas de panique : cela fait partie du processus. Lorsque les raisons d'un « dérapage » sont analysées, cela permet de mieux anticiper les fois suivantes.

# 91. Soyez à ses côtés

*Une femme très douce m'a expliqué que mon fils était malade, qu'il ne fallait surtout pas l'engueuler mais le faire soigner. À partir de ce jour-là, j'ai changé de discours. Nath a compris que je serais à ses côtés.*
Anaïs Dariot[209]

Nous avons tous tendance, lorsque notre enfant est en difficulté, à vouloir régler le problème à sa place. C'est un réflexe humain. Mais ce n'est pas nécessairement une bonne idée. Si votre jeune lutte contre une addiction et que vous souhaitez l'aider, il est important de bien clarifier le rôle que vous envisagez d'avoir dans ce processus. Dites-vous bien que vous n'avez pas le pouvoir de changer son rapport à l'alcool. Vous n'arrêterez pas de boire à sa place. Il vous faudra accepter votre impuissance et choisir d'avancer à son rythme, « un jour à la fois » comme disent les Alcooliques anonymes, sans brûler les étapes (cf. encadré). Être impuissant ne signifie pas être inutile. Au contraire. Votre présence à ses côtés sera déterminante. Voici quelques pistes pour vous aider à trouver la juste posture, celle qui vous conviendra, à vous et à votre jeune, ni étouffante ni distante. En formation, pour faciliter la mémorisation de ces principes, je propose à mes stagiaires un acronyme de mon invention, P-A-A-P-A*, pour **P**réparation, **A**ccueil, **A**cceptation, **P**roposition et **A**ccompagnement.

### #1. Préparation

Être aux côtés de votre enfant, cela impliquera d'avoir des conversations régulières, à cœur ouvert, avec elle ou lui. Je vous conseille de prendre le temps, avant chaque conversation importante, de vous préparer un petit peu**. Commencez par analyser votre ressenti et vos besoins. Demandez-vous ce que vous attendez de l'échange. Vous réconcilier après une dispute ?

---

* J'aime bien P-A-A-P-A, car cela évoque à la fois la parentalité et l'idée d'une démarche « pas à pas ». Mais vous pouvez imaginer une autre formulation, en utilisant l'acronyme M-A-M-A-N si vous préférez.

** Un stagiaire m'a fait remarquer qu'on passe parfois des heures à préparer une réunion professionnelle, mais qu'on ne songe généralement pas à faire de même pour les conversations avec notre jeune.

Comprendre ce qui se passe ? Lui faire part d'une inquiétude ? Le ou la motiver ? Décidez de la manière dont vous vous y prendrez pour atteindre votre objectif. Préparez-vous éventuellement avec votre conjoint(e) ou avec une autre personne. Répétez si vous êtes mal à l'aise. Essayez d'anticiper ses réactions, de façon à vous préparer à y répondre.

**#2. Accueil**

Soyez à l'écoute de votre enfant, prêt(e) à entendre et à accepter ce qu'il ou elle aura à vous dire, même si cela vous blesse ou vous inquiète. Essayez de comprendre ce qui le ou la pousse à boire. Si votre enfant consomme, c'est parce qu'il y trouve quelque chose de positif. Explorez avec lui ces avantages. Écoutez-le. Questionnez-le en douceur. Ne portez pas de jugement. Ne faites pas culpabiliser votre enfant. Il est déjà probablement rongé de remords, même s'il ne le montre pas. N'en rajoutez pas. C'est votre écoute active et bienveillante qui permettra à votre jeune de prendre du recul et d'envisager des solutions. Invitez-le à explorer les inconvénients qu'il voit à sa consommation. Ne faites pas ce travail à sa place. Évitez de lui souffler les réponses. Si vous souhaitez parler de vous et de votre ressenti, alors parlez de vous et de votre ressenti, et non d'autre chose. Autrement dit : ne parlez pas de lui, ne le blâmez pas. Dites « *Je* suis triste lorsque *je* pense aux difficultés que tu traverses » plutôt que « *tu* me fais souffrir ».

**#3. Acceptation**

Ce sera sans doute un défi, mais il vous faudra accepter que votre enfant évolue à son rythme. La première étape sera peut-être de l'aider à prendre conscience du problème et à sortir du déni. Aucun changement ne sera possible sans cette première étape. C'est en lui que doit se faire le processus. Inutile de l'assommer d'injonctions telles que « Ouvre les yeux, voyons ! » ou encore « Bouge-toi ! » ou « Secoue-toi un peu ! » Cela ne fonctionnera probablement pas. Rappelez-vous que l'addiction est une maladie qui affecte le cerveau. Il est difficile pour une personne addicte de prendre conscience qu'elle a un problème. Je schématise un peu mais, en gros, les zones du cerveau qui contrôlent la pensée rationnelle et la motivation sont comme anesthésiées, ce qui rend difficile la prise de conscience du problème et la mise en mouvement de la personne*. Soyez compréhensif(ve). Vous pouvez suggérer à votre enfant de réaliser une balance décisionnelle. C'est un outil qui aide à prendre du recul vis-à-vis d'une situation et d'en explorer les tenants et les aboutissants. On peut l'utiliser dans toute situation de la vie nécessitant de faire un choix. Voici la consigne à donner à votre jeune :

> « Sur une feuille de papier, trace un trait vertical pour avoir 2 colonnes. Note dans l'une les avantages de ta consommation d'alcool (tout ce que cela t'apporte) et dans l'autre les inconvénients (tous les ennuis que cela génère). »

Discutez avec votre jeune de ce qu'il ou elle découvre en réalisant cet exercice. Ne vous crispez pas, même si ce que vous entendez fait mal à vos oreilles. C'est en lâchant prise que vous aiderez votre jeune à réaliser ce travail d'introspection. Accepter n'est toutefois pas synonyme de complaisance. Veillez à ne pas banaliser ou minimiser la gravité de certaines situations. Consoler votre jeune en lui disant que rien n'est de sa faute n'est sans doute pas une bonne idée. Si vous ne vous sentez pas apte à recevoir certaines confidences ou à poursuivre la conversation, dites-le. Vous avez, bien entendu, le droit d'exprimer votre ressenti.

**#4. Proposition**

Vous ne ferez pas le cheminement à la place de votre enfant, mais vous pouvez le ou la guider, l'orienter et le ou la conseiller. Souvent, la communication avec nos enfants part à vau-l'eau parce que nous cherchons à leur dicter ce qu'ils doivent faire. Sans le vouloir, nous les infantilisons. Bien entendu, votre comportement sera différent selon que votre enfant est mineur ou majeur. Avec un jeune ado, certaines décisions vous reviendront. Avec un jeune adulte, mieux vaut se contenter de

* « Motivation » vient du latin *movere* qui signifie mouvoir.

suggérer des solutions en évitant de donner des ordres*. Votre jeune doit savoir que vous êtes à ses côtés, qu'il ou elle peut compter sur vous, mais que les décisions lui reviennent. N'hésitez pas à lui donner le nom d'un(e) spécialiste qu'il ou elle consultera s'il ou elle en a envie. Parlez-lui d'une association, laissez-lui des dépliants et des brochures, des numéros de téléphone, des adresses de sites web et, pourquoi pas, ce livre. Mais laissez-le ou la cheminer à son rythme. Vos propositions seront peut-être rejetées sur le moment. Peu importe. Le jour venu votre enfant saura s'en emparer.

**#5. Accompagnement**

Le verbe accompagner vient du latin *ad* (mouvement) et *cum pane* (avec pain). Littéralement, celui qui accompagne, c'est celui qui *mange du pain avec*. Accompagner votre enfant, c'est être à ses côtés, le soutenir dans sa démarche et l'encourager. Vous l'aurez compris, cela implique de renoncer à lui dicter son comportement. Ne mangez pas le pain pour lui. Ne le ou la forcez pas à en avaler si il ou elle n'en a pas envie. Soyez simplement là.

Un dernier mot pour terminer. Qu'en est-il de vous ? Attention à ne pas vider vos batteries. Les compagnies aériennes diffusent le message de sécurité suivant : « En cas de dépressurisation, un masque à oxygène tombera automatiquement à votre portée. Placez-le sur votre visage. Si vous voyagez avec un enfant ou une personne qui a besoin d'aide, mettez votre propre masque d'abord, puis aidez l'autre personne. » Cette consigne est valable dans la vie aussi. Être aux côtés de votre enfant sera un voyage éprouvant, rempli de turbulences. Je sais que c'est facile à dire, mais il vous faudra prendre soin de vous. Sortez avec des amis, faites du sport, allez

* En cas de péril imminent, si votre enfant souffre de troubles psychiques rendant impossible son consentement et/ou si son état nécessite des soins immédiats, vous pouvez demander une hospitalisation contrainte. Il vous faut pour cela contacter un médecin. Pour plus d'information : kitunafam.fr/legislation-et-jurisprudence-des-soins-sans-consentement/les-procedures-dadmission-en-soins-sans-consentement/section-i-soins-sans-consentement-a-la-demande-dun-tiers-sdt/

au cinéma, au concert, regardez des séries, lisez des BD, jardinez, partez en week-end, faites de la peinture, changez la déco du salon, videz votre garage, frappez dans un punching-ball ou sur la grosse caisse d'une batterie, grimpez dans un arbre, préparez des confitures, chantez. Toute activité qui vous fait du bien est à privilégier.

Il n'est certes pas facile de se changer les idées quand on est rongé d'inquiétude. Dans notre tête, ça rumine. Nous ne pensons à rien d'autre. Nous ne voulons parler de rien d'autre. Nous ne voulons voir personne. Et nous avons envie d'envoyer balader les personnes qui nous conseillent de prendre soin de nous (y compris l'autrice ici présente). Si tel est votre cas, je vous en conjure, ne restez pas emprisonné(e) dans votre angoisse. Pensez au masque à oxygène. Autorisez-vous des pauses pour vous ressourcer et mieux revenir, ensuite, vers votre enfant.

---

À vous de jouer

Quelle est l'activé qui vous fait le plus de bien dans la vie ? À quel moment vous sentez-vous réellement détendu(e) ?

---

**C'est quoi une Consultation Jeunes Consommateurs ?**

Les Consultations Jeunes Consommateurs (CJC) sont des espaces d'écoute gratuits et confidentiels destinés aux jeunes de moins de 25 ans en difficulté avec une conduite addictive, et à leurs proches. L'accompagnement proposé y est anonyme et gratuit. Les professionnels des CJC sont là pour vous aider à y voir plus clair et vous accompagner, vous et votre jeune, dans la recherche de solutions.

**Comment les contacter ?**

La toute première chose à faire est de les contacter par téléphone pour un pré-entretien. Vous trouverez les coordonnées de la CJC la plus proche de chez vous sur le site Internet d'Alcool info service ou en appelant le 0 980 980 930. Votre interlocuteur vous proposera probablement une rencontre.

**Et ensuite, comment ça se passe ?**

Vous pourrez vous rendre au rendez-vous seul(e) ou en présence de votre jeune s'il ou elle accepte de vous accompagner. Ne pensez surtout pas qu'un rendez-vous sans votre enfant soit inutile. Loin de là. Beaucoup de parents disent avoir reçu des conseils qui les ont aidés à apaiser la situation. Vous pourrez évoquer, au-delà de la question de l'alcool, toute autre difficulté relative à votre enfant. L'idéal, bien entendu, serait que l'équipe rencontre votre jeune. L'accompagnement peut, en fonction des besoins, se limiter à un ou deux entretien(s), ou bien durer plusieurs semaines.

**Pour information : 0 980 980 930**

# 92. Renseignez-vous auprès de sources fiables

*Le grand public doit se saisir de ces questions. Quel Français peut-il se prévaloir de ne connaître aucune personne en difficulté avec l'alcool parmi les siens, ses amis ou ses collègues de travail ? Si [...] les troubles de l'alcoolisation touchent de près ou de loin chacun d'entre nous, comment expliquer que la formidable solidarité du Téléthon n'ait pas encore été transposée pour l'alcool en créant un « Alcoolothon » ?* Dr Philippe Batel[210]

Plus vous en saurez sur les addictions et la manière de s'en sortir, mieux vous serez outillé(e) pour accompagner votre enfant. Vous trouverez facilement des informations sur Internet, mais soyez vigilent(e), car de fausses informations circulent. Pour vous aider à vous y retrouver, voici des sources sûres. Pensez également à vous procurer des livres sur l'alcool, comme par exemple des témoignages de personnes ayant arrêté de boire, des ouvrages de vulgarisation scientifique ou encore des manuels pratiques. De plus en plus de podcasts, sont dédiés à ce sujet. Les sources d'information ne manquent pas. Vous trouverez d'autres suggestions à la fin du livre (p 308-315).

---

ALCOOL INFO SERVICE.FR
0 980 980 930
7/7 de 8h à 2h
appel anonyme et non surtaxé

Le site **Alcool-info-service.fr** propose des informations sur l'alcool, des outils d'auto-évaluation, des conseils, des témoignages, un annuaire des lieux d'accueil et de soins, et bien plus encore, incluant des articles sur les jeunes et l'alcool.

---

**MILDECA**. Vous trouverez des informations sur les substances psychoactives et les addictions sans produit sur le site de la **Mission interministérielle de lutte contre les drogues et les conduites addictives (MILDECA)**, incluant des données sur la loi et la cartographie des structures de soins. La MILDECA vous propose même, en partenariat avec l'École des hautes études en santé publique (EHESP), de suivre une mini-formation en ligne gratuite, intitulée « les conduites addictives, une question de société » : www.drogues.gouv.fr/module-de-e-learning-dedie-aux-conduites-addictives-ehesp-mildeca

---

Addict'AIDE
LE VILLAGE DES ADDICTIONS

Le **village des addictions** est un site Internet proposé par le fonds Addict'AIDE. Le site réunit des informations sur les différentes addictions, avec ou sans produit, des questionnaires d'auto-évaluation, des conseils, des adresses, des résumés d'articles scientifiques, mais aussi un podcast, des vidéos, des questions-réponses, ainsi qu'un forum animé par des patients experts.

---

**PSYCOM** est un organisme public d'information sur la santé mentale et la lutte contre la discrimination. Vous trouverez sur le site de Psycom des dossiers d'information très clairs sur la santé mentale et les différents troubles psychiques, le rétablissement, les structures de soins, les droits, incluant des annuaires et des conseils.

---

Association Addictions France

Le site Internet de l'**Association Addictions France** réunit des informations sur les conduites addictives, la prévention et les enjeux sociétaux. Vous y trouverez également les coordonnées des centres de soins gérés par la structure. Vous pourrez aussi joindre les antennes départementales de l'association et vous renseigner directement auprès de l'antenne la plus proche de chez vous.

---

Plusieurs autres organisations et sociétés savantes sont actives dans le domaine, comme par exemple la **Société Française d'Alcoologie (SFA)**, la **Fédération Française d'Addictologie (FFA)**, la **Fédération Addiction** ou encore le **Réseau de Prévention des Addictions (RESPADD)**.

---

L'organisme « **Jeunesse sans drogue Canada** » propose aux parents des ressources et des conseils (en français). En Suisse, une coalition d'organisations de prévention a créé un site destiné aux parents, intitulé **MonAdo.ch**. Il existe enfin, d'excellentes sources d'information sur l'alcool et les jeunes, pour les parents, dans le monde anglophone, comme par exemple le site **Talk it Out** (USA).

---

À vous de jouer
Choisissez un organisme de cette liste et visitez son site Internet.

---

# 93. Qui peut m'aider ?

*Ce fardeau trop lourd qui est le vôtre, d'autres sont là pour vous aider à le porter. De l'intimité du tête-à-tête à la chaleur du groupe, en passant par le groupe restreint de la thérapie familiale, il existe nécessairement une solution, qui pourra devenir* votre *solution.* Anne V.[211]

Votre fils présente tous les signes d'une alcoolo-dépendance, et vous vous sentez démuni(e) ? Vous vous inquiétez pour votre fille et ne savez à quelle porte frapper ? Vous n'êtes pas seul(e). Des organisations et des personnes sont là pour vous écouter, vous soutenir et vous conseiller. En voici quelques-unes.

**Alcool info service**
S'adresser au dispositif Alcool info service est un bon réflexe. Une équipe de spécialistes, supervisée par l'agence Santé publique France, est à votre disposition 7 jours sur 7. Vous pouvez les joindre au 0 980 980 930, de 8 h à 2 h (appel anonyme et non surtaxé). Vous pouvez également discuter par tchat avec un répondant de 14 h à minuit du lundi au vendredi et de 14 h à 20 h le samedi et le dimanche. Vous pouvez, enfin, déposer une question sur le forum. Alcool info service dispose d'un répertoire national des lieux d'écoute et de soins. L'équipe pourra donc vous orienter, en fonction de vos besoins, vers un centre d'addictologie, un addictologue exerçant en libéral ou encore, pour votre enfant, vers une Consultation Jeunes Consommateurs (CJC) ou toute autre ressource adaptée.

**Les Consultations Jeunes Consommateurs**
Les Consultations Jeunes Consommateurs (CJC) sont des lieux d'accueil et d'écoute gratuits et confidentiels destinés aux jeunes de moins de 25 ans en difficulté avec une conduite addictive, et à leurs proches. N'hésitez pas à vous rapprocher de la CJC la plus proche de chez vous (cf. encadré).

**Les associations d'entraide**
Autrefois appelées « associations d'anciens buveurs », les associations d'entraide en addictologie font un travail remarquable, d'un bout à l'autre de la France, pour aider les personnes en difficulté avec l'alcool ou une autre addiction.

Elles proposent des entretiens individuels, des groupes de parole, des activités sociales. Elles peuvent vous conseiller sur les dispositifs de soins. La plus célèbre est probablement « Les Alcooliques anonymes », mais il en existe d'autres, tout aussi actives. Certaines sont réunies au sein d'une coordination nationale, la CAMERUP. Contactez-les sans hésiter !

**Le forum en ligne Addict'AIDE**

Vous trouverez sur le site d'Addict'AIDE un forum en ligne animé par des patients experts addictions (PEA). Vous pourrez poser vos questions aux modérateurs et échanger avec d'autres personnes. Les PEA sont des personnes qui ont connu l'addiction, se sont rétablies et se sont formées en addictologie. Elles ont donc une double expertise précieuse. Vous trouverez une mine d'informations à ce sujet sur la page Facebook de l'association France Patients Experts Addictions (FPEA), ou sur son site internet : fpea.fr.

Vous pouvez également demander conseil auprès d'un Point Accueil Écoute Jeunes (PAEJ), un Centre Médico-Psycho-Pédagogique (CMPP), une Maison des Adolescents (MDA), un Espace Santé Jeunes (ESJ) ou une Mission locale. Renseignez-vous auprès de votre centre social ou de votre mairie. Pensez également à solliciter votre médecin de famille ou tout autre professionnel en qui vous avez confiance. Les infirmières scolaires peuvent vous aider, ainsi que les assistantes sociales. Vous pouvez, si vous le préférez, vous adresser directement à un Centre de soins, d'accompagnement et de prévention en addictologie (CSAPA). Il en existe dans tous les départements. Des addictologues, exerçant à l'hôpital ou en libéral, sont également là pour vous aider. Les interlocuteurs ne manquent pas. À vous de choisir celle ou celui qui vous conviendra le mieux.

---

À vous de jouer
Rejoignez dès à présent le forum Addict'AIDE.
Choisissez un pseudonyme et un mot de passe, puis visitez le forum.

---

## 94. Des solutions existent

*Sortir des conduites addictives, c'est retrouver goût à la vie, avoir des projets, des envies, des désirs. C'est sortir du brouillard. C'est s'en libérer et retrouver sa liberté. C'est retrouver du pouvoir d'agir sur sa vie. C'est une véritable renaissance. [...] On peut en sortir !* Sandra Pinel[212]

Sandra Pinel a raison. Une addiction n'est jamais incurable. Il est possible de s'en sortir. La médecine en général, et l'alcoologie en particulier, ont fait d'énormes progrès en quelques décennies. Il existe aujourd'hui toute une gamme de solutions pour aider les personnes en difficulté avec l'alcool. Si votre jeune refuse de consulter un spécialiste par crainte de s'entendre dire qu'il doit arrêter définitivement de boire, rassurez-le. Aucun médecin ne lui imposera l'abstinence contre son gré. Il ou elle ne devrait vraiment pas avoir peur de consulter. Les addictologues sont généralement des personnes à l'écoute et bienveillantes. Beaucoup de jeunes gens réussissent à retrouver le contrôle de leur consommation. Pour certain(e)s, ce n'est pas possible*. Rien n'empêche cependant votre enfant de se donner pour objectif de réduire et de contrôler sa consommation, si vivre sans alcool n'est pas une option. Il est préférable dans tous les cas d'être suivi(e) par un(e)

Si votre enfant présente un des effets suivants en arrêtant de boire, ou toute autre manifestation inquiétante, il faut immédiatement contacter un médecin : **tremblements, sueurs, insomnie, nausées, tachycardie, hallucinations, vomissement, anxiété, fièvre, convulsions**. Arrêter seul(e) serait dangereux. Il existe des protocoles et des médicaments grâce auxquels le sevrage, bien accompagné, ne devrait pas poser de problème.

* Les chercheurs ne savent pas vraiment pourquoi une personne réussit à contrôler sa consommation, tandis qu'une autre non. Cela semble dépendre à la fois de la sévérité de l'addiction, de la personnalité du sujet et de la qualité du soutien dont il ou elle bénéficie autour de lui/d'elle.

addictologue. Voici ce qui pourrait être proposé, en fonction de sa situation et de ses besoins, à votre enfant :

- Un accompagnement à la réduction de sa consommation d'alcool, ou à son projet d'abstinence, sous forme d'entretiens avec l'addictologue ou d'autres membres de l'équipe de soins. Cela peut comprendre des exercices à réaliser en autonomie (balance décisionnelle, journal des consommations et autres).

- Une mise en relation avec une association d'entraide ou un(e) patient(e) expert(e) (certains sont présents en centres de soins).

- Des rencontres collectives pour échanger avec d'autres personnes en difficulté avec l'alcool.

- Une psychothérapie, pouvant être brève ou plus ou moins longue selon les besoins de votre jeune.

- Un accompagnement psycho-social (avec un travailleur social par exemple) pour l'aider en cas de difficultés.

- Une thérapie familiale, à laquelle vous pourriez être invité(e) à participer. L'addiction d'un membre de la famille affecte généralement l'ensemble de la famille. Des entretiens avec l'aide d'un thérapeute peuvent aider à rétablir l'harmonie.

- Des médicaments, qui pourraient lui être prescrits pour l'aider à gérer le manque d'alcool, ou atténuer son anxiété.

- Des traitements innovants et atypiques, enfin, pourraient lui être proposés, comme par exemple la méditation pleine conscience, une approche validée dans le cadre des soins en addictologie. Certains hôpitaux ont recours à des outils de réalité virtuelle. La recherche de solutions se poursuit.

---

À vous de jouer

Avez-vous vu le documentaire « Tout pour être heureux. Un voyage inédit au cœur des familles » ? Il parle du vécu des frères et sœurs de personnes addictes. Si une séance est programmée près de chez vous, je vous conseille vivement de vous y rendre. Chaque séance est suivie d'un débat avec le public, généralement très riche.

---

# 95. Des jeunes libérés de l'addiction témoignent

*Ne pas boire de l'alcool, ce n'est pas devenir sage, c'est devenir antisystème.*
Stéphanie Braquehais[213]

Il est difficile de refuser un verre d'alcool, en France. Les non-buveurs sont souvent regardés de travers. Ils doivent se justifier. Révéler publiquement un problème d'alcool est tout aussi ardu. Avez-vous remarqué que certaines personnes utilisent le mot « alcoolique » comme une insulte ? Pochtron, sale alcoolo, espèce d'ivrogne... voici autant de termes dédaigneux qui blessent et enferment. Depuis quelques années, des voix s'élèvent. Des personnes de tous âges prennent la parole, à visage découvert, pour faire leur *coming out* alcoolique et lutter contre la stigmatisation. Je les admire. Il est temps de faire basculer la charge de la honte, et enfin reconnaître et célébrer le combat de toutes les personnes qui luttent contre une addiction. Peut-être verrons-nous un jour dans notre pays un grand mouvement de « fierté alcoolique », au sein duquel nos ami(e)s oseront porter haut et fort leur différence. En attendant, j'aimerais vous présenter des jeunes gens que j'aime beaucoup et qui contribuent, avec d'autres, à faire bouger les lignes.

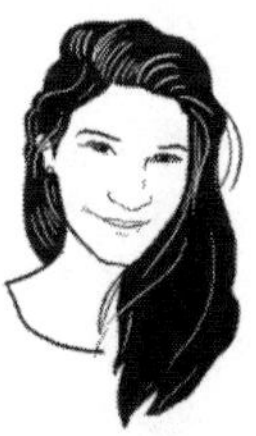

**Ange** (Angélique Szczkowski) a arrêté de boire à l'âge de 25 ans, après 10 années de consommation problématique d'alcool. Aujourd'hui, elle partage sur les réseaux sociaux ses conseils pour se libérer de l'addiction à ce produit. Voici ce qu'elle en dit : « Arrêter l'alcool a été la meilleure décision de toute ma vie. Mais cela a aussi été un parcours du combattant. C'est pourquoi j'ai décidé d'aider les autres à arrêter. Ma mission de vie est de favoriser le pouvoir d'agir des personnes en leur donnant des informations précises sur ce qu'il se passe en eux. » Angélique anime une chaîne YouTube intitulée « Ivre de vie. Arrêter l'alcool ». Vous pouvez également la retrouver sur ivredevie.com. Bravo à elle !

Bravo également à **Charlotte** Peyronnet qui a publié un livre-témoignage intitulé *Et toi, pourquoi tu bois ?* (Denöel). Comme beaucoup de jeunes, Charlotte goûte du vin pour la première fois dans le cadre familial. L'alcool va ensuite s'inviter tout au long de son adolescence, lors des soirées avec ses amis, puis dans ses études, ses premiers jobs, ses relations amoureuses... Au fil des années, la dépendance s'installe, sournoise. Jeune adulte, c'est parce qu'elle est au pied du mur qu'elle atterrit chez l'addictologue. « Sans envie, explique-t-elle, car l'alcoolique, ce n'est pas moi : moi, je suis juste une "*bonne vivante*" ». Ce livre courageux parle de son histoire, mais aussi de celle de toutes les femmes confrontées au tabou de l'alcoolisme. Il y est aussi question de notre société et de toutes les (bonnes) raisons qui poussent les jeunes et les moins jeunes à boire.

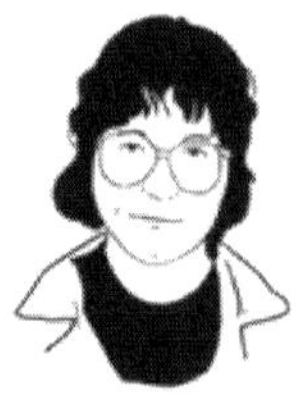

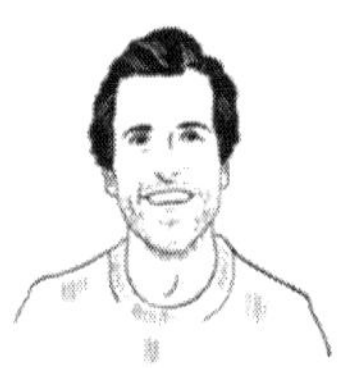

Et enfin, bravo à **Baptiste**. Baptiste Mulliez prend sa première cuite à 14 ans. Boire devient peu à peu une habitude. À 24 ans, il prend conscience de son alcoolo-dépendance, après des années de descente aux enfers (il a traversé bien des épreuves). Il entreprend alors de se libérer de l'addiction. Il y met toute son énergie, se renseigne, participe à des réunions des Alcooliques anonymes, engage un processus de soins. En 2021, il se sent prêt à « dévoiler son alcoolisme au public et à accompagner ceux qui en souffrent ». Il a écrit un livre, dans lequel il raconte son parcours, intitulé *D'avoir trop trinqué ma vie s'est arrêtée : La véritable vie pas rêvée de Baptiste*. Il se forme et devient Patient Expert Addictions certifié. Son visage est bien connu des Français puisqu'il témoigne souvent dans les médias et sur les réseaux sociaux, apportant ainsi de l'espoir aux personnes concernées.

---

À vous de jouer

Et si vous proposiez à votre ado de regarder avec vous les témoignages de ces trois jeunes gens ? Vous trouverez facilement des vidéos en saisissant leur nom dans un moteur de recherche.

---

## 96. Leur sobriété est heureuse

*On a donc bien tort d'associer la sobriété à la morosité. En fait, mieux vaudrait l'associer à la chaleur du soleil. Parce que c'est ce que l'on ressent. La beauté de la lumière du jour, la clarté et les rapports humains authentiques.* Catherine Gray[214]

Dans son livre *Le Bonheur inattendu de la sobriété*, l'Anglaise Caherine Gray explique que sa vie s'est transformée quand elle a arrêté de boire. Cette grande fêtarde, abonnée aux excès, dépendante à l'alcool pendant 20 ans, a certes connu des difficultés pour se sevrer de l'alcool, mais une fois libérée du produit, sa vie est devenue, dit-elle, « plus lumineuse ». J'ai voulu savoir si Angélique, Charlotte, Émilie et Baptiste trouvent eux aussi que leur vie est plus belle aujourd'hui.

**Angélique**

*C'est quand j'ai arrêté l'alcool que j'ai vraiment compris ce que c'est de vivre. La vie, ce n'est pas être ivre mort. La vie en elle-même sans alcool a déjà tellement à nous offrir ! Être ivre de vie, ivre vivante, l'ivresse de vie est finalement pour moi la meilleure ivresse. C'est aimer la vie, avoir la joie de vivre sans artifice, sans substance, et par conséquent être plus dans ta vérité. Quand tu arrêtes l'alcool, tu gagnes beaucoup : ta santé s'améliore, tes finances aussi, tu noues de vraies relations avec les autres, tu redécouvres les autres et tu te redécouvres toi sans ce filtre qu'est l'alcool qui floute tout.*

**Baptiste**

*La sobriété m'a ouvert une voie. Je suis maintenant convaincu d'avoir ma place dans ce monde que je fuyais.*

**Charlotte**

*Il y a UNE phrase qui m'a fait l'effet d'une grosse claque. Prononcée en retour de soirée. Une fête où j'avais tenté de ne pas trop picoler. La fameuse modération. On m'a dit : « T'as été si drôle ce soir, Charlotte ! Même quand tu ne bois pas, tu fais bien marrer les gens. » C'est la première fois qu'on m'a dit que je pouvais être fun sans alcool. Alors même que j'avais toujours bu pour m'aimer ou trouver ma place, notamment en amusant la galerie. Ça a donc motivé mon arrêt. Je peux le faire, car je ne vais pas perdre ma personnalité. Au contraire. Et depuis 3 ans, je vis. Je reste sobre pour toutes « les premières fois » que j'expérimente depuis que j'ai arrêté de boire. Le premier festival sans bière, les premiers pas de danse sobre, les premiers dîners sans... je me sens vulnérable avant, mais tellement puissante après. J'ai arrêté de boire, mais pas de vivre.*

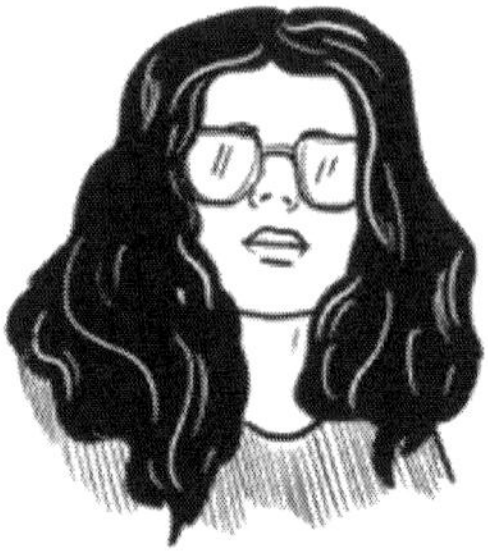

Voici maintenant le témoignage d'**Émilie.** Souvenez-vous, Émilie, c'est cette toute jeune femme que nous avons rencontrée dans l'idée clé n° 29. Aujourd'hui, elle a 29 ans et 5 années de sobriété derrière elle. Elle va bien. Son histoire apporte du baume au cœur. Je lui ai donné carte blanche pour conclure ce chapitre :

*Déjà, arrêter l'alcool m'a permis d'être en meilleure forme. Je dors beaucoup mieux. J'ai retrouvé de l'énergie pour faire tout ce que j'avais délaissé : ranger, me laver, prendre soin de moi, manger. Au début, on réapprend un peu les choses basiques de la vie. L'arrêt de l'alcool m'a permis de retrouver une stabilité mentale. Alcoolisée, je vivais des montagnes russes émotionnelles. Sobre, tout était plus lisse. J'ai également pu suivre correctement le traitement adapté à mon anxiété et à ma phobie sociale. Tout cela m'a permis de me reprojeter dans l'avenir, avec de nouveaux objectifs. J'ai affronté mes peurs. J'ai repris mes études, je les ai réussies, j'ai décroché un job super. Je me suis également mariée et j'attends un enfant. C'est ça qui est génial avec l'abstinence : l'alcool n'est plus là pour gâcher les beaux moments. Alors évidement que tout ça n'est pas seulement lié à l'arrêt de l'alcool. Mais l'abstinence permet d'appréhender différemment les problèmes de la vie. Je réagis plus posément, je me laisse moins emporter par mes émotions, j'agis moins sur des coups de tête. C'est que du bonheur.*

---

À vous de jouer

Et vous, avez-vous pris un jour une décision qui a changé votre vie ? Qu'est-ce qui pourrait vous rendre encore plus heureux/heureuse ?

---

**Le témoignage de Baptiste et de sa maman Isabelle**

Baptiste Mulliez explique, au micro du podcast *Les Maux Bleus* (épisode n°9) combien le soutien de ses proches l'a aidé à se libérer de l'alcool :

*« Le déclic, ça a été les preuves d'amour de ma mère, qui est venue s'asseoir au pied de mon lit pour me parler des alcooliques anonymes, pour me suggérer d'y aller, de me faire soigner, d'accepter de l'aide. Et celle de mes amis qui m'ont écrit une lettre hyper émouvante que je garde, que j'ai encore sur mon ordi, et que j'ai imprimée. [...] Je me sentais si seul, en grande souffrance. J'avais besoin de raisons de vivre. Et l'amour, c'est une énergie tellement puissante, qui peut nous faire gravir des montagnes. [...] Et donc ces preuves d'amour m'ont donné un coup de* boost. *Ma mère m'a vu tel que j'étais, elle m'a vu sans déni de sa part, avec beaucoup de bienveillance, et je me suis senti vu et compris. »*

Voici maintenant les mots de la maman de Baptiste, Isabelle, qui témoigne dans le livre de son fils :

*« J'ai mis en place un mode de fonctionnement pour soutenir son abstinence. Ferme et encourageante, je ne lui accordais aucune excuse et l'invitais à responsabiliser chacun de ses actes. Je veillais à ses rendez-vous AA [Alcooliques Anonymes] et profitais de toutes les occasions pour lui montrer combien l'abstinence est gaie. Je n'étais ni sa béquille, ni son censeur et m'autorisais sans complexe un verre d'alcool quand l'envie m'en prenait. Et si par hasard il n'avançait pas en ligne droite, j'acceptais son rythme [...] La honte d'avoir un fils alcoolique ne m'a jamais effleurée. La honte aurait été d'en faire un secret de famille et de fermer les yeux. [...] Je ne voulais pas qu'il devienne un élément polluant condamné à l'éloignement pour la santé de tous, ni qu'il profite d'un régime de faveur qui aurait fait de lui, jeune adulte, un tout petit. Non, il fallait qu'il participe à notre vie collective avec les moyens infimes dont il disposait ».*

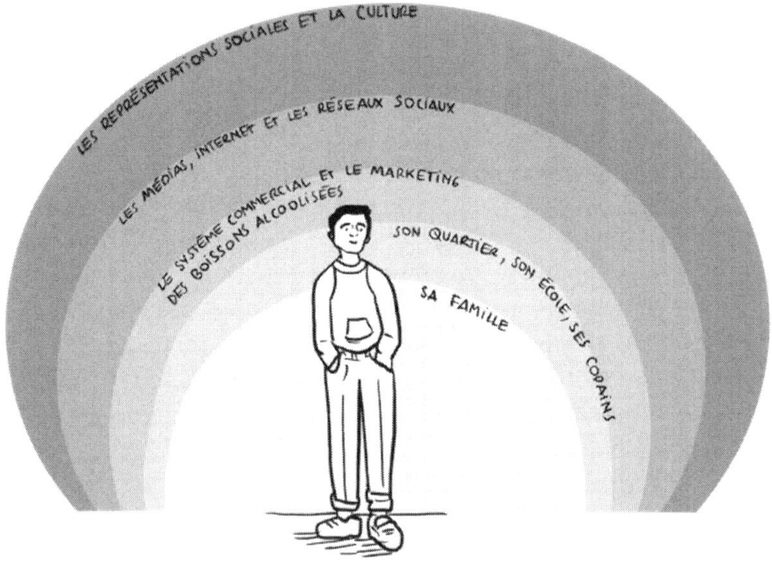


Nos enfants grandissent et évoluent dans plusieurs environnements. La famille, l'école, les groupes de copains, les espaces de loisir, le quartier, Internet, le système économique, les médias ... ce sont autant de sphères d'influence qui agissent sur eux. À l'intérieur de chacun de ces *écosystèmes*, ils reçoivent des messages sur l'alcool. Certains sont incitatifs, d'autres préventifs. Nous sommes les premiers éducateurs de nos jeunes, mais nous ne sommes pas les seuls influenceurs. Il faut tout un village pour éduquer un enfant. Il faut toute une société pour faire de la prévention.

# Partie 9

# POUR UNE SOCIÉTÉ PRÉVENTIVE

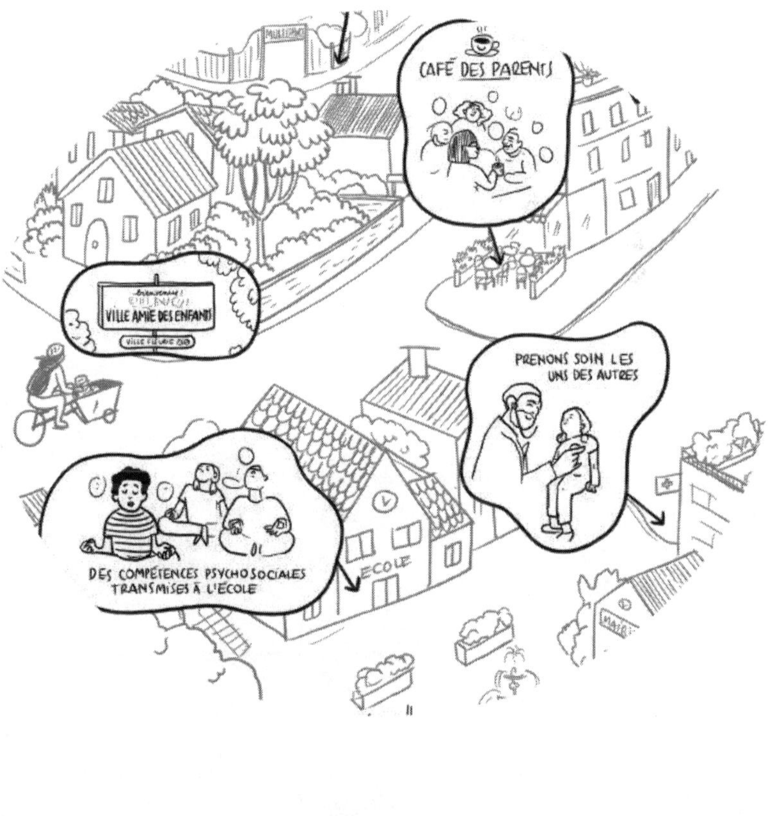

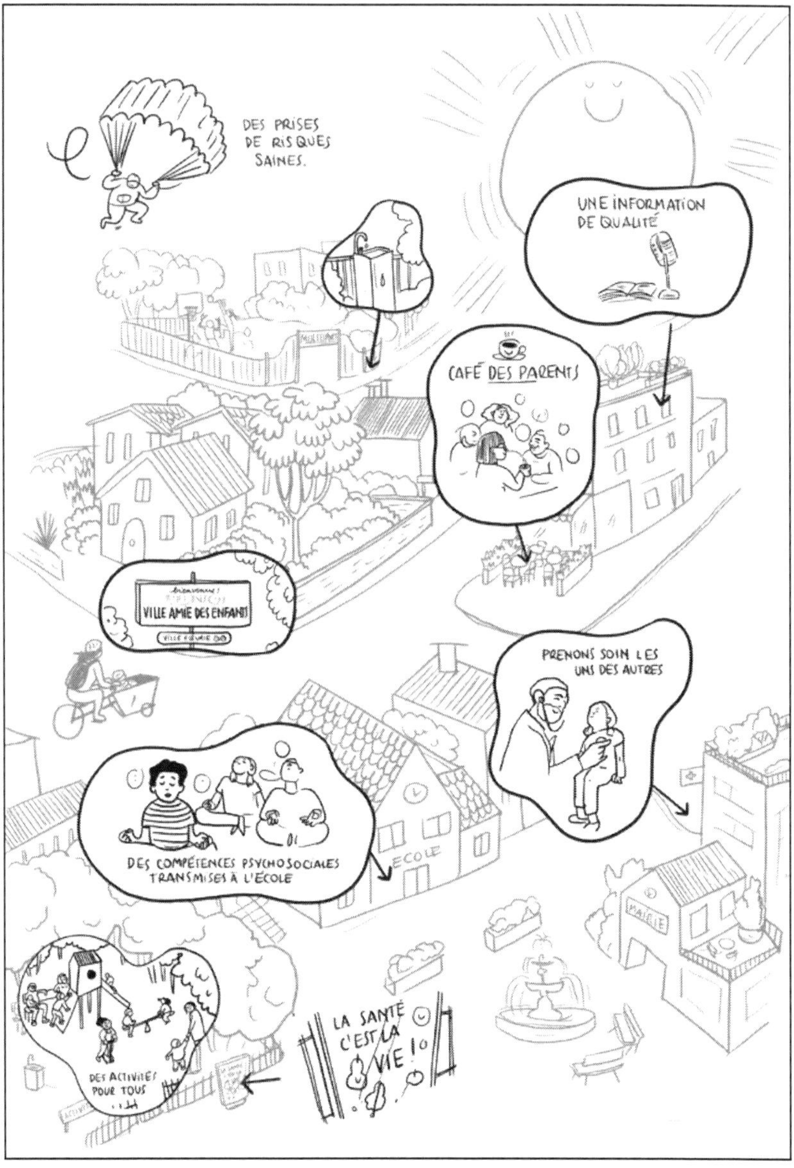
DES PRISES
DE RISQUES
SAINES.
UNE INFORMATION
DE QUALITÉ
CAFÉ DES PARENTS
VILLE AMIE DES ENFANTS
PRENONS SOIN LES
UNS DES AUTRES
DES COMPÉTENCES PSYCHOSOCIALES
TRANSMISES À L'ÉCOLE
ÉCOLE
MAIRIE
DES ACTIVITÉS
POUR TOUS
LA SANTÉ
C'EST LA
VIE !

# 97. La prévention, c'est l'affaire de la société toute entière

*Il faut tout un village pour élever un enfant.* Proverbe africain

Les parents ne devraient pas être seuls à faire de la prévention. C'est le rôle de la société toute entière. J'ai la chance de rencontrer, grâce à mon travail, des personnes de tous horizons qui ont à cœur de contribuer à une société plus préventive. À leur niveau, ces personnes s'engagent. Voici quelques exemples de témoignages que je reçois.

*Dans notre lycée, nous allons déployer un grand programme de prévention, pour chaque niveau, avec l'aide d'une association.* **Brigitte**, 43 ans, prof d'histoire-géographie

*Avec le conseil municipal, nous sommes bien décidés à faire interdire la publicité par affichage pour les boissons alcoolisées sur toute la commune. C'est un casse-tête, mais on y arrivera.* **Loïc**, 62 ans, élu local

*Je suis actif au sein d'un groupe départemental. On discute avec des éducateurs, des psychologues, des médecins, des jeunes, des gens qui ont connu l'alcoolisme, et plein d'autres personnes pour développer des actions de prévention et sensibiliser les adultes.* **Marc**, 48 ans, policier

*Notre association de parents d'élèves va organiser une série de cafés-débats sur l'alcool dans l'enfance et à l'adolescence.* **Andrew**, 41 ans, parent d'élève

*Je me forme régulièrement en addictologie pour mieux comprendre ce que vivent les ados et leur rapport à l'alcool. Ça me permet d'être mieux outillé pour repérer les élèves en difficulté et parler avec eux. Je suis plus à l'aise aussi pour répondre aux questions des parents.* **Mohammed**, 30 ans, infirmier scolaire

*Je voudrais devenir patiente experte addictions.* **Gwénaëlle**, 76 ans, retraitée

*Je boycotte les marques d'alcool qui font de la publicité dans la rue et celles qui visent les jeunes. Elles n'auront pas mon argent.* **Amandine**, 26 ans, étudiante

*Je ne fais pas de publicité pour ma bière. Même sur ma camionnette, vous n'en verrez pas. Le produit que je vends n'est pas anodin. Je fais de la vente directe, uniquement à des adultes, dans un cadre strict. On ne joue pas avec la santé des gens.* **Gwenaëlle**, 50 ans, brasseuse

*Dans notre centre social, nous organisons des ateliers pour aider les parents au quotidien. On parle aussi de prévention.* **Lévana**, 34 ans, assistante sociale

*Je suis en train d'écrire un livre sur l'alcool, pour parler de mon histoire et éviter à d'autres de vivre ce que j'ai vécu.* **Brahim**, 66 ans, retraité

*Je vais faire une thèse sur la place de l'alcool dans la société, et la prévention. J'ai envie de contribuer à la recherche sur ces sujets.* **Tom**, 23 ans, étudiant

*Je refuse de travailler pour une marque d'alcool, même si elle me propose un gros budget.*
**Hubert**, 42 ans, responsable d'une agence de pub

*Dans notre club, nous avons adopté une charte concernant l'alcool. Aucun animateur ne parle positivement de l'alcool en présence de mineurs. Nous ne vendons pas de boissons alcoolisées à la buvette et refusons tout partenariat commercial. Nous voulons être des modèles pour nos jeunes.* **Philippe**, 56 ans, entraîneur sportif

Il faut tout un village pour éduquer un enfant, dit le proverbe. Il faut aussi toute une société pour faire de la prévention.

---

À vous de jouer
Racontez-moi ce que vous faites, ou aimeriez faire, à votre niveau, pour contribuer à une société plus préventive.
guylaine@sapremierecuite.fr

---

# 98. D'autres pays ont fait d'autres choix

*Ils ne savaient pas que c'était impossible, alors ils l'ont fait.* Mark Twain

Nous pourrions assez facilement, en France, adopter des mesures basiques de prévention pour protéger nos jeunes et réduire les dommages associés à l'alcool. L'Organisation mondiale de la Santé presse les gouvernements de le faire. Techniquement, ça ne serait pas si compliqué. Le véritable obstacle, à l'heure actuelle, c'est le manque de volonté politique. En attendant que nos dirigeants se réveillent, voici des exemples de ce qui se fait ailleurs. Prêt(e) pour un petit tour du monde ?

**Australie**

Une campagne de prévention intitulée « What's your poison?* » informe la population du lien alcool-cancer. Les vidéos montrent des personnes trinquant à l'apéro, puis on suit le trajet de l'alcool à l'intérieur de leur corps. Le but est d'expliquer que le métabolisme de l'éthanol crée de l'acétaldéhyde, un toxique qui expose à un risque de cancer[215]. Les autorités communiquent également vers les parents, pour les sensibiliser et les aider à parler d'alcool en famille. Des informations sur les effets de l'alcool sur le cerveau des jeunes leur sont diffusées. Il est même interdit de servir de l'alcool aux mineurs, y compris dans la sphère domestique[216].

**Canada**

Les autorités de Santé communiquent vers la population en expliquant que le meilleur choix pour la santé est de ne pas boire du tout d'alcool. Ceci, expliquent-elles, « offre de nombreux bénéfices, par exemple une meilleure santé et un meilleur sommeil ». Pour les personnes qui choisissent de consommer, le conseil est le suivant : « Moins, c'est mieux. Pour réduire les méfaits liés à la consommation d'alcool, il est recommandé aux personnes du Canada d'envisager de réduire leur consommation d'alcool. » Les repères de consommation à moindre risque sont fixés à des niveaux moins élevés qu'en

---

* En français, cela donnerait : « Quel poison je vous sers ? »

France, la recommandation étant de « ne pas boire plus de 2 ou 3 verres par semaine », ce qui « permet généralement d'éviter les conséquences de l'alcool pour vous-même et pour les autres ». Les autorités proposent, enfin, des repères gradués, assortis de couleurs, permettant à chacun d'évaluer en un coup d'œil le niveau de risque associé à sa consommation[217].

### Écosse

La vente d'alcool est interdite en dessous d'un prix plancher de 50 pences (57 centimes d'euro) par unité d'alcool. Cette mesure vise à empêcher les ventes à prix cassé. Une bouteille de 75 cl de vin, par exemple, ne peut être vendue à moins de 4,7 livres (5,20 euros). Selon l'Association européenne pour l'étude du foie (EASL), si la France adoptait un prix plancher sur l'alcool, elle économiserait 600 millions d'euros d'ici 2030 grâce à la diminution des maladies du foie[218]. Une étude récente, réalisée par l'économiste Fabrice Etilé, montre que cette mesure permettrait de réduire la consommation d'alcool sans porter préjudice aux producteurs locaux et artisanaux français[219].

### États-Unis

Dans la plupart des pays du continent américain, la consommation d'alcool est interdite avant 18 ans, même en présence des parents. Aux États-Unis, l'augmentation à 21 ans de l'âge minimum légal pour boire de l'alcool a été associée à une réduction de la mortalité par suicide et à une réduction des décès des jeunes sur les routes, la nuit[220]. Vendre de l'alcool aux mineurs est mal vu. Les commerçants n'hésitent pas à demander à une personne de justifier son âge si elle semble avoir moins de 25 ans. Les marques d'alcool doivent apposer sur les étiquettes des contenants des avertissements sanitaires bien visibles, inscrits en gras et en majuscules, destinés à rappeler la dangerosité de l'alcool chez les femmes enceintes et au volant. Enfin, les autorités communiquent activement vers les parents pour les informer des risques spécifiques pour les jeunes. La campagne « Talk. They hear you. » (Parlez. Ils vous écoutent) invite les adultes à avoir des conversations régulières sur l'alcool avec leurs enfants, aux différents âges de la vie. Des conseils quant à la manière de s'y prendre sont diffusés. Les pouvoirs publics aident les établissements d'enseignement supérieur à déployer des actions de prévention fondées sur des données scientifiques. Les familles ont accès à une cartographie leur permettant, au moment des inscriptions à l'université, de choisir l'établissement en fonction de la qualité de son programme de prévention en matière d'alcool (collegedrinkingprevention.gov).

**Irlande**

L'Irlande a adopté en 2018 une loi de santé publique[221] introduisant un prix plancher pour les boissons alcoolisées, un encadrement de la publicité pour l'alcool et des avertissements sanitaires complets sur les contenants. Dans les supermarchés, les boissons alcoolisées doivent être placées dans une zone spécifique, hors de la vue des enfants. À partir de 2026, toutes les boissons alcoolisées devront comporter une étiquette affichant bien en évidence des informations sur les risques liés à la consommation d'alcool, incluant la dangerosité du produit durant la grossesse, mais aussi la toxicité pour le foie et le risque de cancer. L'Irlande devient ainsi le premier pays de l'Union européenne et le deuxième pays au monde (après la Corée du Sud) à introduire des avertissements sur le cancer[222].

**Islande**

L'Islande a adopté, à la fin des années 90, une politique de prévention globale, Youth in Iceland (La jeunesse en Islande), grâce à laquelle la consommation d'alcool et d'autres drogues chez les mineurs a chuté de manière spectaculaire[223]. Une *Forvarnardagurinn* (journée de la prévention) sous l'égide du Premier ministre invite les adultes à échanger avec les enfants et les adolescents sur les risques liés aux conduites addictives[224]. Les jeunes sont encouragés à participer à des activités sportives et de loisirs. Le gouvernement diffuse des informations sur les dommages de l'alcool sur le cerveau des moins de 25 ans. La publicité pour l'alcool est interdite. L'âge minimum légal pour acheter de l'alcool est de 20 ans. L'alcool ne peut être vendu que dans des magasins d'État, et il est fortement taxé (→58).

**Lituanie**

La Lituanie a lancé en 2017 une grande politique de prévention. La publicité pour les boissons alcoolisées a été interdite (sauf dans les lieux de consommation). La fiscalité sur les boissons alcoolisées a été augmentée. L'âge minimum requis pour acheter de l'alcool a été rehaussé à 20 ans. Ces mesures ont été associées à une diminution des accidents de la route[225].

**Luxembourg**

Les pouvoirs publics diffusent une campagne, en partenariat avec un joueur de tennis, intitulée « ne jouez pas avec votre santé ». Un des volets porte sur le lien alcool-cancer, avec pour message : « l'alcool est un poison cellulaire qui peut nuire à tous les organes du corps. Une consommation d'alcool sans risque n'existe pas. L'alcool est cancérigène, même à faible dose[226]. »

**Suède**

En Suède, les marques d'alcool sont obligées d'afficher des avertissements sanitaires bien visibles sur les contenants, comme, par exemple : « L'alcool peut provoquer des lésions nerveuses et cérébrales. » Le message doit être écrit en police noire grasse sur fond blanc, centré dans un cadre noir, et en lecture horizontale[227]. La vente d'alcool fait l'objet d'un monopole d'État, le *Systembolaget*[228]. Le principal objectif de ce système est de lutter contre la vente d'alcool aux jeunes de moins de 20 ans[229]. Toute personne semblant avoir moins de 25 ans doit présenter une pièce d'identité.

---

À vous de jouer

Le gouvernement met à votre disposition un espace pour adresser un message au ministre de la Santé. Si vous preniez quelques minutes pour lui suggérer d'adopter l'une de ces mesures ? Choisissez celle qui vous plaît le plus !

---

# 99. Les citoyens se mobilisent

*Pour le moment nous nions tranquillement sa responsabilité immense : dans les violences conjugales, dans la violence de nos vies, dans le mal-être sociétal, mais cela ne sera plus pour très longtemps. L'alcool a eu un sursis plus qu'enviable. Il me semble être à l'aube de sa remise en question globale. Un mouvement va naître, je l'espère, comme il y en a eu auparavant. Il interrogera l'impact réel de cette habitude universelle, au creux de nos démocraties.* Claire Touzard

Ce que j'aime, dans mon métier, c'est ce sentiment d'appartenir à une belle communauté. J'ai la chance d'être spectatrice *et* actrice d'un mouvement citoyen qui fait bouger les lignes. Les efforts de mes collègues pour bâtir une société plus préventive portent leur fruit. Le rapport des Français à l'alcool est en train d'évoluer. Petit tour d'horizon d'un grand changement.

♡ Les associations d'entraide en alcoologie sont mieux connues qu'autrefois. Elles bénéficient d'une meilleure image dans l'opinion publique, qui a pris conscience de leur utilité sociale. Leurs bénévoles et salariés sont de plus en plus sollicités. Ils sont régulièrement invités à prendre la parole dans les médias. Un statut reconnu de patient(e) expert(e) addictions a même vu le jour, avec un nombre croissant de candidat(e)s.

♡ Des organisations de tous horizons (lutte contre le cancer, droits des consommateurs, mouvements étudiants, mutuelles...) ont rejoint les acteurs historiques de l'addictologie pour porter une voix commune en faveur de la prévention alcool. En 2019, un collectif inter-associatif a même été créé, au pied levé[230]. Son but alors était d'organiser, en 7 semaines et sans aucun budget, une campagne de prévention remplaçant le Mois sans alcool prévu par Santé publique France et annulé par l'Élysée. L'opération connut un franc succès. Depuis, des millions de Français participent chaque année au Dry January - Le défi de janvier[231]. Grace à la dynamique, on parle plus facilement et plus ouvertement d'alcool qu'auparavant.

♡ De plus en plus de personnes témoignent à visage découvert de leur problème d'alcool, pour faire évoluer les représentations et lever le tabou. Les témoignages sur les réseaux sociaux se multiplient. Certains font le buzz, avec des centaines de milliers de vues (c'est le cas par exemple d'Aurore, une jeune femme qui témoigne sans fard de son combat pour sortir de l'alcoolisme[232]). Des voix de plus en plus nombreuses dénoncent les agissements des industriels de l'alcool contre la santé publique. Des professionnels de santé et des organisations (comme par exemple, l'Académie de médecine[233])se mobilisent pour demander davantage de prévention en matière de consommation d'alcool.

♡ Un nombre croissant de personnalités publiques parlent ouvertement de leur problème d'alcool. C'est le cas par exemple de Jérémy Ferrari[234], Véronique Samson, Camille Lellouche, Gad Elmaleh, Maxime Musqua, Artus[235] et bien d'autres. Certains, comme Christophe Dechavanne ou Mathieu Kassovitz, témoignent de leur vécu d'enfants ayant grandi avec une maman ou un papa qui avait un problème d'alcool. Chaque prise de parole contribue à briser le tabou qui entoure l'alcoolo-dépendance. Pour un pays comme le nôtre, c'est une petite révolution.

♡ Si durant des décennies les victimes de l'alcool se sont tues, des voix se lèvent pour alerter la population. Des proches de jeunes gens décédés prennent la parole avec courage, malgré leur souffrance, pour alerter le grand public et éviter que d'autres ne connaissent le drame qu'ils ont vécu. Le combat des familles est mondial. Aux États-Unis, la MADD – Mothers Against Drunk Driving (Les mères contre l'alcool au volant) milite pour davantage de prévention*. En Grande-Bretagne, un homme, Tom Harding, court des marathons pour rendre hommage à sa sœur Katy, morte de l'alcool à 30 ans, et récolter des fonds pour la prévention[236]. En Australie, une maman,

---

* Sur le volet des drogues illicites, l'association *Anyone's Child* réunit des familles endeuillées qui militent pour un changement de politique en matière de régulation des drogues : anyoneschild.org.

Rachel Allen, porte un combat médiatique au nom de son fils Dylan, décédé à 26 ans des suites d'une hépatite induite par l'alcool. Avant de mourir, le jeune homme a en effet déclaré que s'il pouvait laisser un héritage, ce serait des étiquettes d'avertissement de santé sur les bouteilles d'alcool[237]. Au Québec, une action collective a été engagée au nom de personnes victimes de cancers provoqués par l'alcool contre 3 marques de bière à qui il est reproché d'avoir délibérément dissimulé aux consommateurs le caractère cancérigène de leurs boissons[238]. La société civile ne tolère plus le laxisme des pouvoirs publics.

♡ En France, on voit se multiplier les actions en justice contre des marques d'alcool ou d'autres acteurs faisant la promotion illicite de boissons alcoolisées, notamment à destination des jeunes. L'Association Addictions France a gagné récemment plusieurs procès contre des marques d'alcool. Elle a même obtenu l'interdiction d'une campagne publicitaire portée par le géant mondial AB InBev, qui s'est vu obligé de retirer toutes ses affiches et tous ses produits liés à l'une de ses campagnes associant la bière au sport de manière illicite[239]. Une véritable victoire de David contre Goliath ! France Assos Santé, l'organisation qui représente officiellement les patients et les usagers du système de santé français (sa mission est inscrite dans le code de la santé publique) a porté plainte contre la RATP, considérant que les publicités pour des marques d'alcool, présentes dans les transports en commun et aux abords des établissements scolaires, constituent « une provocation directe à la consommation d'alcool à l'encontre des mineur·e·s[240] ». Si cette plainte aboutit, ce sera une grande victoire pour nos familles.

♡ Je pourrais poursuivre mon énumération en vous parlant du combat des associations de consommateurs, qui réclament la transparence sur le contenu des boissons alcoolisées. Je pourrais évoquer le nutritionniste Serge Hercberg, qui propose d'ajouter au Nutri-score, dont il est à l'origine, une pastille noire pour les boissons alcoolisées[241]. Il me faudrait également citer tous les chercheurs, en France et dans le monde entier, dont les travaux font avancer la prévention. Je pourrais même vous dire que les acteurs économiques ne sont pas en reste. À l'occasion du Défi de janvier, par exemple, des vigneronnes et des vignerons prennent la parole pour soutenir cette campagne, se mettant ainsi en porte à faux avec la position des organismes de lobbying viticoles qui prétendent les représenter. Des cavistes font la promotion de l'opération, en proposant une gamme de plus en plus attractive de boissons sans alcool. Des collectivités locales s'engagent, elles aussi, en faveur de la prévention. Des villes comme Brest, Grenoble, Lyon, Marseille, Paris, Strasbourg et d'autres soutiennent officiellement le Défi de janvier, quand le gouvernement s'obstine à bouder l'opération.

♡ Je ne saurais terminer ce tour d'horizon sans évoquer les femmes et les hommes politiques (il en existe !) qui se mobilisent, en portant des propositions de loi visant à protéger les jeunes, notamment en encadrant davantage le marché des boissons alcoolisées. Des sénatrices et sénateurs de différents bords politiques souhaitent ainsi instaurer un prix minimum par unité d'alcool[242]. Un groupe de députées et députés tente de faire interdire la publicité pour les boissons alcoolisées à proximité des établissements scolaires et sensibles[243]. D'autres personnalités politiques se sont mobilisées, se mobilisent et se mobiliseront, de plus en plus nombreuses, je l'espère, pour défendre la santé et la sécurité de nos enfants. Il faut les saluer.

Lorsque j'ai débuté dans le domaine de la prévention alcool, les addictologues et les associations faisaient l'objet d'attaques régulières dans les médias. Des personnalités proches de la filière viticole n'hésitaient pas à les insulter et à dénigrer leur engagement pour la santé des jeunes. Ce temps est révolu. Ces positions archaïques appartiennent à un passé lointain. Tant mieux et vive la prévention !

---

À vous de jouer

Quel exemple, parmi ceux que je viens de citer, illustre le mieux, selon vous, l'évolution des représentations des Français sur la prévention ?

---

# 100. Nous avons, vous avez la solution

*Je rêvais d'un autre monde.* Téléphone

Une commission de l'Organisation mondiale de la Santé, de l'UNICEF* et de la revue scientifique *The Lancet* a présenté en 2020 un rapport intitulé *Un avenir pour les enfants du monde ?* Ce dossier, qui est le fruit du travail d'experts du monde entier, décrit chaque aspect de la santé des enfants à la lumière de l'évolution du climat et des autres menaces qui pèsent sur l'humanité. Il propose des solutions novatrices et en appelle à une action urgente. Les experts déclarent que la santé et les droits des enfants et des adolescents sont menacés. Les inégalités croissantes frappent de plein fouet les plus jeunes. Parmi les enjeux prioritaires, disent-ils, figurent la lutte contre le changement climatique, mais aussi l'encadrement du marketing commercial de masse de produits nocifs comme le sucre, la malbouffe, le tabac et les boissons alcoolisées[244].

L'alcool met en péril le bien-être, la santé, la sécurité et l'avenir de millions d'enfants. Parler d'alcool en famille relève de la sphère privée. Mais c'est aussi, indirectement, un acte citoyen, qui s'inscrit dans une vision du monde fondée sur des valeurs de solidarité, d'égalité et de liberté, et sur la défense des droits des enfants. Il m'arrive de demander à mes stagiaires, ou à d'autres personnes que je rencontre, ce qu'elles feraient si elles devenaient président(e) de la République pour renforcer la prévention autour de l'alcool. Voici certaines de leurs réponses :

« Je ferais adopter par le gouvernement un grand plan national de lutte contre l'alcoolisme. »

« Je ferais cesser immédiatement l'impunité pour les commerçants qui vendent de l'alcool aux mineurs. »

« Je mettrais des étiquettes sur les bouteilles d'alcool pour rappeler que le produit est dangereux. »

---

* L'UNICEF est le Fonds des Nations unies pour l'enfance.

« Je multiplierais par 100 le financement de l'alcoologie, pour que chaque personne qui en a besoin puisse recevoir de l'aide. »

« Je mettrais des enseignements sur l'alcool et la santé dans les programmes scolaires. »

« Je ferais de la prévention de la consommation d'alcool des mineurs la grande cause nationale de mon mandat. »

« J'encadrerais strictement les activités des lobbyistes. »

« Je diffuserais de grandes campagnes dans les médias. »

« J'interdirais la publicité pour l'alcool. »

« Je créerais un monopole d'État sur la vente d'alcool comme en Suède. »

« Je créerais un congé parental pour les parents d'ado et, comme en Islande, une journée nationale de la prévention. »

« Je taxerais beaucoup plus l'alcool et j'utiliserais l'argent récolté pour financer de grands programmes de prévention. »

« Je rendrais attractives les carrières de recherche en alcoologie, et je valoriserais les métiers de prévention. »

Je rencontre régulièrement des personnes qui désirent plus de prévention autour de l'alcool. Un jour, à la fin d'un cours que je donnais dans une école de travail social, une jeune femme a pris la parole pour exprimer son indignation contre les politiques qui, je cite, « ne font rien pour protéger les jeunes ». « La Révolution française, tu parles, a-t-elle ajouté, nous ne l'avons pas terminée. » Une de ses camarades a lancé : « Allons enfants, vous êtes chauds pour la révolution de la prévention ? » Un autre a frappé sur la table au rythme de la Marseillaise, version reggae. Tout le monde riait. C'était un beau moment, potache, mais émouvant. Je me suis alors dit que c'était peut-être là, l'espoir, une révolution de la prévention, toutes générations confondues, pour construire une société plus protectrice et respectueuse de ses enfants.

---

À vous de jouer

Et vous, si vous étiez président(e), que feriez-vous ?

---

# Avant de nous quitter

L'heure est venue de nous quitter. J'espère que vous avez apprécié votre lecture. Avant de refermer ce livre, je vous propose un dernier petit exercice. Prenez un crayon et une feuille (ou votre *Cahier de travaux pratiques).* Vous allez tout simplement refaire l'exercice de la page 11 (celui que vous aviez complété au tout début de votre lecture). Surtout, ne regardez pas ce que vous aviez écrit à ce moment-là. L'objectif de cette activité est de prendre conscience de votre cheminement.

1. Voici ce qui me vient à l'esprit lorsque je pense à la thématique « les jeunes et l'alcool en France »........................................................

2. À mon époque, les jeunes buvaient de l'alcool pour........................

3. Aujourd'hui, les jeunes boivent de l'alcool pour.............................

4. Ce qui a changé en l'espace d'une génération, c'est.........................

5. La question que je me pose sur les jeunes et l'alcool, c'est..............

6. Si j'imagine mon enfant complètement ivre (ou un jeune de mon entourage), je me sens..........................................................................

7. En prévention, je voudrais savoir comment m'y prendre concrètement pour ..........................................................................

8. Ce que je voudrais que mon enfant sache à propos de l'alcool.........

Maintenant, comparez vos réponses avec celles que vous aviez formulées avant de lire ce livre. Que constatez-vous ? N'hésitez pas à m'envoyer un email pour me raconter votre expérience : guylaine@sapremierecuite.fr.

Le livre se poursuit sur www.sapremierecuite.fr, sur les réseaux sociaux et à travers mes conférences. J'ai hâte d'avoir de vos nouvelles. À bientôt.

# RESSOURCES

## Suggestions de lectures


Bargiacchi, A., & Hubert, A. (2022). *Planète ados - Changer de regard, mieux les accompagner : ce que les nouvelles connaissances scientifiques ont à nous dire*. Nathan.

Basset, B., & Gallopel-Morvan, K. (dirs.). (2024). *Alcool. Santé, prévention, marketing et lobbying*. Hygée éditions.

Benyamina, A., & Samitier, M.-P. (2017). *Comment l'alcool détruit la jeunesse. La responsabilité des lobbys et des politiques.* Albin Michel

Califano, J. A. Jr. (2014). *How to Raise a Drug-Free Kid. The Straight Dope for Parents*. Atria Books.

Faber A., Mazlish E. (2008). *Parler aux ados pour qu'ils écoutent, les écouter pour qu'ils parlent*. Relations Plus.

Gourion, D., & Muzo. (2019). *Docteur Feel Good*. Odile Jacob.

Gourion, D. (2015). *La Fragilité psychique des jeunes adultes. 15-30 ans : prévenir, aider et accompagner*. Odile Jacob.

Hollender, J. (2021). La crise d'ado n'aura pas lieu. Comment faire de ce passage une opportunité pour grandir ensemble. Solar.

Jeanne, G., & Franc, N. (2022). *J'accompagne mon adolescent face aux drogues. Alcool, tabac, cannabis et autres*. Ellipses.

Jensen, F. E., & Nutt, A. E. (2016). *Le Cerveau adolescent. Guide de survie à l'usage des parents*. JC Lattès.

Kazdin A. (2023). *Éduquer sans s'épuiser ! Les outils pour une éducation positive qui pose des limites*. Solar.

Siegel, D. (2018). *Le cerveau de votre ado. Comment il se transforme de 12 à 24 ans* (p. 13). Les arènes.

**Témoignages**

Braquehais, S. (2021). *Jour Zéro*. L'Iconoclaste.

Chesnais, P. (2011). *Il est où Ferdinand ? Journal d'un père orphelin*. J'ai lu.

Alex, Y. G. (2022). *Sacrée descente. Comprendre l'alcoolisme, comment tout est fait pour nous inciter à boire*. [Auto-édition].

Lossmann, J., & Mulliez, B. (2021). *D'avoir trop trinqué, ma vie s'est arrêtée : La véritable vie pas rêvée de Baptiste*. Judith Lossmann Éditions.

Nathanaël, E. (2020). *Allô Samu ? Les dessous d'une lutte acharnée contre l'alcoolisme*. [Auto-édition].

Pinel, S. (2023). *Journal d'une polyaddict libérée. Des conseils et des outils précieux pour vous libérer de vos addictions*. Eyrolles.

Peyronnet, C. (2024). *Et toi, pourquoi tu bois ?* Denoël.

Touzard, C. (2021). *Sans alcool. Être sobre est bien plus subversif qu'on ne le pense*. Flammarion.

Wertz, J. (2023). *Les Imbuvables ou comment j'ai arrêté de boire*. L'Agrume.

**Témoignages sur l'alcoolisation fœtale**

Faudou Sourisse, V. (2015). *Maija petit volcan*. Attrape-Lune.

Tamisier, S. (2022). *Malou Hibiscus Flamant. Parlons des TSAF (troubles du spectre de l'alcoolisation fœtale)*. Éditions théâtrales.

Toutain, S., & Dartiguenave, C. (2014). *La tête en désordre. L'exposition prénatale à l'alcool*. Éditions L'Harmattan.

**Témoignage d'enfants de parent alcoolodépendant**

Chapalain, M. (2020). Une enfance compliquée, un père alcoolique. [Auto-édition].

Gallapia, C. (2023). Fille d'alcoolo, Larousse.

Kikuchi, M. (2018). *Mon père alcoolique et moi*. Éditions Akata.

Leray, O. (2023). *De l'eau dans ton vin*. Fayard.

Louis, S. (2019). *Mon père ce poivrot*. Bamboo édition.

## Associations d'entraide

Le mouvement des Alcooliques Anonymes (AA)
alcooliques-anonymes.fr

Coordination des associations et mouvements d'entraide reconnus d'utilité publique (CAMERUP)
camerup.fr

Addictions Alcool Vie Libre
vielibre.org

Entraid'addict
entraidaddict.fr

Fédération Nationale des Amis de la Santé
lesamisdelasante.org

Fédération Nationale Joie et Santé (dite « Alcool Écoute FNJS »)
alcoolecoute.com

Société Française de La Croix Bleue
croixbleue.fr

La santé de la famille
lasantedelafamille.fr

Al-Anon
al-anon-alateen.fr

COP'MA. Collectif de Proches de Malades Alcooliques
cop-ma.fr

Aidons les Korsakoffs
korsakoff-paris.com

Union nationale de familles et amis de personnes malades et/ou handicapées psychiques (Unafam)
unafam.org

Vivre avec le SAF
vivreaveclesaf.fr

Des groupes d'entraide sont également actifs en ligne, notamment sur le réseau social Facebook. Par exemple : « Addictions et Alcool : ensemble on est plus forts » ou « Alcool Sourds Espoirs ».

## Sites Internet

Addict'AIDE. Le village des addictions.
addictaide.fr

Addict'AIDE. Forum d'entraide anonyme et gratuit
addictaide.fr/communaute/se-connecter

Alcool Info Service
www.alcool-info-service.fr

Association Addictions France
addictions-france.org

Avenir santé
avenir-sante.com

Fédération Addiction
federationaddiction.fr

Fil Santé Jeunes
filsantejeunes.com

MAAD Digital. Média d'information scientifique sur les addictions
maad-digital.fr

Mission interministérielle de lutte contre les drogues et les conduites addictives (MILDECA)
drogues.gouv.fr

Non aux addictions. Oui à ma santé !
santeaddictions.fr

Observatoire français des drogues et des tendances addictives
ofdt.fr

Psychom. Le site d'information sur la santé mentale.
psycom.org

Respadd. Réseau de Prévention des Addictions
respadd.org

La rubrique de l'Assurance Maladie consacrée à l'alcool
ameli.fr/assure/sante/themes/alcool-sante

La rubrique de l'Inserm consacrée aux effets de l'alcool sur la santé
inserm.fr/dossier/alcool-sante

## Lignes d'écoute addictions & santé mentale

Alcool Info Service :
0 0980 980 930

Drogues Info Services & Consultations Jeunes Consommateurs
0 800 23 13 13

Écoute Cannabis
0 980 980 940

Fil Santé Jeunes
0800 235 236

Joueurs Info Service
09 74 75 13 13

Numéro national de prévention du suicide
3114

Phare enfants parents (prévention du mal-être et du suicide des jeunes)
01 43 46 00 62

Suicide écoute (prévention du suicide)
01 45 39 40 00

Tabac Info Service
39 89

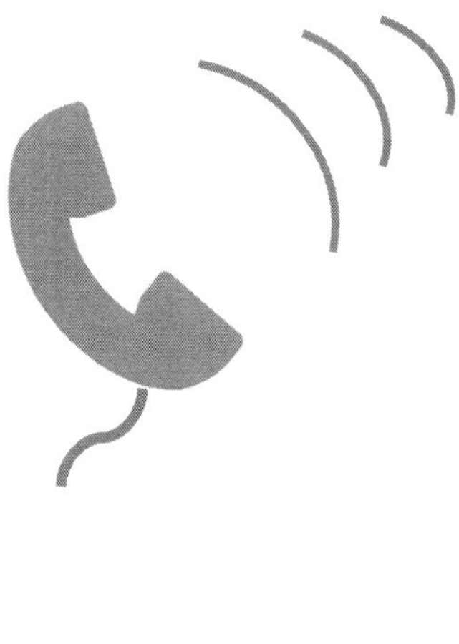

## Lignes d'écoute parentalité

Collectif Écoute parentalités
ecouteparentalites.fr

Allo parlons d'enfants
02 99 55 22 22
parlonsdenfants.fr

Écoute infos familles
01 81 89 09 50
apprentis-auteuil.org

Allo parents en crise
0805 382 300
ecoledesparents.org

Le fil des pâtes au beurre
02 40 16 90 50
lespatesaubeurre.fr

Planning Familial
0 800 115 115
planning-familial.org/fr

SOS parentalité
09 86 87 32 62
parentalitecreative.com

Allo parents bébé
enfance-et-partage.org
0 88 00 3456

Allo enfance en danger
119

## Podcasts

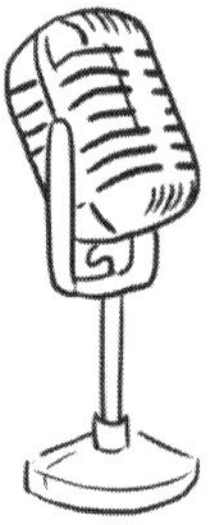

Alcool, nous avons un problème. Vivons heureux.
(ARTE Radio Podcasts)
https://www.youtube.com/watch?v=ALBCasQYD90

Ivre de vie, Arrêter l'alcool et maintenir sa sobriété.
(Angélique Szczkowski)
ivredevie.com

L'éthanol c'est pour les bagnoles (Axel Paillot)
https://podcast.ausha.co/l-ethanol-c-est-pour-les-bagnoles

Le Dernier Verre (Marianne Moing)
https://podcast.ausha.co/le-dernier-verre

Sobre (Audrey Sioufi)
https://shows.acast.com/653cf9c5753d430012bb2655

S.O.S d'un ventre qui vivait parmi les autruches (Charlotte You)
youtube.com/@CharlotteYou-zf6mf

### Podcasts sur les addictions et/ou sur la santé mentale

Addiktion. Le podcast dédié aux dépendances. (Laurent Karila)
laurentkarila.fr/podcast

Contre-addictions (Rose)
https://rose-lesite.fr/contre-addictions-podcast/

Les Maux Bleus. Un podcast dédié à la santé mentale (Place des Sciences)
placedessciences.fr

Ma dernière fois. Cigarettes, jeux vidéo, cannabis...se sortir d'une addiction, c'est possible (Addict'AIDE)
podcast.ausha.co/ma-derniere-fois

Parcours Stup : la nouvelle voix de l'addictologie (Yoshi)
soundcloud.com/parcours-stup

Sortir de l'addiction. Un podcast sur les addictions par un ex-addict à la cocaïne (Gabriel Raskinet)
sortirdeladdiction.substack.com/

## Applications

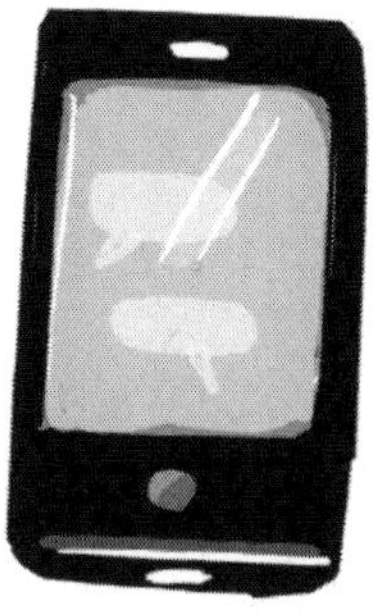

AlcooTel
Simulateur d'alcoolémie.

Alcotrack
Simulateur d'alcoolémie. Calendrier de consommation.

App-Elles
Système d'alerte, assistance et soutien aux victimes, à leurs proches et aux témoins, face à une situation de violence.

Be my angel
Simulateur d'alcoolémie.

Mydéfi
Suivi de la consommation d'alcool et coaching personnalisé.

Safer
Réduction des violences sexuelles et sexistes en milieu festif. Alerte avec un système de géolocalisation pour les victimes ou témoins.

Smaart (Self Monitoring Alcohol And Health Risk Tool)
Autosurveillance de sa consommation d'alcool.

Sobero
Aide à l'arrêt ou à la réduction de sa consommation d'alcool.

The sorority
Application dédiée aux femmes et aux personnes issues des minorités de genre pour lutter contre les violences. Système d'appel à l'aide.

Stop-alcool
Conseils personnalisés pour réduire sa consommation ou arrêter de boire.

Techno+
Fiches d'information sur les substances licites et illicites. Réduction des risques liés aux pratiques festives.

Try Dry
L'application du Dry January – le Défi de janvier.

# REMERCIEMENTS

Bien souvent, en écrivant *Sa première cuite*, j'ai pensé au moment où, au terme de ce long voyage, je m'apprêterai à écrire les remerciements. Je me demandais « comment vais-je réussir à dire à *untel* à quel point je le remercie et à *unetelle* combien son soutien m'est précieux ? ». Ce jour est arrivé. Me voici désemparée. Comment trouver les mots pour rendre compte de l'élan de gratitude qui m'envahit lorsque je pense aux personnes qui, d'une manière ou d'une autre, m'ont aidée ? Vous l'aurez remarqué, 1 001 visages peuplent ce livre. J'ai évoqué des enfants, des adolescents, des parents, des chercheurs, des professionnels, des journalistes, des citoyens, des bénévoles... 1 001 prénoms, réels ou d'emprunt, ont été déposés sur le papier. À vous toutes et tous, qui vous reconnaîtrez, je dis merci.

Merci au docteur Bernard Basset, qui m'a aidée tout au long du projet. Plus d'une fois en 7 ans j'ai sollicité en urgence la ligne téléphonique « SOS Bernard », trouvant toujours une oreille attentive et des conseils pertinents. Je suis reconnaissante au professeur Mickael Naassila pour ses précieux éclairages, sa disponibilité et sa générosité. Nos échanges m'ont permis de mieux comprendre le fonctionnement du cerveau et certaines facettes complexes de l'alcoologie. Et je les remercie tous deux pour leur si touchante préface. J'exprime ma reconnaissance à Catherine Hill, qui a relu attentivement, avec une patience admirable, les toutes premières ébauches, ô combien brouillonnes et maladroites, de ce qui deviendrait plus tard mon manuscrit. Ses éclairages, précis et détaillés, furent déterminants pour la suite de mon travail. J'adresse ma gratitude au chercheur en psychologie de l'enfant Jean-Pascal Assailly, dont les écrits sont une source d'inspiration pour moi. Nos conversations régulières m'ont notamment aidée à mieux saisir les nuances des travaux de recherche concernant la parentalité. Merci à la professeure Karine Gallopel-Morvan, qui a pris le temps de répondre à chacune de mes sollicitations, avec le sérieux et la rigueur qui la caractérisent, et toujours énormément de bienveillance. C'est un honneur pour moi de côtoyer une aussi brillante chercheuse.

*Sa première cuite* n'aurait probablement pas vu le jour sans mon amie Sandrine Bergier, qui m'a convaincue de me lancer dans son écriture et m'a *interdit* de laisser tomber en route. Sa double expertise de maman et de professeure des écoles a beaucoup apporté à ce projet. J'exprime ma gratitude à Émilie Le Bellegard (je l'appelle ma « conseillère en vraie vie »), qui m'a elle aussi accompagnée et conseillée tout au long de cette aventure, avec cette belle énergie qui l'anime. Un merci du cœur à ma fille Mewena, qui a relu les versions successives du manuscrit et m'a fait de pertinentes remarques. C'est à elle que nous devons l'idée de l'illustration de la couverture. Merci à mes garçons Elouann et Soenn qui ont contribué, avec leur regard d'enfants/ados, à améliorer plusieurs passages du livre.

Je remercie du fond du cœur les personnes qui ont relu des parties voire, pour certaines d'entre elles, l'intégralité de mon manuscrit. Merci également aux personnes qui ont accepté de témoigner dans ces pages et à celles qui m'ont autorisée à évoquer leur vécu. Merci à toutes celles et ceux qui m'ont soutenue et encouragée, dans un moment précis ou tout au long des années (je crains d'en oublier).

Merci Dr Philippe Arvers, François Beck, Pr Laurent Bègue, Pr Amine Benyamina, Dr Daniel Bélanger, le colonel de sapeurs-pompiers (e.r.) Hervé Boulard, Dr Fatma Bouvet de Maisonneuve, Laurine Brochard, Nicolas Buonomo, Fabienne Carboni, Erwan et Gwenaël Carvou, Patrick Chesnais, Christelle Cros, Corinne Daniel, Pr Bérénice Doray, Dr Evelyne Fauconnet, Véronique Faudou Sourisse, Flavie Flament, Yann Alex G., Sylvie Garcia, Maître Charlotte Garnier, Marion Gasteau, Dr Xavier Guillery, Yann Guinamand, Valérie Guitet, Hervelyne Gutierrez, Pr Serge Hercberg, Pr Laurent Karila, Rauridh Laing, Coralie Larroquet, Sullyvan Latruffe-

Montmeylian, Dr Philippe Lauwick, Franck Lecas, Nathalie Le Garjean, Marc Miranda, Catherine Metelski, Dr Betty Morisset, Baptiste Mulliez, Émilie Nathanaël, Viêt Nguyen Thanh, Ewen Perron, Sandra Pinel, Charlotte Peyronnet, Jean-Pierre Poras, Vincent Ricarrere, Dr Alain Rigaud, Philippe Sayer, Stanislas Spilka, Angélique Szczkowski, Isabelle Templier, Jean-Claude Tomczak, Sandrine Udovicic, Jean-Gilles Vincent, Erik Zilliox. Merci au regretté professeur Michel Reynaud, qui nous manque cruellement.

Merci aux enfants, ados et jeunes adultes qui ont partagé avec moi leur point de vue sur les boissons alcoolisées. Merci également aux parents, aux enseignants et autres éducateurs, qui m'ont fait part de leurs difficultés et des solutions qu'ils mettent en œuvre. Vous êtes la raison d'être de ce livre. J'apprends chaque jour grâce à vos témoignages, vos questions et vos remarques.

J'exprime ma reconnaissance aux acteurs de la communauté de santé publique et d'addictologie, professionnels, citoyens, bénévoles et patients experts, chercheurs. Vous êtes une source d'inspiration à chaque instant. Vous me donnez confiance en l'humanité.

Fabriquer ce livre de A à Z, ayant choisi l'autoédition, fut une aventure collective vertigineuse. J'ai eu la chance d'être entourée de personnes plus talentueuses les unes que les autres. Maxime Taffin (*Le Ciseleur de Prose*) a corrigé le manuscrit, réalisé la typographie et la mise en page, avec une patience admirable et un professionnalisme qui n'a d'équivalent que son humour. Mai-liên Nguyen Duy a transformé mes croquis en illustrations de qualité. Elle a réussi, avec beaucoup d'imagination, à représenter visuellement ce que je souhaitais exprimer, apportant sa touche personnelle, et une bonne dose de *peps*, à l'ouvrage. François Podevin et Benjamin Boin, de l'agence de communication solidaire *Brut de pomme* (cela ne s'invente pas !), ont imaginé, avec leur créativité et leur bonne humeur contagieuse, l'univers visuel du projet. Ils ont conçu le site Internet sapremierecuite.fr et créé la couverture du livre. Mélanie Janin, jeune photographe au regard avisé et empreint de douceur, a réalisé la photographie de la quatrième de couverture, au café-brocante *Alaska*, à Rennes.

Merci à mes voisins et amis de la Team JT (comment ferais-je sans vous ?) ainsi qu'à la communauté éducative du quartier Cleunay. Merci à Séverine Anceaume, mon âme sœur, toujours à mes côtés. Merci à ma famille et à mes merveilleux amis, de France, du Québec, de Bielefeld et d'autres régions du monde, pour votre soutien indéfectible. Merci à mes parents, Alice et Guy, de m'avoir transmis les valeurs de vie fondamentales qui m'ont construite et guident aujourd'hui ma vie d'adulte.

Merci à mes enfants, Mewena, Elouann et Soenn. Cet ouvrage a grandi avec vous, au fil des années. Bien souvent il vous a pris votre maman. Bien souvent les contraintes de ma vie d'autrice ont pesé sur votre quotidien. Merci d'avoir été compréhensifs, patients et soutenants. Vous êtes lumineux. Chaque ligne est inspirée par l'amour que je vous porte. Ce livre est pour vous.

# NOTES

[Dernier accès aux pages internet référencées le 27 mai 2024.]

---

[1] OpinionWay. (2017, mai). *Sondage pour Deliveroo - Les Français et l'apéritif idéal.* https://www.opinion-way.com/fr/sondage-d-opinion/sondages-publies/opinionway-pour-deliveroo-les-francais-et-l-aperitif-ideal-mai-2017/download.html
[2] IFOP. (2020, juillet). *Sondage IFOP pour Boursin - Les Français et l'apéritif.* https://www.ifop.com/wp-content/uploads/2020/07/Les-Fran%C3%A7ais-et-lap%C3%A9ritif.pdf
[3] Haute Autorité de santé. (2023, juillet). *Argumentaire. Agir en premier recours pour diminuer le risque alcool : repérer tous les usages et accompagner chaque personne.* https://www.has-sante.fr/upload/docs/application/pdf/2023-10/argumentaire_agir_en_1er_recours_pour_diminuer_le_risque_alcool.pdf
[4] Cour des comptes. (2016, juin). *Les politiques de lutte contre les consommations nocives d'alcool.* https://www.ccomptes.fr/sites/default/files/EzPublish/20160613-rapport-politique-lutte-consommations-nocives-alcool.pdf
[5] Richard, J. B. & Andler, R. & Cogordan, C. & Spilka, S. & Nguyen-Thanh, V., & le groupe Baromètre de Santé publique France 2017. (2019). La consommation d'alcool chez les adultes en France en 2017. *Bulletin Epidémiolologique Hebdomadaire, 5-6*, 89-97. http://invs.santepubliquefrance.fr/beh/2019/5-6/2019_5-6_1.html
[6] Dossou, G., Gallopel-Morvan, K., & Diouf, J. F. (2017). The effectiveness of current French health warnings displayed on alcohol advertisements and alcoholic beverages. *European journal of public health, 27*(4), 699–704. https://doi.org/10.1093/eurpub/ckw263
[7] Buisson, A. L. (2018, octobre). Enquête alcool, principaux résultats. *Médor.* https://alcool.medor.coop/site/assets/files/17906/enquete_alcool_medor_principaux_resultats.pdf
[8] Institut National de la santé et de la recherche médicale. (2021). *Réduction des dommages associés à la consommation d'alcool.* EDP Sciences. https://inserm.hal.science/inserm-03430421/document
[9] Daviet, R., Aydogan, G., Jagannathan, K., Spilka, N., Koellinger, P. D., Kranzler, H. R., Nave, G., & Wetherill, R. R. (2022, mars). Associations between alcohol consumption and gray and white matter volumes in the UK

Biobank. *Nat Commun 13*, Article 1175. https://doi.org/10.1038/s41467-022-28735-5
[10] Topiwala, A., Taschler, B., Ebmeier, K. P., Smith, S., Zhou, H., Levey, D. F., Codd, V., Samani, J., Gelernter, J., Nichols, T. E., & Burgess, S. (2022, octobre). Alcohol consumption and telomere length: Mendelian randomization clarifies alcohol's effects. *Molecular Psychiatry, 27*, 4001-4008. https://doi.org/10.1038/s41380-022-01690-9
[11] Wong B. (2022, mai). *Moderate alcohol consumption is associated with progression of left ventricular dysfunction in a European stage B heart failure population.* [Conférence] ESC Heart Failure Congress 2022, session « Heart failure is a complex syndrome: look at comorbidities », Madrid. https://www.researchgate.net/publication/361365921_Moderate_alcohol_consumption_is_associated_with_progression_of_left_ventricular_dysfunction_in_a_European_Stage_B_Heart_Failure_population
Équipe de rédaction Santélog. (2022). *Alcool : Et s'il éprouvait considérablement le cœur ?* https://www.paperblog.fr/9794196/alcool-et-s-il-eprouvait-considerablement-le-cur/
[12] Hydes, T. J., Burton, R., Inskip, H., Bellis, M. A., & Sheron, N. (2019). A comparison of gender-linked population cancer risks between alcohol and tobacco: how many cigarettes are there in a bottle of wine? *BMC Public Health, 19*, Article 316. https://doi.org/10.1186/s12889-019-6576-9
[13] Santé publique France & Institut national du cancer. (2017). *Avis d'experts relatif à l'évolution du discours public en matière de consommation d'alcool en France.* Santé publique France. https://www.santepubliquefrance.fr/les-actualites/2017/avis-d-experts-relatif-a-l-evolution-du-discours-public-en-matiere-de-consommation-d-alcool-en-france-organise-par-sante-publique-france-et-l-insti
[14] Fondation pour l'innovation politique, Fondation Gabriel Péri & Fonds Action Addictions. (2018). *Les Addictions chez les jeunes (14-24 ans) L'urgence d'une politique de santé et de sécurité publiques.* Fondation pour l'innovation politique. https://www.fondapol.org/etude/les-addictions-chez-les-jeunes-14-24-ans-2/
[15] Ligue contre le cancer. (2018, juin). *Une forte majorité des français en faveur des mesures efficaces pour réduire la consommation d'alcool.* https://www.ligue-cancer.net/nos-actualites/une-forte-majorite-des-francais-en-faveur-des-mesures-efficaces-pour-reduire-la
[16] Cardebat, J-M. (2023, 03 février). Vins et spiritueux : un immense secteur économique aux contours flous. *La Tribune.* https://www.latribune.fr/opinions/tribunes/vins-et-spiritueux-un-immense-secteur-economique-aux-contours-flous-950226.html
[17] Institut National de la santé et de la recherche médicale. (2021). Chapitre 7. Marketing des produits alcoolisés. Dans *Réduction des dommages associés à la consommation d'alcool.* EDP Sciences. (p. 241-281). https://inserm.hal.science/inserm-03430421/document

[18] Sargent, J. D., & Babor, T. F. (2020). The Relationship Between Exposure to Alcohol Marketing and Underage Drinking Is Causal. *Journal of studies on alcohol and drugs, Supplement, s19*, 113–124. https://doi.org/10.15288/jsads.2020.s19.113

[19] Benech, G. (2019) *Les Ados et l'alcool. Comprendre et agir.* Presses de l'École des hautes études en santé publique.

[20] Caniard, E., & Auge-Caumon, M.-J. (2019, janvier). *Les addictions au tabac et à l'alcool.* [Avis] CESE. Les éditions des Journaux officiels. https://www.lecese.fr/sites/default/files/pdf/Avis/2019/2019_02_addictions.pdf

Institut National de la santé et de la recherche médicale. (2021). *Réduction des dommages associés à la consommation d'alcool.* EDP Sciences. https://inserm.hal.science/inserm-03430421/document

[21] France info. (2023, 11 septembre). *Campagnes de prévention sur les risques de l'alcool annulées : "Le lobby de l'alcool a infiltré tout l'appareil d'État" dénonce l'association Addictions France.* https://www.francetvinfo.fr/sante/drogue-addictions/campagnes-de-prevention-sur-les-risques-de-l-alcool-annulees-le-lobby-de-l-alcool-a-infiltre-tout-l-appareil-d-etat-denonce-l-association-addictions-france_6055862.html

[22] Millot, A., Serra, M., & Gallopel-Morvan, K. (2022). How the alcohol industry fought against pregnancy warning labels in France. A press coverage analysis spanning 20 years. *Frontiers in public health, 10*, 933164. https://doi.org/10.3389/fpubh.2022.933164

[23] Santi, P., & Faye, O. (2019, 21 novembre). « Mois sans alcool » : les associations regrettent le manque de soutien du gouvernement. *Le Monde.* https://www.lemonde.fr/planete/article/2019/11/21/dry-january-a-la-francaise-l-esquive-des-pouvoirs-publics_6020003_3244.html

Millot, A. (2023, 27 septembre). L'impact des déterminants commerciaux de la santé. Le cas du lobbying de l'industrie de l'alcool et de l'industrie du tabac en France. [Thèse de doctorat, Rennes, École des hautes études en santé publique]. https://theses.fr/2023HESP0004

[24] Toussay, J. (2020, 19 septembre). *Des vignerons obtiennent le retrait des panneaux sensibilisant sur l'alcool au volant.* Huffingtonpost. https://www.huffingtonpost.fr/actualites/article/des-vignerons-obtiennent-le-retrait-de-panneaux-sensibilisant-sur-l-alcool-au-volant_170082.html

[25] Hallot, G. & Cellule investigation de Radio France. (2023, 11 septembre). Quand le ministère de la Santé retoque deux campagnes de prévention sur l'alcool. *Franceinfo.* https://www.francetvinfo.fr/sante/drogue-addictions/enquete-quand-le-ministere-de-la-sante-retoque-deux-campagnes-de-prevention-sur-l-alcool_6054125.html

*Le Monde* avec AFP. (2023, 11 septembre). Deux campagnes de prévention sur l'alcool prévues pour la Coupe du monde de rugby retoquées par l'ex-ministre de la santé. *Le Monde.*
https://www.lemonde.fr/sante/article/2023/09/11/alcool-deux-campagnes-de-prevention-prevues-pour-la-coupe-du-monde-de-rugby-retoquees-par-l-ex-ministre-de-la-sante-au-printemps_6188916_1651302.html
[26] Le spot de cette campagne, intitulée « ravages », est visionnable en ligne : Santé publique France. (2019, 26 mars). *Pour votre santé, l'alcool c'est maximum 2 verres par jour. Et pas tous les jours.* [Vidéo]. YouTube.
https://www.youtube.com/watch?v=X0ox_85pER0
L'interdiction de sa rediffusion est d'autant plus regrettable qu'une étude récente montre son efficacité à améliorer les connaissances et à faire baisser la consommation d'alcool.
Pour en savoir davantage : Quatremère, G., Guignard, R., Andler, R., Cogordan, C., Beck, F., Gallopel-Morvan, K., & Nguyen-Thanh, V. (2024, 30 avril). Informer des risques à long terme liés à l'alcool et des repères de consommation : efficacité d'une campagne médiatique sur les connaissances et la consommation d'alcool. *Bulletin épidémiologique hebdomadaire,* 9,186-194. http://beh.santepubliquefrance.fr/beh/2024/9/2024_9_2.html
[27] Le spot de cette campagne est visionnable en ligne : Santé publique France. (2023, 25 septembre). *Penser à manger avant de boire de l'alcool, c'est la base.* [Vidéo]. YouTube.
https://www.youtube.com/watch?v=ava7nSRy7L0
[28] Santé publique France. (2023, 9 janvier). *Alcool et « Bonne santé », une association paradoxale dénoncée dans la nouvelle campagne de Santé publique France.* https://www.santepubliquefrance.fr/presse/2023/alcool-et-bonne-sante-une-association-paradoxale-denoncee-dans-la-nouvelle-campagne-de-sante-publique-france
[29] Voogt, C., Beusink, M., Kleinjan, M., Otten, R., Engels, R., Smit, K., & Kuntsche, E. (2017, août). Alcohol-related cognitions in children (aged 2–10) and how they are shaped by parental alcohol use: A systematic review. *Drug and Alcohol Dependence, 177,* 277-290.
https://doi.org/10.1016/j.drugalcdep.2017.04.006
[30] Assailly, J.-P. (2017). *Pourquoi les jeunes boivent-ils ? Une analyse des déterminants de l'alcoolisation.* P.A.U. Éducation.
[31] Spilka, S., Le Nézet, O., Janssen, E., Brissot, A., & Philippon, A. (2021, février). 20 ans d'évolutions des usages de drogues en Europe à l'adolescence. *OFDT Tendances, 143.*
https://www.ofdt.fr/BDD/publications/docs/eftxss2b2.pdf
[32] Nous disposons également de données sur les usages d'alcool et d'autres drogues en fonction du niveau scolaire, grâce à l'enquête EnCLASS : Unité Data de l'OFDT. (2024). *Les usages de substances psychoactives chez les collégiens et lycéens.* Note de résultats.
https://www.ofdt.fr/BDD/publications/docs/eisxDATA2e1.pdf

[33] Obradovic, I. (2019, octobre). *Attitudes, Représentations, Aspirations et Motivations lors de l'Initiation aux Substances psychoactives - Enquête ARAMIS.* https://www.ofdt.fr/BDD/publications/docs/epfxioza.pdf
[34] Grant, B. F., & Dawson, D. A. (1997). Age at onset of alcohol use and its association with DSM-IV alcohol abuse and dependence: results from the National Longitudinal Alcohol Epidemiologic Survey. *Journal of substance abuse, 9*, 103–110. https://doi.org/10.1016/s0899-3289(97)90009-2
[35] Watkins, L., Gage, R., Smith, M., McKerchar, C., Aitken, R., & Signal, L. (2022). An objective assessment of children's exposure to brand marketing in New Zealand (Kids'Cam): a cross-sectional study. *The Lancet, 6*(2), Article e132-e138. https://doi.org/10.1016/S2542-5196(21)00290-4
[36] Chambers, T., Stanley, J., Pearson, A. L., Smith, M., Barr, M., Mhurchu, C. N., & Signal, L. (2019). Quantifying Children's Non-Supermarket Exposure to Alcohol Marketing via Product Packaging Using Wearable Cameras. *Journal of Studies on Alcohol and Drugs, 80*(2), 158166. https://www.jsad.com/doi/abs/10.15288/jsad.2019.80.158
[37] Arthers, S., Studer, S., & Kuendig, H. (2021, janvier). *Observatoire des stratégies de marketing pour l'alcool : Publicité, promotion et exposition dans des itinéraires du quotidien. Rapport de recherche n°129.* [Rapport] Addiction Suisse. https://www.addictionsuisse.ch/wp-content/uploads/2023/06/Rapport_Observatoire_marketing_alcool_2021.pdf
[38] Association Addictions France. (2023, 2 février). *Comprendre la loi Evin.* [Vidéo]. Youtube. https://youtu.be/WjntayA3-m4?si=5ptFJqyEy99FiK2I
[39] Mutatayi, C., & Spilka, S. (2019, décembre). L'exposition au marketing en faveur de l'alcool chez les jeunes, à 17 ans. *OFDT Tendances, 135.* https://www.ofdt.fr/BDD/publications/docs/eftxcmzc.pdf
[40] Phan, O., Bonnaire, C., Har, A., Bastard, N., & Serehen, Z. (2017). *Jeux vidéo, alcool, cannabis. Prévenir et accompagner son adolescent.* Solar éditions.
[41] Obradovic I. Attitudes, Représentations, Aspirations et Motivations lors de l'Initiation aux Substances psychoactives. Enquête ARAMIS. Paris, OFDT, 2019
[42] Je vous conseille vivement la lecture de ces deux rapports, qui sont passionnants : Obradovic I. Attitudes, Représentations, Aspirations et Motivations lors de l'Initiation aux Substances psychoactives. Douchet, M.-A., & Neybourger, P. (2022, avril). Alcool et soirées chez les adolescents et les jeunes majeurs. *OFDT Tendances, 149.* https://www.ofdt.fr/BDD/publications/docs/eftxmd2c3.pdf
[43] Un addictologue est un professionnel qui a suivi une formation complémentaire en addictologie. Il existe des médecins-addictologues, des infirmiers-addictologues, des travailleurs sociaux-addictologues, etc.
[44] Benyamina, A. (2016). *Comment l'alcool détruit la jeunesse. La responsabilité des lobbies et des politiques.* Albin Michel.

[45] Karaye, I. M., Maleki, N., Hassan, N., & Yunusa, I. (2023, 28 juillet). Trends in Alcohol-Related Deaths by Sex in the US, 1999-2020. *JAMA Network Open, 6*(7), Article e2326346. https://doi.org/10.1001/jamanetworkopen.2023.26346

[46] Douchet, M.-A., & Neybourger, P. (2022, avril). Alcool et soirées chez les adolescents et les jeunes majeurs. *OFDT Tendances, 149.* https://www.ofdt.fr/BDD/publications/docs/eftxmd2c3.pdf

[47] LGBTQ+ est l'acronyme faisant référence aux personnes lesbiennes, gays, bisexuelles, trans et aux autres variations de genre. Le drag est une pratique artistique consistant à incarner un personnage interrogeant l'identité de genre.

[48] Le Centre canadien sur les dépendances et l'usage de substances propose un guide pratique à destination des adultes qui voudraient parler de « pot » (cannabis) avec les jeunes : https://www.ccsa.ca/fr/parler-pot-avec-les-jeunes-un-guide-de-communication-sur-le-cannabis-pour-les-allies-des-jeunes. Une précision concernant ce guide : au Canada, le cannabis est légal, ce qui n'est pas le cas en France. Le marché est encadré par une loi stricte qui régule la production, la distribution et la vente (celle-ci étant, bien entendu, strictement interdite aux mineurs).

[49] Si la thématique du cannabis à l'adolescence vous intéresse, je vous conseille d'écouter l'épisode 7 du podcast « L'échappée Sciences », intitulé « Jeunes et cannabis, au-delà des caricatures ». La sociologue Marie Jauffret-Roustide revient sur les idées reçues et présente l'état des connaissances scientifiques sur le sujet. C'est passionnant. https://theconversation.com/podcast-jeunes-et-cannabis-au-dela-des-caricatures-208160

[50] Pour plus d'informations : « Le proto, c'est trop risqué d'en rire ». Une campagne pour sensibiliser aux risques liés à la consommation du protoxyde d'azote sur le site parlons-proto.fr

[51] Mission interministérielle de lutte contre les drogues et les conduites addictives. (2020, juin). *L'essentiel sur... les usages problématiques d'écrans.* https://www.drogues.gouv.fr/sites/default/files/2022-01/lessentiel-usages_problematiques_ecrans_202108.pdf

[52] Observatoire français des drogues et des tendances addictives. (2023, octobre). Les jeux d'argent et de hasard à 17 ans. Résultats d'ESCAPAD 2022. *OFDT Tendances, 157.* https://www.ofdt.fr/BDD/publications/docs/eftxDATAd3da.pdf

[53] Je vous conseille le guide : Internet Sans Crainte, & Ceméa. (s.d.) *Les écrans, les réseaux...et vos ados ! Des infos et des conseils pour accompagner vos ados pas à pas dans leur vie numérique.* Internet Sans Crainte. https://www.internetsanscrainte.fr/ressources/les-ecrans-les-reseaux-et-vos-ados

[54] Griswold, M. G., Fullman, N., Hawley, C., Arian, N., Zimsen, S. R., Tymeson, H. D., ... & Farioli, A. (2018). Alcohol use and burden for 195 countries and territories, 1990–2016: a systematic analysis for the Global Burden of Disease Study 2016. *The Lancet, 392* (10152), 1015-1035. https://doi.org/10.1016/S0140-6736(18)31310-2
[55] MADD. (s.d.). *Underage Drinking Prevention in TN.* https://madd.org/tennessee/uadtn/
[56] Mialon M. (2021). *Big Food & Cie - Comment la recherche du profit à tout prix nuit à notre santé.* Thierry Souccar.
[57] Holmes, J., Fairbrother, H., Livingston, M., Meier, P. S., Oldham, M., Pennay, A., & Whitaker V. (2022). Youth drinking in decline: What are the implications for public health, public policy and public debate? *International Journal of Drug Policy, 102*(103606). https://doi.org/10.1016/j.drugpo.2022.103606
Ball, J., Pettie, M. A., Poasa, L., & Abel, G. (2023). Understanding youth drinking decline: Similarity and change in the function and social meaning of alcohol use (and non-use) in adolescent cohorts 20 years apart. *Drug and Alcohol Review.* https://doi.org/10.1111/dar.13685
Maillé, P. (2023, 3 juillet). Pourquoi les jeunes se détournent de l'alcool. *Usbek & Rika.* https://usbeketrica.com/fr/article/pourquoi-les-jeunes-se-detournent-de-l-alcool
Berthelemy, C. (2022, 27 octobre). Pas de sexe ou pas d'alcool : ils ont 20 ans et sont abstinents. Et alors ? *Le Parisien Étudiant.* https://www.leparisien.fr/etudiant/vie-etudiante/pas-de-sexe-ou-pas-dalcool-ils-ont-20-ans-et-sont-abstinents-et-alors-463DXT5KWZBPHBHFS44O6ZVW64.php
[58] RE:MI Bouix. (2023, 8 avril). *Tendance de consommation : le No-low alcohol.* Master Marketing & Vente. https://www.quelmastermarketing.fr/2023/04/25/tendance-de-consommation-le-no-low-alcohol-2/
[59] Weingus, L. (2018, 11 octobre). Here's Why So Many Women Are Identifying As "Sober Curious". *Bustle.* https://www.bustle.com/p/what-does-sober-curious-mean-heres-why-youre-seeing-that-term-so-much-lately-12017945
[60] Pastezeur, C. (2022, 20 janvier). *Le Dry Dating, un nouveau mode de séduction pour la jeune génération.* Air of Melty. https://www.airofmelty.fr/culture-divertissement/le-dry-dating-un-nouveau-mode-de-seduction-pour-la-jeune-generation-1313.html
[61] Skoupsky, A. (2022, 24 octobre). Hangover-free : la nouvelle tendance pour modifier sa relation avec l'alcool. *Grazia.* https://www.grazia.fr/non-classe/hangover-free-la-nouvelle-tendance-pour-modifier-sa-relation-avec-lalcool-681574.html

[62] Waby T. (2021, 9 décembre). *Et si en 2021, on essayait de voyager sobre ?* (V. Guilluy, trad.). Lonely planet. https://www.lonelyplanet.fr/article/et-si-en-2021-essayait-de-voyager-sobre [dernier accès 10 septembre 2023]
[63] Leboulenger, S. (2015, 17 décembre). Comment Orangina Suntory France va réveiller Champomy. *Libre Service Actualités.* https://www.lsa-conso.fr/comment-orangina-suntory-france-va-reveiller-champomy,227973 [article réservé aux abonnés]
Ziegler, M. (2016, 15 février). Le « champagne » des enfants cherche à pétiller un peu plus. *Libre Service Actualités.* https://www.lsa-conso.fr/le-champagne-des-enfants-cherche-a-petiller-un-peu-plus,233127 [article réservé aux abonnés]
[64] Cour de cassation & Chambre commerciale. (2009, 7 juillet). Audience publique du mardi 07 juillet 2009, pourvoi 08-10.817. https://www.legifrance.gouv.fr/juri/id/JURITEXT000020843238
[65] Vin & Société. (2019, 7 octobre). *Éducation des plus jeunes.* https://www.vinetsociete.fr/education-des-plus-jeunes
[66] La rédaction d'Allodocteurs.fr. (2018, octobre). Comment le lobby du vin cible vos enfants. *Franceinfo.* https://www.francetvinfo.fr/sante/prevention/comment-le-lobby-du-vin-cible-vos-enfants_2998101.html
La rédaction de « Complément d'enquête ». (2019, février). Comment le lobby du vin s'introduit dans le cartable des enfants. [vidéo]. *Franceinfo.* https://www.francetvinfo.fr/sante/alimentation/video-comment-le-lobby-du-vin-s-introduit-dans-le-cartable-des-enfants_3209937.html
[67] Rixain, M.-P. (2019). Question n°20067. Assemblée Nationale. https://questions.assemblee-nationale.fr/q15/15-20067QE.htm
Abellan, A. (2019, 20 décembre). *Jean-Michel Blanquer soutient l'enseignement de la culture de la vigne et du vin.* Vitisphere. https://www.vitisphere.com/actualite-90852-jean-michel-blanquer-soutient-lenseignement-de-la-culture-de-la-vigne-et-du-vin.html
[68]La rédaction d'Allodocteurs.fr. (2018, juillet). Des bonbons au goût d'alcool inquiètent les addictologues. *Franceinfo.* https://www.francetvinfo.fr/sante/drogue-addictions/des-bonbons-au-gout-d-alcool-inquietent-les-addictologues_2857721.html
[69] Regnier, X. (2023). Noël : Bière, vin... Les calendriers de l'Avent alcoolisés, « c'est désastreux », dénoncent des médecins. *20minutes.* https://www.20minutes.fr/societe/4064123-20231126-noel-biere-vin-calendriers-avent-alcoolises-desastreux-denoncent-medecins
[70] Institut national de la consommation & Information Défense des Consommateurs Salariés. (2021, 20 septembre). *Les dangers des « premix », ou boissons mélangées à l'avance.* Inc-conso.fr. https://www.inc-conso.fr/content/les-dangers-des-premix-ou-boissons-melangees-lavance-avec-lindecosa-cgt

[71] Stassi, F. (2018, 15 mai). *Comment la Mordue a converti les Millenials au hard cider*. Business & Marchés. https://www.businessmarches.com/comment-la-mordue-converti-millenials-hard-cider/
[72] Mari, E., & Méréo, F. (2019, septembre). Bières très alcoolisées : « Un attentat à la santé des jeunes », dénonce Axel Kahn. *Le Parisien*. https://www.leparisien.fr/societe/bieres-a-16-d-alcool-il-y-a-la-un-attentat-a-la-sante-des-jeunes-juge-axel-kahn-29-09-2019-8162520.php
[73] Que choisir. (2022, 21 juin). *Addictions France et l'UFC- Que Choisir attaquent le marketing malsain des hard seltzers*. https://www.quechoisir.org/action-ufc-que-choisir-boissons-alcoolisees-addictions-france-et-l-ufc-que-choisir-attaquent-le-marketing-malsain-des-hard-seltzers-n101656/
[74] Magoria, T. (2022, 29 décembre). « Malaise », « culture du viol »... des jeunes femmes dénoncent les dérives du « jeu à boire » picolo. *BFMTV*. https://www.bfmtv.com/societe/malaise-culture-du-viol-des-jeunes-femmes-denoncent-les-derives-du-jeu-a-boire-picolo_AN-202212290006.html
[75] Avenir santé. (2019, mars). *Les Barathons : des bars fixes aux bars parallèles !* https://www.avenir-sante.com/2019/flash-alcoolator-mars-2019/
[76] Association Nationale de Prévention en Alcoologie et Addictologie. (2018, 12 avril). *L'ANPAA terrasse le Jaune*. Addict'Aide. https://www.addictaide.fr/actualite/lanpaa-terrasse-le-jaune/
[77] Babor, T. F., Casswell, S., Graham, K., Huckle, T., Livingston, M., Österberg, E., Rehm, J., Room, R., Rossow, I., & Sornpaisarn, B. (2022, 29 novembre). Alcohol: No Ordinary Commodity: Research and public policy (3e édition). Oxford Academic. https://doi.org/10.1093/oso/9780192844484.001.0001
Ce livre propose la plus importante et exhaustive méta-analyse réalisée au niveau mondial en matière de politique de l'alcool.
[78] Douchet, M.-A., & Neybourger, P. (2022, avril). Alcool et soirées chez les adolescents et les jeunes majeurs. *OFDT Tendances, 149*. https://www.ofdt.fr/BDD/publications/docs/eftxmd2c3.pdf
[79] Martinetti, M. P., Caughron, R. L., Berman, H. L., André, J., Sokolowski, M. B. C., Wiley, S., & Naassila, M. (2019, 7 février). The Behavioral Economics of Alcohol Demand in French and American University Students. *Alcoholism: Clinical and Experimental Research, 43* (3), 531-544. https://onlinelibrary.wiley.com/doi/10.1111/acer.13954
[80] Word Health Organization. (2023, 5 décembre). WHO calls on countries to increase taxes on alcohol and sugary sweetened beverages. WHO. https://www.who.int/news/item/05-12-2023-who-calls-on-countries-to-increase-taxes-on-alcohol-and-sugary-sweetened-beverages

[81] Association Addictions France. (2023, octobre). *Note de position. Le prix minimum par unité d'alcool pour réduire les dommages liés à l'alcool.* https://addictions-france.org/datafolder/uploads/2023/10/231013_Note-de-position_MUP.pdf
[82] Institut National de la santé et de la recherche médicale. (2021). *Réduction des dommages associés à la consommation d'alcool.* EDP Sciences. https://inserm.hal.science/inserm-03430421/document
[83] Sargent, J. D., & Babor, T. F. (2020). The Relationship Between Exposure to Alcohol Marketing and Underage Drinking Is Causal. *Journal of studies on alcohol and drugs, Supplement, s19*, 113–124. https://doi.org/10.15288/jsads.2020.s19.113
Jernigan, D., Noel, J., Landon, J., Thornton, N., & Lobstein, T. (2017). Alcohol marketing and youth alcohol consumption: a systematic review of longitudinal studies published since 2008. *Addiction, 112*(S1), 7– 20. https://onlinelibrary.wiley.com/doi/full/10.1111/add.13591
[84] Inserm. (2014). *Conduites addictives chez les adolescents. Usages, prévention et accompagnement.* Inserm. http://hdl.handle.net/10608/5966
[85] Franck Lecas. (s. d.). *Valorisation de l'alcool sur les réseaux sociaux : pourquoi faut-il agir ?* Association Addictions France. https://addictions-france.org/articles/valorisation-de-lalcool-sur-les-reseaux-sociaux-pourquoi-faut-il-agir/
[86] Gallopel-Morvan, K., Duché, Q., Bannier, E., Diouf, J. F., Droulers, O., Lacoste-Badie, S., & Moirand, R. (22, juin). Utilisation de la neuroimagerie pour évaluer l'impact des publicités pour l'alcool sur les jeunes buveurs. Journées Neuroscience Psychiatrie Neurologie. https://hal.science/hal-03931121
[87] Courbet, D., & Intartaglia, J. (2014, 04 septembre). L'empreinte inconsciente des publicités. *Cerveau & Psycho, 65*. https://www.cerveauetpsycho.fr/sd/psychologie/l-empreinte-inconsciente-des-publicites-8091.php [article réservé aux abonnés]
[88] Cette étude réalisée aux Etats-Unis montre que la consommation d'alcool des mineurs est concentrée autour de quelques marques seulement. Siegel, M., Dejong, W., Naimi, T. S., Fortunato, E. K., Albers, A. B., Heeren, T., Rosenbloom, D. L., Ross, C., Ostroff, J., Rodkin, S., King, C., Borzekowski, D. L. G., Rimal, R. N., Padon, A. A., Eck, R. H., Jernigan, D. H. (2013, 07 février). Brand-Specific Consumption of Alcohol Among Underage Youth in the United States. *Alcoholism: Clinical and Experimental Research, 37*(7), 1195-1203. https://doi.org/10.1111/acer.12084.
[89] Sud Ouest. (2022, 9 décembre). Bayonne : Antoine Tugas commente la condamnation de Lidl à 5 000 € d'amende. [Vidéo]. YouTube. https://www.youtube.com/watch?v=GJMeri2FpPA&t=65s

[90] Mission interministérielle de lutte contre les drogues et les conduites addictives. (2021). *Vente aux mineurs : dites-leur non !* gironde.gouv.fr. https://www.gironde.gouv.fr/contenu/telechargement/57717/386056/file/MILDECA%20-%20Vente%20aux%20mineurs%20-%20%20Dites-leur%20non_affiche.pdf
[91] Babor, T. F., Casswell, S., Graham, K., Huckle, T., Livingston, M., Österberg, E., Rehm, J., Room, R., Rossow, I., & Sornpaisarn, B. (2022, 29 novembre). Alcohol: No Ordinary Commodity: Research and public policy (3e édition). Oxford Academic. https://doi.org/10.1093/oso/9780192844484.001.0001
[92] World Health Organization. (s. d.). *The SAFER initiative. A world free from alcohol related harm.* WHO. https://www.who.int/initiatives/SAFER
[93] Extraits d'interviews de la maman de Kilian :
De Maria, P. (2022, 08 décembre). Lidl condamné pour avoir vendu de l'alcool à un mineur décédé dans un accident de scooter. *RTL.* https://www.rtl.fr/actu/justice-faits-divers/lidl-condamne-pour-avoir-vendu-de-l-alcool-a-un-mineur-decede-dans-un-accident-de-scooter-7900214006
Bounhiol, E. (2022, 18 octobre). Témoignage. Lidl a vendu de l'alcool à mon fils mineur, il s'est tué sur la route. *Planet.fr.* https://www.planet.fr/societe-temoignage-lidl-a-vendu-de-lalcool-a-mon-fils-mineur-il-sest-tue-sur-la-route.2638853.29336.html#:~:text=Des%20parents%20se%20battent%20tous,que%20les%20choses%20vont%20changer
Le point. (2022, 13 octobre). *Lidl bientôt jugé pour vente illicite d'alcool après le décès d'un adolescent.* https://www.lepoint.fr/societe/une-mere-tient-lidl-pour-responsable-de-l-accident-mortel-de-son-fils-13-10-2022-2493628_23.php
[94] Lossmann, J., & Mulliez, B. (2021). *D'avoir trop trinqué, ma vie s'est arrêtée : La véritable vie pas rêvée de Baptiste.* Judith Lossmann Éditions.
[95] Ivaniushina, V., & Titkova, V. (2021, 16 avril). Peer influence in adolescent drinking behavior: A meta-analysis of stochastic actor-based modeling studies. *PLoS One, 16*(4), Article e0250169. https://doi.org/10.1371/journal.pone.0250169.
Center for Applied Research Solutions. (s. d.). *Preventing Adolescent Binge Drinking.* Youth Binge Drinking. http://www.youthbingedrinking.org/strategies/n_strategy1.php
Jacobsen, J. (2023, 08 mai). *Teenage Peer Pressure on Drugs and Alcohol Abuse.* The Recovery Village. https://www.therecoveryvillage.com/teen-addiction/teens-peer-pressure/
[96] Fondation pour l'innovation politique, Fondation Gabriel Péri & Fonds Action Addictions. (2018). *Les Addictions chez les jeunes (14-24 ans) L'urgence d'une politique de santé et de sécurité publiques.* Fondation pour l'innovation politique. https://www.fondapol.org/etude/les-addictions-chez-les-jeunes-14-24-ans-2/

[97] Naassila, M. (2018). Le binge drinking. Toujours aussi problématique et pas de solutions en vue, un peu de courage ! *Revue Alcoologie et Addictologie*, 40(1), 3-5. https://hal.science/hal-04319864/document
[98] Naassila, M. (2017). *Alcool : plaisir ou souffrance ?* Le muscadier.
[99] Scroccaro, N. (2017). *Les addictions à l'adolescence. Comprendre et intervenir auprès des parents et des proches*. De Boeck Supérieur.
[100] Commission de la santé mentale du Canada & Centre canadien sur les dépendances et l'usage de substances. (2022, mars). *Consommation d'alcool et suicide : Fiche d'information*. https://commissionsantementale.ca/wp-content/uploads/2022/03/consommation-dalcool-et-suicide-fiche-dinformation.pdf
[101] Léon, C., Godeau, E., Spilka, S., Gillaizeau, I., Beck, F., & Semaille, C. (dir.). (2024, 9 avril). *La santé mentale et le bien-être des collégiens et lycéens en France hexagonale. Résultats de l'Enquête nationale en collèges et en lycées chez les adolescents sur la santé et les substances – EnCLASS 2022*. https://www.santepubliquefrance.fr/content/download/616579/4247198?version=1
[102] Melchior, M. (2023, 7 novembre). *Santé mentale dégradée des jeunes : chronique d'une crise annoncée*. https://theconversation.com/sante-mentale-degradee-des-jeunes-chronique-dune-crise-annoncee-217154
[103] Nathanaël, E. (2020). *Allô Samu ? Les dessous d'une lutte acharnée contre l'alcoolisme*. [Auto-édition].
[104] Assailly, J.-P. (2017). *Pourquoi les jeunes boivent-ils ? Une analyse des déterminants de l'alcoolisation*. P.A.U. Éducation.
[105] Assailly, J.-P. (2017). *Pourquoi les jeunes boivent-ils ? Une analyse des déterminants de l'alcoolisation*. P.A.U. Éducation.
[106] L'Institut National de Recherche et de Sécurité consacre une de ses fiches toxicologiques à l'éthanol, c'est pour vous dire... Institut national de recherche et de sécurité. (2019, novembre). *Éthanol. Fiche toxicologique n° 48*. INRS. https://www.inrs.fr/publications/bdd/fichetox/fiche.html?refINRS=FICHETOX_48
[107] Jensen, F. E., & Nutt, A. E. (2016). *Le Cerveau adolescent. Guide de survie à l'usage des parents*. JC Lattès.
[108] Jensen, F. E., & Nutt, A. E. (2016). *Le Cerveau adolescent. Guide de survie à l'usage des parents*. JC Lattès.
[109] Gourion, D. (2015). *La Fragilité psychique des jeunes adultes. 15-30 ans : prévenir, aider et accompagner*. Odile Jacob.
[110] Craplet, M. (2021). *L'Alcool, première addiction. Pour sortir d'un mal chronique*. Odile Jacob.
[111] Bergson. (1900, 1er mai). *Le Rire*.
[112] Jensen, F. E., & Nutt, A. E. (2016). *Le Cerveau adolescent. Guide de survie à l'usage des parents*. JC Lattès.

[113] Commission globale de politique en matière de drogues. (2019). La classification des substances psychoactives. Lorsque la science n'est pas écoutée. [Rapport]. https://www.globalcommissionondrugs.org/wp-content/uploads/2019/06/2019Report_FR_web.pdf
[114] Gierski, F., & Naassila, M. (2014). Conduites d'alcoolisation et de *binge drinking* chez l'adolescent et le jeune adulte. Dans N. Battaglia & F. Gierski (dirs.), *L'addiction chez les adolescents. Psychologie de la conduite addictive : cannabis, tabac, alcool, jeux vidéo, jeux d'argent.* (p. 17-60). De Boeck-Solal. [Citation modifiée par les auteurs].
[115] REseaU National de Recherche en Alcoologie. (2018, 25 octobre). *Synthèse de la 1ère journée nationale d'échanges du réseau REUNIRA « Binge, addictions et comorbidités »*. https://reunira.fr/synthese-de-la-1ere-journee-nationale-dechanges-du-reseau-reunira-binge-addictions-et-comorbidites/
[116] Maurage, P., & Campanella, S. (2021, juin). *Le binge drinking chez les jeunes. Une approche psychologique et neurocognitive*. Mardaga.
[117] Entretien de l'autrice avec le professeur Mickael Naassila.
[118] Konbini. (2023, 1er novembre). *Alcoolodépendance : Aurore raconte son addiction à l'alcool et son déclic pour s'en sortir*. [Vidéo]. YouTube. https://www.youtube.com/watch?v=o3wByQ32Dxw
[119] Karila, L. (2018). *Idées reçues sur l'addiction à l'alcool. Comprendre et sortir de la dépendance.* Le Cavalier bleu.
[120] M. P. (2019, 06 février). Bretagne : Roulant avec 3 grammes d'alcool, il avait causé la mort d'une femme de 24 ans. *20 minutes.* https://www.20minutes.fr/justice/2444955-20190206-bretagne-roulant-3-grammes-alcool-cause-mort-femme-24-ans
[121] Buhagiar, R. (2018, février). Elle part au travail à 6 heures avec 3 g d'alcool dans le sang et provoque un accident. *La dépêche.* https://www.ladepeche.fr/article/2018/02/07/2737798-part-travail-6-heures-3-g-alcool-sang-provoque-accident.html
[122] Prévention MAAF. (2022, juillet). *Alcool, drogue, vitesse, téléphone : Usages et comportements des 18/24 ans sur la route en 2022.* https://www.vigicarotte.com/blog/alcool-drogue-vitesse-telephone-usages-et-comportements-des-1824-ans-sur-la-route-en-2022
[123] Association Prévention Routière. (2020, Février). *Les jeunes et l'alcool.* https://www.preventionroutiere.asso.fr/les-jeunes-et-lalcool/
[124] Service Public. (2023, décembre). *Alcool au volant.* https://www.service-public.fr/particuliers/vosdroits/F36485/3?idFicheParent=F2881#3
[125] Babor, T. F., Casswell, S., Graham, K., Huckle, T., Livingston, M., Österberg, E., Rehm, J., Room, R., Rossow, I., & Sornpaisarn, B. (2022, 29 novembre). Alcohol: No Ordinary Commodity: Research and public policy (3e édition). Oxford Academic. https://doi.org/10.1093/oso/9780192844484.001.0001

[126] Reynaud, M., Bègue, L., Basset, B., Benyamina, A., Naassila, M., Delile, J.-M., Morisset, B., Gaudel, F., Le moan, F., & Tomczak, J.-C. (2019, 21 octobre). *« Violences contre les femmes : n'oublions pas le rôle de l'alcool ! »*. https://sante.lefigaro.fr/article/violences-contre-les-femmes-n-oublions-pas-le-role-de-l-alcool
[127] Bègue-Shankland L. (2023, 23 février 2023), *Violences conjugales : « L'alcool est présent dans plus d'un féminicide sur deux »*, Le Monde.
[128] Denise, E. (2017, 15 septembre). *Dans la zone grise du droit français : drogue, alcool et consentement*. Vice. https://www.vice.com/fr/article/59dppn/dans-la-zone-grise-du-droit-francais-drogue-alcool-et-consentement
[129] Pour tout savoir à propos du GHB : Mission interministérielle de lutte contre les drogues et les conduites addictives. (2022, février). *#PreventionGHB : la nouvelle campagne d'information et de prévention de la MILDECA sur le GHB/GBL.* https://www.drogues.gouv.fr/preventionghb-la-nouvelle-campagne-dinformation-et-de-prevention-de-la-mildeca-sur-le-ghbgbl-0#block-mildeca-theme-content
[130] La peine peut être de 20 ans lorsque le viol est commis avec circonstances aggravantes, notamment lorsqu'il est commis par une personne agissant en état d'ivresse manifeste ou sous l'emprise manifeste de produits stupéfiants ou lorsqu'une substance a été administrée à la victime, à son insu, afin d'altérer son discernement ou le contrôle de ses actes (article 222-24 du code pénal). Ainsi, la circonstance aggravante concerne autant la consommation de l'auteur que celle subie par la victime.
[131] Dancourt, A.-C. (2016, 05 novembre). 30 % des hommes pourraient violer une femme s'ils étaient sûrs de ne pas être poursuivis. *Les Inrockuptibles.* https://www.lesinrocks.com/actu/30-hommes-pourraient-violer-femme-sils-etaient-surs-de-ne-etre-poursuivis-58223-05-11-2016/
[132] Lowenstein, W. (15 juin 2015), Buvons, messieurs les députés ! https://www.slate.fr/story/102953/buvons-alcool-deputes-evin-tribune
[133] Le Caignec, E. (2022, décembre). *Les condamnations en 2021.* Ministère de la Justice. https://www.justice.gouv.fr/sites/default/files/2023-07/_Les%20condamnations%202021_WEB.pdf
[134] Article L3341-1 du code de la santé publique, modifié par la loi n°2021-646 du 25 mai 2021 - art. 5
[135] Faudou Sourisse, V. (2015). *Maija petit volcan.* Attrape-Lune.
[136] Thomas, K. N., Srikanth, N., Bhadsavle, S. S., Thomas, K. R., Zimmel, K. N., Basel, A., Roach, A. N., Mehta, N. A., Bedi, Y. S., & Golding, M. C. (2023, 11 avril). Preconception paternal ethanol exposures induce alcohol-related craniofacial growth deficiencies in fetal offspring. *The Journal of Clinical Investigation, 133*(11), Article e167624. https://doi.org/10.1172/JCI167624

[137] Académie nationale de médecine. (2023, 25 avril). La Jeune Académie 2023. "Préserver la santé des adolescents et des jeunes adultes" (Partie 2). Intervention d'Emmanuelle Godeau. [Vidéo]. YouTube. https://www.youtube.com/watch?v=WnEt0e6_AxM
[138] Institut national du cancer. (2022, 05 juillet). *Alors que les coups de soleil de l'enfance font les cancers de la peau de l'adulte, seulement 12 % des parents connaissent ce risque pour leurs enfants*. [Communiqué de presse]. https://www.e-cancer.fr/Presse/Dossiers-et-communiques-de-presse/Alors-que-les-coups-de-soleil-de-l-enfance-font-les-cancers-de-la-peau-de-l-adulte-seulement-12-des-parents-connaissent-ce-risque-pour-leurs-enfants
[139] Harris, C. (2022, 10 octobre). *The Age You Sip Your First Drink Could Determine Your Risk For Breast Cancer*. https://www.thehealthy.com/cancer/breast-cancer/first-alcoholic-drink-breast-cancer-risk
[140] Califano, J. A. Jr. (2014). *How to Raise a Drug-Free Kid. The Straight Dope for Parents*. Atria Books. (p. 13). [Traduction de l'autrice]
[141] Pour plus d'information sur les programmes scientifiquement validés à destination des parents : Institut national de la santé et de la recherche médicale. (2021). Chapitre 13. Interventions efficaces de prévention de la consommation d'alcool en différents milieux. Dans *Réduction des dommages associés à la consommation d'alcool*. Éditions EDP Sciences. (p. 457-530). https://www.ipubli.inserm.fr/bitstream/handle/10608/10900/Chapitre_13.html
[142] La ligue contre le cancer. (s. d.). *Premiers états généraux de la prévention des cancers : Agir quand on est jeune !*. https://www.ligue-cancer.net/premiers-etats-generaux-de-la-prevention-des-cancers-agir-quand-est-jeune
[143] La ligue contre le cancer. (2019). *Clap'santé, le magazine santé des jeunes. Les idées claires sur l'alcool*, 23. https://lig-up.net/junior/contenus/252/les-idees-claires-sur-lalcool
[144] Office des Nations Unies contre la drogue et le crime. (s. d.). Écoutez d'abord. https://www.unodc.org/unodc/fr/listen-first/index.html
[145] Pour plus d'information sur les programmes scientifiquement validés à destination des parents : Institut national de la santé et de la recherche médicale. (2021). Chapitre 13. Interventions efficaces de prévention de la consommation d'alcool en différents milieux. Dans *Réduction des dommages associés à la consommation d'alcool*. Éditions EDP Sciences. (p. 457-530). https://www.ipubli.inserm.fr/bitstream/handle/10608/10900/Chapitre_13.html
[146] Par exemple : Milkie, M. A., Nomaguchi, K. M., & Denny, K. E. (2015). Does the Amount of Time Mothers Spend With Children or Adolescents Matter? *Journal of Marriage and Family, 77*(2), 355–372. http://www.jstor.org/stable/24582757

[147] Senior, J. (2015, avril). The Case for Taking Parental Leave When Your Kids Are Teenagers. *The Cut.* https://www.thecut.com/2015/04/case-for-taking-parental-leave-for-teens.html
[148] Kotsou, I., Godeau-Pernet, A., Farnier, J., Shankland, R., Mikolajczak, M., & Leys, C. (2023). *Améliorer ses compétences émotionnelles en 8 modules : les identifier - les comprendre - les réguler - les exprimer - les utiliser.* Dunod.
[149] Stiffelman, S. (2015). *L'art d'être un parent présent. Meilleures pratiques pour élever des enfants conscients, confiants et attentionnés.* Ariane.
[150] Vous trouverez plus d'information dans le rapport de l'Inserm (2021), qui présente une synthèse des connaissances à ce sujet. Institut National de la santé et de la recherche médicale. (2021). *Réduction des dommages associés à la consommation d'alcool.* Éditions EDP Sciences.
https://inserm.hal.science/inserm-03430421/document
Vous pouvez également consulter les articles suivants :
Østergaard, J., Järvinen, M., & Andreasen, A. G. (2018). A Matter of Rules? A Longitudinal Study of Parents' Influence on Young People's Drinking Trajectories. *European addiction research, 24*(4), 206–215.
https://doi.org/10.1159/000492323
Özdemir, M., & Koutakis, N. (2016). Does promoting parents' negative attitudes to underage drinking reduce adolescents' drinking? The mediating process and moderators of the effects of the Örebro Prevention Programme. *Addiction (Abingdon, England), 111*(2), 263–271.
https://doi.org/10.1111/add.13177
Association pour la santé publique du Québec. (2023, décembre). *État des lieux sur l'abstinence et la faible consommation d'alcool chez les jeunes.*
https://aspq.org/app/uploads/2024/01/rapport-jeunes-qui-consomment-peu-ou-pas-dalcool-vf.pdf
[151] Bohm, M. K., & Esser, M. B. (2023). Associations between parental drinking and alcohol use among their adolescent children: Findings from a national survey of U.S. parent-child dyads. *Journal of Adolescent Health, 73*(5),961-964. https://www.jahonline.org/article/S1054-139X(23)00303-8/pdf
Bernard, G., Paradis, H., Côté, S., Tremblay, R. E., Boivin, M., & Petitclerc, A. (2024). The intergenerational continuity of alcohol use in a population sample. *Addictive Behaviors, 152*(107954).
https://doi.org/10.1016/j.addbeh.2024.107954
[152] Voogt, C., Beusink, M., Kleinjan, M., Otten, R., Engels, R., Smit, K., & Kuntsche, E. (2017, août). Alcohol-related cognitions in children (aged 2–10) and how they are shaped by parental alcohol use: A systematic review. *Drug and Alcohol Dependence, 177,* 277-290.
https://doi.org/10.1016/j.drugalcdep.2017.04.006

[153] Al-Anon. (2015). Expliquer la maladie à de jeunes enfants. *Al-Anon face à l'alcoolisme*, 6. https://al-anon-montreal.org/wp-content/uploads/2014/08/fafamagazine.pdf
[154] Tamian, I. (2019). Parentalité et addiction à l'alcool. *Psychotropes, 25*(4), 61-75. https://doi.org/10.3917/psyt.254.0061
[155] Réseau de prévention des addictions. (2023). Premiers gestes en alcoologie. RESPADD. https://www.respadd.org/wp-content/uploads/2023/08/Guide-Premiers-gestes-alcoologie-BAT5.pdf
[156] Données extraites par l'autrice en 2016 à partir du moteur de recherche en ligne [thématique « accros »] de l'enquête financée par l'Union Européenne Génération What [Lien http://generation-what.francetv.fr/europe/map/addicted aujourd'hui inactif]
[157] Jeunesse sans drogue Canada. (2022, 21 septembre). Le webinaire de la rentrée. Conseils en santé mentale pour bien accompagner votre enfant. [Vidéo]. Youtube. https://www.youtube.com/watch?v=vpZBgVWIBuM
[158] Siegel, D. (2018). *Le cerveau de votre ado. Comment il se transforme de 12 à 24 ans* (p. 13). Les arènes.
[159] Comiskey, C. (2022). *Responses to the needs of children of people who use drugs.* Observatoire européen des drogues et des toxicomanies (OEDT). https://www.emcdda.europa.eu/drugs-library/responses-needs-children-people-who-use-drugs_en
[160] Stiffelman, S. (2015). *L'art d'être un parent présent. Meilleures pratiques pour élever des enfants conscients, confiants et attentionnés.* Ariane
[161] Alcool info service. (s. d.). *Pour une consommation à moindre risque.* https://www.alcool-info-service.fr/alcool/consequences-alcool/consommation-a-risque
[162] Basset, B., Rigaud, A., & Lecas, F. (2016, mars). « Éducation au goût » et Educ'alcool : Les miroirs aux alouettes du lobby de l'alcool. *Décryptage, 12.* https://addictions-france.org/datafolder/uploads/2022/03/Decryptages-N-12-Education-au-gout-2022.pdf
[163] Association Addictions France. (2023, décembre). Les ados et l'alcool. Deux enquêtes d'Addictions France révèlent pourquoi les mineurs boivent si facilement en France. [Dossier de presse]. https://addictions-france.org/datafolder/uploads/2023/12/Dossier-de-presse-Addictions-France_121223.pdf
OpinionWay. (2023, décembre). Les français et la consommation d'alcool des enfants pendant les fêtes de fin d'année. [Sondage]. La ligue contre le cancer. https://www.ligue-cancer.net/sites/default/files/OpinionWay%20pour%20la%20Ligue%20contre%20le%20cancer%20-%20Les%20Fran%C3%A7ais%20et%20la%20consommation%20d%27alcool%20des%20enfants%20pendant%20les%20f%C3%AAtes%20-%20D%C3%A9cembre%202023.pdf

[164] Bailey, J. A., Le, Vi T., McMorris, B. J., Merrin, G. J., Heerde, J. A., Batmaz, E. A., & Toumbourou, J. W. (2024). Longitudinal associations between adult-supervised drinking during adolescence and alcohol misuse from ages 25 - 31 years: A comparison of Australia and the United States. *Addictive Behaviors, 153*(10784). https://doi.org/10.1016/j.addbeh.2024.107984
[165] Mattick, R. P., Clare, P. J., Aiken, A., Wadolowski, M., Hutchinson, D., Najman, J., Slade, T., Bruno, R., McBride, N., Kypri, K., Vogl, L., & Degenhardt, L. (2018). Association of parental supply of alcohol with adolescent drinking, alcohol-related harms, and alcohol use disorder symptoms: a prospective cohort study. *The Lancet. Public health*, *3*(2), e64–e71. https://doi.org/10.1016/S2468-2667(17)30240-2
[166] Tael-Öeren, M., Naughton, F., & Sutton, S. (2019). The relationship between parental attitudes and children's alcohol use: a systematic review and meta-analysis. *Addiction (Abingdon, England), 114*(9), 1527–1546. https://doi.org/10.1111/add.14615
[167] European Centre for Monitoring Alcohol Marketing. (2023, 27 septembre). *Zero alcohol doesn't mean zero risk – how marketing and blurred lines can be drinking triggers.* EUCAM. https://eucam.info/2023/09/27/zero-alcohol-doesnt-mean-zero-risk-how-marketing-and-blurred-lines-can-be-drinking-triggers/
[168] World Health Organization. (2023). *A public health perspective on zero – and low – alcohol beverages. Brief 10. (Snapshot series on alcohol control policies and practice).* https://iris.who.int/bitstream/handle/10665/366740/9789240072152-eng.pdf?sequence=1
[169] Hendrikx, L. (2022, 21 janvier). *Les « alcools sans alcool », une fausse bonne idée ?* 60 millions de consommateurs. https://www.60millions-mag.com/2022/01/21/les-alcools-sans-alcool-une-fausse-bonne-idee-19618
[170] Ma santé.re. (2023, 17 juillet). *Bières et vins sans alcool : vraiment sans danger ?* https://masante.re/bieres-et-vins-sans-alcool-vraiment-sans-danger-7134.html
[171] Halfon, V. (2019). *Tout le monde en a un, sauf moi ! Libérer nos enfants de la surconsommation.* Albin Michel.
[172] Solter A. (2006). *Raising Drug-Free Kids. 100 Tips for Parents.* Da Capo Lifelong Books.
[173] Association Addictions France. (s. d.). *Proposition de loi Influenceurs. Addictions France appelle les sénateurs à protéger les jeunes de l'addiction à l'alcool.* https://addictions-france.org/presse/proposition-de-loi-influenceurs-addictions-france-appelle-les-senateurs-a-proteger-les-jeunes-de-laddiction-a-lalcool/

[174] Basset, B. (2023, 1er août). *Coût social des drogues et priorités de l'action publique.* Association Addictions France. https://addictions-france.org/articles/cout-social-des-drogues-et-priorites-de-laction-publique/
[175] Kopp, P. (2023, juillet). *Le coût social des drogues : estimation en France en 2019.* OFDT. https://www.ofdt.fr/BDD/publications/docs/eisxpk2d7.pdf
[176] Organisation de coopération et de développement économiques. (2021, mai). *Rapport final sur le modèle international de simulation des politiques de lutte contre la consommation nocive d'alcool.* OCDE. https://www.oecd.org/health/Mod%C3%A8le-international-simulation-politiques-consommation-nocive-alcool-France-Mai2021.pdf
[177] Alcohol Change UK. (2023, juin). *The average drinker spends an estimated £62,899 on alcohol over the course of a lifetime.* [Communiqué de presse]. https://alcoholchange.org.uk/blog/press-release-the-average-drinker-spends-an-estimated-62-899-on-alcohol-over-the-course-of-a-lifetime
[178] Patrick Poivre d'Arvor (Présentateur) & Simone Veil (Interviewée). (1978, 07 juin). *Simone Veil à propos de sa politique familiale.* Antenne 2 - Le Journal de 20h. INA. https://www.ina.fr/ina-eclaire-actu/video/cab05018351/simone-veil-a-propos-de-sa-politique-familiale
[179] Movendi International. (2020). *Alcohol Obstacle to Development. How Alcohol Affects the Sustainable Development Goals.* https://movendi.ngo/wp-content/uploads/2020/02/Alcohol-and-SDGs-Movendi.pdf
Roberts, J., Schoenberger, S., & Keen, J. (2022, novembre). *People, Planet, or Profit: alcohol's impact on a sustainable future.* IAS. https://www.ias.org.uk/wp-content/uploads/2022/11/People-Planet-or-Profit-alcohols-impact-on-a-sustainable-future-IAS.pdf
[180] Pour découvrir les objectifs de développement durable, vous pouvez consulter les objectifs de développement durable du Département des Affaires Économiques et Sociales (DESA) des Nations unies : https://sdgs.un.org/fr/goals.
Vous pouvez également consulter le site Internet de l'agenda 2030 pour la France : https://www.agenda-2030.fr
[181] Radio-Canada. (2019, 14 juin). *Quelle est l'empreinte écologique de la production d'alcool ?* https://ici.radio-canada.ca/ohdio/premiere/emissions/moteur-de-recherche/segments/chronique/122002/environnement-alcool-production-biere-vin-pollution-eau-co2-gaz-effet-serre
Ginot, E. (2023, 10 avril). *L'alcool est-il mauvais pour la planète ?* Slate. https://www.slate.fr/societe/lexplication/alcool-mauvais-pour-planete-terre-environnement-vin-biere-pollution-empreinte-carbone

Rozières, G., Balu, M., & Brault, P. (2021, 15 décembre). *Bière ou vin, c'est quoi le pire pour la planète ?* Huffingtonpost. https://www.huffingtonpost.fr/environnement/article/biere-ou-vin-c-est-quoi-le-pire-pour-la-planete_190095.html

[182] Dauvers, O. (2024, 21 janvier). Les produits les plus souvent achetés par les Français en 2023. *Le Web grande conso.* https://www.olivierdauvers.fr/2024/01/21/exclu-les-produits-les-plus-souvent-achetes-par-les-francais-en-2023/

[183] Alex, Y. G. (2022). *Sacrée descente. Comprendre l'alcoolisme, comment tout est fait pour nous inciter à boire.* [Auto-édition].

[184] Corbet, L. (2021, 01 octobre). *Quelles raisons poussent les 18-24 ans à changer de fournisseur/produit ?* [Étude]. YouGov. https://fr.yougov.com/consumer/articles/38501-boycott-marques-des-18-24-ans

[185] Cour des comptes. (2016, juin). *Les politiques de lutte contre les consommations nocives d'alcool.* https://www.ccomptes.fr/sites/default/files/EzPublish/20160613-rapport-politique-lutte-consommations-nocives-alcool.pdf

[186] Le Journal des Flandres. (2023, 6 mars). *Le sénateur du Nord Jean-Pierre Decool reçoit la médaille de la brasserie française.* Nordlittoral. https://www.nordlittoral.fr/167599/article/2023-03-06/le-senateur-du-nord-recoit-la-medaille-de-la-brasserie-francaise
Autre exemple : le président Emmanuel Macron a été élu « personnalité de l'année 2022 » par la Revue du vin de France (RVF) en raison de « son engagement constant en faveur du vin et de sa culture » : AFP avec Vitisphère. (2022, 5 janvier). Emmanuel Macron est la "personnalité de l'année 2022" pour la Revue du vin de France. https://www.vitisphere.com/actualite-95664-emmanuel-macron-est-la-personnalite-de-lannee-2022-pour-la-revue-du-vin-de-france.html.

[187] Horel, S. (2022, 21 mars). *Une lobbyiste du vin au cœur du quinquennat et de la campagne électorale d'Emmanuel Macron.* Le Monde. https://www.lemonde.fr/les-decodeurs/article/2022/03/21/une-lobbyiste-du-vin-au-c-ur-du-quinquennat-et-de-la-campagne-electorale-d-emmanuel-macron_6118392_4355770.html

[188] Millot, A., Serra, M., & Gallopel-Morvan, K. (2022). How the alcohol industry fought against pregnancy warning labels in France. A press coverage analysis spanning 20 years. *Frontiers in public health, 10,* 933164. https://doi.org/10.3389/fpubh.2022.933164

[189] World Health Organization. (2023). Reporting about alcohol: a guide for journalists. https://www.drugsandalcohol.ie/38631/1/Reporting%20about%20alcohol%20a%20guide%20for%20journalists.pdf

[190] Institute of Alcohol Studies. (2023, 14 septembre). *Big Alcohol: Explained.* [Vidéo]. YouTube. https://www.youtube.com/watch?v=Hfij4ri_syA
La vidéo explique en 16 minutes « qui sont les principaux acteurs de l'industrie multinationale de l'alcool, quelles sont leurs stratégies de croissance et de profit, comment ils influencent les politiques de santé et rejettent la responsabilité des dommages sur les consommateurs, et pourquoi ils nuisent à l'économie ».
[191] Petticrew, M., Maani Hessari, N., Knai, C., & Weiderpass, E. (2018), How alcohol industry organisations mislead the public about alcohol and cancer. *Drug and Alcohol Review, 37*(3), 293-303. https://doi.org/10.1111/dar.12596
[192] Bowden, J.A., Delfabbro, P., Room, R., Miller, C. L., & Wilson, C. (2017). Prevalence, perceptions and predictors of alcohol consumption and abstinence among South Australian school students: a cross-sectional analysis. *BMC public health*, 17(1), 549. https://doi.org/10.1186/s12889-017-4475-5
[193] Centre canadien sur les dépendances et l'usage de substances. (2021). *Pour une sensibilisation à la consommation d'alcool adaptée aux jeunes : ce que nous avons entendu.* https://www.ccsa.ca/sites/default/files/2021-06/CCSA-Alcohol-Education-for-Youth-What-We-Heard-Report-2021-fr.pdf
[194] Kazdin A. (2023). *Éduquer sans s'épuiser ! Les outils pour une éducation positive qui pose des limites.* Solar.
[195] Défenseur des droits. (2022). *La vie privée : un droit pour l'enfant.* [Rapport]. https://juridique.defenseurdesdroits.fr/doc_num.php?explnum_id=21507
[196] Özdemir, M., & Koutakis, N. (2016). Does promoting parents' negative attitudes to underage drinking reduce adolescents' drinking? The mediating process and moderators of the effects of the Örebro Prevention Programme. *Addiction (Abingdon, England), 111*(2), 263–271. https://doi.org/10.1111/add.13177
[197] Delafontaine, C. (2018). *Pourquoi est-ce que je ressens moins le froid quand j'ai bu ?* Doctissimo. https://www.doctissimo.fr/sante/alcoolisme/effet-alcool-froid-temperature
[198] Vaugrente, A. (2023, 29 décembre). *Un prétendu remède contre la gueule de bois vendu en pharmacie.* Que Choisir. https://www.quechoisir.org/actualite-alcool-un-pretendu-remede-contre-la-gueule-de-bois-vendu-en-pharmacie-n114970/
[199] Bargiacchi, A., & Hubert, A. (2022). *Planète ados - Changer de regard, mieux les accompagner : ce que les nouvelles connaissances scientifiques ont à nous dire.* Nathan.

[200] Addictions Suisse, Centre régional d'information et de prévention du sida et pour la santé des jeunes d'île de France, Réseau de prévention des addictions. (2022). *Prendre des risques. Besoin ? Danger ? – Lettre au parents #6.* https://www.lecrips-idf.net/sante-ado-jeunes-lettre-aux-parents-risques-besoin-danger
[201] Obradovic I. Attitudes, Représentations, Aspirations et Motivations lors de l'Initiation aux Substances psychoactives. Enquête ARAMIS. Paris, OFDT, 2019
[202] Alcool info service. (s. d.). *Si un ami fait un coma éthylique, comment réagir ?* https://jeunes.alcool-info-service.fr/alcool-et-vos-proches/coma-ethylique-symptomes
Agence de la santé publique du Canada. (2023). *Est-ce que ça va ?* Gouvernement du Canada. https://www.canada.ca/fr/sante-publique/services/publications/vie-saine/est-ce-que-ca-va-affiche.html
Croix-Rouge Française. (s. d.). *L'inconscience.* https://www.croix-rouge.fr/les-gestes-de-premiers-secours/inconscience
[203] Cour Appel Bordeaux, 1e civile section A. (2016, 14 novembre). n° 14/06098
[204] Moro, M. R., & Brison J.-L. (2019). *Pour le bien-être et la santé des jeunes.* Odile Jacob.
[205] C'est le cas notamment du professeur Amine Benyamina, chef du service de psychiatrie et addictologie de l'hôpital Paul Brousse, qui témoigne dans un reportage de 14 minutes, disponible en replay, intitulé *Alcool, ce fléau chez les adolescents.* (le reportage comprend des témoignages de jeunes patients) : https://www.6play.fr/66-minutes-p_825/emission-24-c_13058382 [accès réservé aux abonnés].
[206] Templar, R. (2013). *Les 100 lois de la famille : tout ce qu'il faut savoir pour que vos enfants deviennent des adultes épanouis.* Quotidien malin.
[207] Jeanne, G., & Franc, N. (2022). *J'accompagne mon adolescent face aux drogues. Alcool, tabac, cannabis et autres.* Ellipses.
[208] Centre intégré de santé et de services sociaux des Laurentides. (s. d.). *Le triangle dramatique de Karpman.* Gouvernement québécois. https://www.santelaurentides.gouv.qc.ca/fileadmin/internet/cisss_laurentides/Espace_employe/Branches_Sante/LI_2022-01-16_triangle_drama_VF.pdf
[209] Dariot, A. (2017). *Nathanaël. Le combat d'une mère pour sortir son fils de l'alcoolisme.* Pygmalion.
[210] Batel, P. (2011). *Pour en finir avec l'alcoolisme. Réalités scientifiques contre idées reçues.* La découverte.
[211] V., A. (2013). *Jusqu'à plus soif. Renaître de l'alcool.* (Nouvelle édition augmentée). Robert Laffont.
[212] Pinel, S. (2023). *Journal d'une polyaddict libérée. Des conseils et des outils précieux pour vous libérer de vos addictions.* Eyrolles.
[213] Braquehais, S. (2021). *Jour Zéro.* Iconoclaste.

[214] Gray, C. (2018). *Le Bonheur inattendu de la sobriété*. Les éditions de l'Opportun.
[215] Pour consulter le kit de la campagne :
Alcohol Think Again. (2023, juin). *'What's your poison?' campaign*. https://alcoholthinkagain.com.au/awcontent/Web/Documents/Campaign%20toolkits/What-s-your-poison-comms-kit.pdf
[216] Pour découvrir les outils de cette campagne vers les adultes :
Alcohol Think Again. (2024, janvier). *Alcohol and young people – for parents*.
https://alcoholthinkagain.com.au/alcohol-and-young-people/for-parents
[217] Pour consulter l'infographie canadienne :
Centre canadien sur les dépendances et l'usage de substances. (2023). *Repères canadiens sur l'alcool et la santé*.
https://www.ccsa.ca/sites/default/files/2024-04/Canadas-Guidance-on-Alcohol-and-Health-infographic-2023-fr.pdf
[218] Webber, L. (2024, 13 février). *Saving Lives and Money: A Call for a €1 Minimum Unit Price for Alcohol to Prevent Chronic Liver Disease*. Institute of Alcohol Studies. https://www.ias.org.uk/2024/02/13/saving-lives-and-money-a-call-for-a-e1-minimum-unit-price-for-alcohol-to-prevent-chronic-liver-disease/
[219] Etilé, F. (dir.). (2022, août). *Effets économiques et épidémiologiques de politiques de prix des boissons alcoolisées*. [Rapport]. MILDECA.
https://www.drogues.gouv.fr/sites/default/files/2023-03/Rapport_EffetsEcoEpid%C3%A9mioPolitiquesPrixAlcool.pdf
[220] Carpenter, C., & Dobkin, C. (2011). The minimum legal drinking age and public health. *The journal of economic perspectives : a journal of the American Economic Association*, *25*(2), 133–156.
https://doi.org/10.1257/jep.25.2.133
[221] Pour consulter cette loi de santé publique de l'Irlande :
https://www.irishstatutebook.ie/eli/2018/act/24/enacted/en/html
[222] Organisation mondiale de la Santé. (2023, 26 mai). *Qu'y a-t-il dans la bouteille : l'Irlande ouvre la voie en devenant le premier pays de l'UE à introduire un étiquetage sanitaire complet pour les produits alcoolisés*. [Communiqué de presse]. https://www.who.int/europe/fr/news/item/26-05-2023-what-s-in-the-bottle--ireland-leads-the-way-as-the-first-country-in-the-eu-to-introduce-comprehensive-health-labelling-of-alcohol-products
[223] Jonsson, R. M. (2018, 20 mars). *Prevention in Iceland – Success and Development*. Public Health European Commission.
https://health.ec.europa.eu/document/download/e083296b-c29d-4cf1-928d-fe7fa0b684b9_en?filename=ev_20180320_co08_en.pdf
[224] Voici le site de la journée nationale de la prévention 2023 (vous pouvez utiliser l'option « traduire la page » de votre navigateur si, comme moi, vous ne lisez pas l'islandais) : https://www. forvarnardagur.is/

[225] Rehm, J., Manthey, J., Lange, S., Badaras, R., Zurlyte, I., Passmore, J., Breda, J., Ferreira-Borges, C., & Štelemėkas, M. (2020). Alcohol control policy and changes in alcohol-related traffic harm. *Addiction (Abingdon, England), 115*(4), 655–665. https://doi.org/10.1111/add.14796
Cité par
Arora, M., ElSayed, A., Beger, B., Naidoo, P., Shilton, T., Jain, N., Armstrong-Walenczak, K., Mwangi, J., Wang, Y., Eiselé, J. L., Pinto, F. J., & Champagne, B. M. (2022). The Impact of Alcohol Consumption on Cardiovascular Health: Myths and Measures. *Global heart, 17*(1), 45. https://doi.org/10.5334/gh.1132
[226] La brochure de la campagne :
Müller, G., & Ministère de la Santé. (2019). *Ne jouez pas avec votre santé.* Portail santé Luxembourgeois. https://sante.public.lu/dam-assets/fr/publications/b/brochure-journee-mondiale-cancer-muller-fr-de/brochure-journee-mondiale-cancer-muller-fr.pdf
Et pour découvrir les autres outils de la campagne :
Ministère de la Santé. (2019). *Ne jouez pas avec votre santé.* Portail santé Luxembourgeois. https://sante.public.lu/fr/campagnes/2019/journee-mondiale-cancer.html
[227] Basset, B., Villemur, A.-L., Gallopel-Morvan, K., Rigaud, A., & Savy, M. (2022, septembre). Avertissements sanitaires : La résistance du lobby de l'alcool. *Décryptages, 52.* Association Addictions France. https://addictions-france.org/datafolder/uploads/2022/09/Decryptages-N-52-Avertissements-sanitaires.pdf
[228] Hahn, R. A., Middleton, J. C., Elder, R., Brewer, R., Fielding, J., Naimi, T. S., Toomey, T. L., Chattopadhyay, S., Lawrence, B., Campbell, C. A., & Community Preventive Services Task Force (2012). Effects of alcohol retail privatization on excessive alcohol consumption and related harms: a community guide systematic review. *American journal of preventive medicine, 42*(4), 418–427. https://doi.org/10.1016/j.amepre.2012.01.002
[229] Hahn, R. A., Middleton, J. C., Elder, R., Brewer, R., Fielding, J., Naimi, T. S., Toomey, T. L., Chattopadhyay, S., Lawrence, B., Campbell, C. A., & Community Preventive Services Task Force (2012). Effects of alcohol retail privatization on excessive alcohol consumption and related harms: a community guide systematic review. *American journal of preventive medicine, 42*(4), 418–427. https://doi.org/10.1016/j.amepre.2012.01.002
[230] 28 minutes – ARTE. (2024, 10 janvier). *Alcool : la France sans modération ?* [Vidéo]. YouTube. https://www.youtube.com/watch?v=XZ4gbzwP7oQ
[231] Association Addictions France. (2024, 1er février). *La pause d'alcool en janvier adoptée par les Français·e·s !* [Communiqué de presse]. https://addictions-france.org/datafolder/uploads/2024/02/CP-La-pause-dalcool-en-janvier-adoptee-par-lesFrancais%C2%B7e%C2%B7s-1-1.pdf

[232] Konbini. (2023, 1er novembre). *Alcoolodépendance : Aurore raconte son addiction à l'alcool et son déclic pour s'en sortir*. [Vidéo]. YouTube. https://www.youtube.com/watch?v=03wByQ32Dxw
[233] Académie nationale de médecine. (2019, 29 avril). *Alcool, problème majeur de santé publique, cause de 41 000 décès en France*. [Communiqué de presse]. https://www.academie-medecine.fr/1000040260-2/
[234] Konbini. (2022, 25 mars). *Alcoolique, l'humoriste Jérémy Ferrari raconte son parcours de guérison, sans tabou*. [Vidéo]. YouTube. https://www.youtube.com/watch?v=IPzd3DS-HI4
[235] Lacasse, M.-E. (2024, 29 avril). *Artus, Léa Salamé et l'alcool : pour le droit de ne pas picoler !* [Article réservé aux abonnés]. Libération. https://www.liberation.fr/lifestyle/artus-lea-salame-et-lalcool-pour-le-droit-de-ne-pas-picoler-20240429_4OPSCXWMEFCMZJHKH4D7VCKFPA
[236] Lemur, J., & Ketibuah-Foley, J. (2023, 27 novembre). *Man runs for sister who 'drank herself to death'*. BBC News. https://www.bbc.com/news/articles/c0327pr1pkgo
[237] Dow, A. (2023, 19 octobre). *Cancer warnings could be coming to wine bottle and beer can labels*. The Sydney Morning Herald. https://www.smh.com.au/national/cancer-warnings-could-be-coming-to-wine-bottle-and-beer-can-labels-20231017-p5ed1q.html
[238] Lambert avocats. (2023). *Action collective contre les brasseurs*. https://lambertavocats.ca/recours-collectif-brasseurs/#:~:text=Le%207%20juillet%202023%2C%20notre,alcoolis%C3%A9s%20fabriqu%C3%A9s%20par%20ces%20brasseurs
[239] Association Addictions France. (2022). Budweiser, sponsor officiel de la FIFA, sanctionné en France pour publicité illégale. [Communiqué de presse]. https://addictions-france.org/presse/budweiser-sanctionne/
[240] Raymond, G. (2023, 19 avril). *Lettre ouverte : Plus jamais d'alcool sur le chemin des écoliers !* France Assos Santé. https://www.france-assos-sante.org/communique_presse/lettre-ouverte-plus-jamais-dalcool-sur-le-chemin-des-ecoliers/
[241] Vinçotte, A. (2018, 22 décembre). *"Calorique", "délétère sur la santé" : un nutritionniste veut apposer un logo sur les bouteilles d'alcool pour mettre en garde les consommateurs*. France Info. https://www.francetvinfo.fr/sante/alimentation/calorique-deletere-sur-la-sante-un-nutritionniste-veut-apposer-un-logo-sur-les-bouteilles-d-alcool-pour-mettre-en-garde-les-consommateurs_3111081.html
[242] Vignal, F. (2023, 22 novembre). *Alcool : des sénateurs veulent un prix plancher de 3,50 euros pour une bouteille de vin pour « diminuer la consommation »*. https://www.publicsenat.fr/actualites/parlementaire/alcool-des-senateurs-veulent-un-prix-plancher-de-350-euros-pour-une-bouteille-de-vin-pour-diminuer-la-consommation

[243] Assemblée nationale. (2024, 30 janvier). *Proposition de loi n° 2132 visant à interdire la publicité pour les boissons alcoolisées à proximité des établissements scolaires et sensibles.* https://www.assemblee-nationale.fr/dyn/16/textes/l16b2132_proposition-loi#:~:text=L'article%20unique%20pr%C3%A9voit%20ainsi,personnes%20mineures%20ou%20%C3%A0%20risque

[244] Clark, H., Coll-Seck, A. M., Banerjee, A., Peterson, S., Dalglish, S. L., Ameratunga, S., Balabanova, D., Bhan, M. K., Bhutta, Z. A., Borrazzo, J., Claeson, M., Doherty, T., El-Jardali, F., George, A. S., Gichaga, A., Gram, L., Hipgrave, D. B., Kwamie, A., Meng, Q., Mercer, R., ... Costello, A. (2020). A future for the world's children? A WHO-UNICEF-Lancet Commission. *Lancet (London, England), 395*(10224), 605–658. https://doi.org/10.1016/S0140-6736(19)32540-1

# TABLE DES MATIÈRES

ISBN : 978-2-38625-359-1

Dépôt légal : Juin 2024

Achevé d'imprimer sur les presses de l'imprimerie ICN (Orthez) en juin 2024.